R. Graf

F. Baumgartner

K. Lercher

Ultraschalldiagnostik der Säuglingshüfte

Ein Atlas

R. Graf
F. Baumgartner
K. Lercher

Ultraschalldiagnostik der Säuglingshüfte

Ein Atlas

2. Auflage

Mit 611 Abbildungen

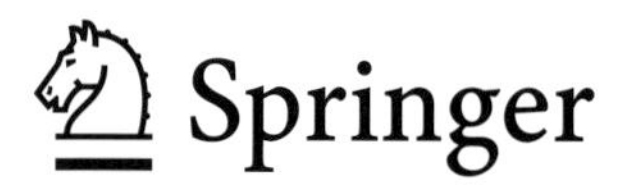

Reinhard Graf, Univ. Prof. Prof. h.c. Dr. med.
Korrespondierender Autor
Allgemeines und Orthopädisches Landeskrankenhaus Stolzalpe
A-8852 Stolzalpe

Florian Baumgartner, Dr.
FA für Kinder- und Jugendheilkunde
Akupunktur, Auriculomedizin
Roseggersiedlung 7
A-8850 Murau

Kurt Lercher
Radiologietechnologe
Allgemeines und Orthopädisches Landeskrankenhaus Stolzalpe
A-8852 Stolzalpe

ISBN 978-3-642-22033-3 Springer Medizin Verlag Heidelberg

Bibliografische Information der Deutschen Bibliothek
Die Deutsche Bibliothek verzeichnet diese Publikation in der Deutschen Nationalbibliografie;
detaillierte bibliografische Daten sind im Internet über http://dnb.ddb.de abrufbar.

Springer Medizin
Springer-Verlag GmbH
ein Unternehmen von Springer Science+Business Media

springer.de

Planung: Antje Lenzen, Heidelberg
Projektmanagement: Barbara Knüchel, Heidelberg
Copy-Editing: Michaela Mallwitz, Tairnbach
Layout und Einbandgestaltung: deblik, Berlin

SPIN 80062398
Satz: TypoStudio Tobias Schaedla, Heidelberg
Druck: Stürtz GmbH, Würzburg

Gedruckt auf säurefreiem Papier 2111 – 5 4 3 2 1 0

Interessantes zum Thema

Historischer Rückblick

Die ersten Anfänge der Hüftsonographie gehen auf das Jahr 1978 zurück. Nach 2-jährigen intensiven Laboruntersuchungen an Säuglingshüftgelenkpräparaten und vergleichenden klinischen Untersuchungen konnte 1980 erstmals über die Möglichkeit, mittels Ultraschall Hüftgelenkluxationen zu entdecken, berichtet werden. Die Behauptung, echoarme lochartige rundliche Bezirke, eingebettet in Echostrukturen, die einem Schneegestöber auf einer Wetterkarte ähnlich waren, seien knorpelige Hüftköpfe, wurden je nach Temperament mit ungläubigem Kopfschütteln oder vielsagendem Gelächter quittiert.

Die rasante Weiterentwicklung der Methode brachte es mit sich, dass 1985 der im Wesentlichen heute vorhandene Wissensstand in seinen Grundzügen erstmals präsentiert werden konnte. Zitat aus der 1. Auflage aus dem Vorwort von H. Buchner, ehemaliger ärztlicher Leiter der Klinik Stolzalpe:

»Mit der sonographischen Hüftgelenksuntersuchung wird es in Zukunft möglich sein, nicht ossifizierte Gelenksanteile der Säuglingshüfte noch besser als bisher zu beurteilen und vor allen Dingen zu überwachen. Sowohl die fehlende Strahlenbelastung als auch die fehlende Invasivität der Methode ist ein weiterer wesentlicher Vorteil.«

In den darauf folgenden Jahren erfolgte eine kontinuierliche Weiterentwicklung und die Einführung von Abbildungsstandards. Die heutige Typenvielfalt ist das Ergebnis einer kontinuierlichen Weiterentwicklung im Sinne eines verbesserten Verständnisses eines dynamischen Reifungsprozesses des Hüftgelenks unter Berücksichtigung des jeweiligen Alters. Die Geräteverbesserung brachte auch eine enorme Präzisionssteigerung mit sich, die sich deutlich in der Gegenüberstellung der 1. und der 3. Auflage dieses Atlasses widerspiegelt.

Die Rasanz der Weiterentwicklung und Verbreitung in den deutschsprachigen Ländern hat es mit sich gebracht, dass die meisten wesentlichen grundsätzlichen Publikationen in deutscher und nicht in englischer Sprache publiziert wurden. Das daraus resultierende Informationsdefizit ist auch heute noch in englischsprachigen Ländern deutlich spürbar. Festgehalten werden muss, dass H. Buchner 1985 bereits im Vorwort zur 1. Auflage festhielt »...Voraussetzung ist, dass die Methode exakt erlernt wird.«

Wenn im Jahr 2005 eine Arbeit über die Ergebnisse des Hüftscreenings in Deutschland mit der höchsten Anerkennung (Hufeland-Preis), den Deutschland für Arbeiten auf dem Gebiet der Präventivmedizin zu vergeben hat, ausgezeichnet wird und die Autoren eine Qualitätskontrolle des Hüftultraschalls vehementest einfordern, so ist das nach 20 Jahren Hüftultraschall mehr als bemerkenswert und kann von unserer Seite nur unterstützt werden. Das alleinige Bed-side teaching hat leider durch systematisierte Weitergabe von Fehlern zur Qualitätsminderung mit teilweise katastrophalen Folgen beigetragen. Auch dieser Atlas soll zur Qualitätsverbesserung und Kontrolle beitragen, kann aber eine fundierte strukturierte Grundausbildung durch Grund-, Aufbau- und Abschlusskurs nicht ersetzen. Das große Interesse an der Qualitätssicherung hat auch zu dieser verbesserten 2. Auflage beigetragen.

R. Graf

Inhaltsverzeichnis

Hinweise für den Gebrauch des Atlas

Dieser Atlas soll ein Buch mit vielen Abbildungen und bewusst wenig Text sein. »Bildnerisches Lernen« soll im Vordergrund stehen. Der Atlas sollte Ihnen die Möglichkeit eröffnen, Ihre eigenen Sonogramme kritisch anhand der Beispiele im Atlas zu vergleichen. Jedem Kapitel sind »Vorbemerkungen« vorangestellt, die die wesentlichsten Grundprobleme, die im jeweiligen Kapitel demonstriert werden, schlagwortartig zusammenfassen.

Besonderer Wert wird auch auf die Demonstration der Abtasttechnik gelegt: Eine gute Abtasttechnik führt zu einem guten Sonogramm. Ein gutes Sonogramm erleichtert die Identifizierung der anatomischen Strukturen, ermöglicht die Brauchbarkeitsprüfung und schließt Kippfehler, die zu Fehldiagnosen führen, weitgehend aus.

! Der beste Atlas kann einen strukturierten Ausbildungskurs nicht ersetzen.

Aus Platzgründen wurden nur Ausschnitte mit typischen Details ausgewählt. Der Abdruck eines Originalsonogramms mit entsprechender Vergrößerung soll Ihnen den Vergleich mit Ihren Sonogrammen ermöglichen.

! »Besser heute schallen als morgen hinken.«

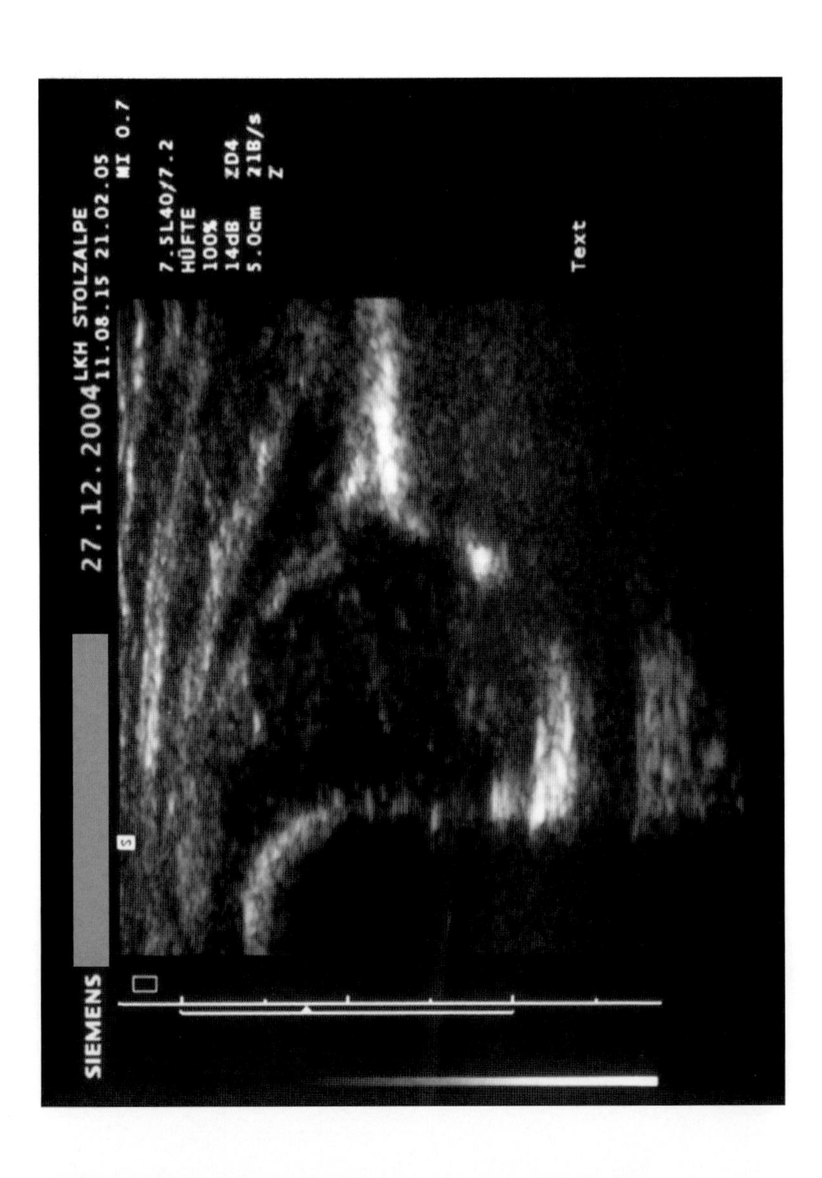

Danksagung

Die Autoren danken ihren Familien für ihr Verständnis für die Zeit, die sie im Lauf der letzten Jahrzehnte mit der Hüftsonographie »vertan« haben.

Herrn Univ.-Prof. Prim. Dr. I. Mutz, emeritierter Vorstand der pädiatrischen Abteilung des LKH Leoben, Steiermark, Univ.-Prof. Prim. Dr. R. Kerbl, Vorstand der pädiatrischen Abteilung des LKH Leoben, Steiermark und Herrn Oberarzt Dr. Schweintzger gebührt unser Dank für die Überlassung von Neugeborenen-Sonogrammen und die jahrelangen Bemühungen zur Qualitätssicherung bei pädiatrischen Kollegen. Meiner Sekretärin, Frau Christine Puff, sei gedankt für die viele Zeit beim Schreiben der Hüftsonographie-Manuskripte in ihrer Freizeit.

K. Lercher
F. Baumgartner
R. Graf

Grundprinzipien und Standards

1. Die Hüftsonographie erfordert zur Körperachse weitgehend senkrechte, parallel eindringende Schallstrahlen. Es dürfen daher nur Linearschallköpfe (5–7,5 MHz oder höher, mit 4–6 cm Eindringtiefe) verwendet werden. Schallkopfkippungen führen zu Fehldiagnosen. Um dieses Problem zu minimieren, ist eine Lagerungsschale (Sonofix) und eine Schallkopfführung (Sonoguide) zum verkippungsfreien Aufsetzen des Schallkopfes obligatorisch (s. Abtasttechnik ▶ Kap. 4).
2. Die Hüftsonographie ist grundsätzlich eine dynamische Untersuchung, wobei aus der Vielzahl der möglichen Schnitte 2 Schnitte im Standardbereich ausgewählt werden, um die Reproduzier- und Vergleichbarkeit zu gewährleisten. Nur in bestimmten Fällen und bei besonderen Fragestellungen ist ein zusätzlicher Stresstest (s. ▶ Kap. 9) erforderlich.
3. Bild- und Befundstandard:

3.1. Es müssen 2 Sonogramme im Standardbereich vorliegen. 1 Sonogramm ist messlinienfrei, 1 mit Messlinien, Vergrößerungsmaßstab 1: 1,7. Bildprojektion: Aus hirnphysiologischen Gründen ist die anatomische Projektion zu bevorzugen, d. h. alle Sonogramme sind einem Hüftgelenk in einer a.-p.-Röntgenaufnahme ähnlich.

3.2. Befundstandard: Ein Befundblatt muss folgende Angaben neben Namen bzw. Patientencode aufweisen:
   1. Ein deskriptiver Befund laut Schema mit Altersangabe und Seitenbezeichnung.
   2. Angabe der Werte für α und β.
   3. Angabe des Hüfttyps.
   4. Hinweise für therapeutische Konsequenzen.

Wichtiger Hinweis für die Praxis

Bei jedem Hüftsonogramm **zuerst** die anatomische Identifizierung (Checkliste I), **dann** erst die Brauchbarkeitsprüfung (Checkliste II), niemals umgekehrt!

Bildprojektion

Dringend abgeraten wird davon, die in der allgemeinen Sonographie übliche und verwendete Bildprojektion (kranial ist am linken Monitorrand) bei der Hüftsonographie anzuwenden. Stattdessen wird die am Halte- und Bewegungsorgan übliche Bildprojektion ähnlich einem a.-p.-Röntgenbild (aufrecht stehend, »anatomische Projektion«) favorisiert. Es sind daher alle Sonogramme (auch linke Hüftgelenke) einem rechten Hüftgelenk in einem a.-p.-Röntgenbild ähnlich.

Untersuchungen haben ergeben, dass pro Untersuchungskollektiv bei der anatomischen Bildprojektion die wenigsten Interpretationsfehler auftreten, da diese anatomische Projektion offensichtlich aus hirnphysiologischen Gründen optisch leichter als die »liegende« Projektion zu erfassen ist.

2 empfohlene anatomische Projektion

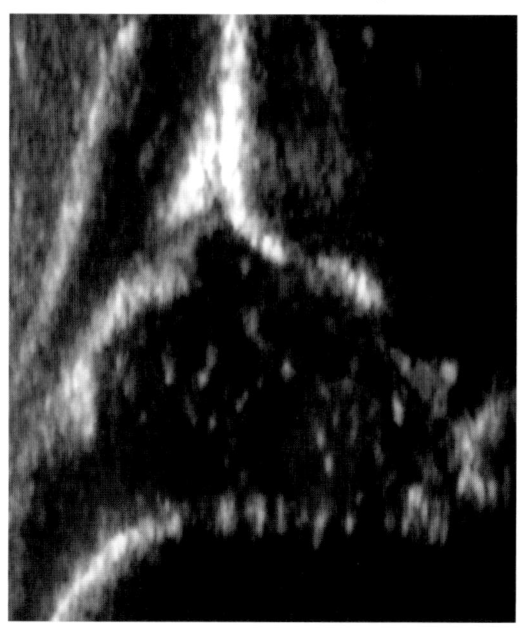

1 »sonographische« Projektion

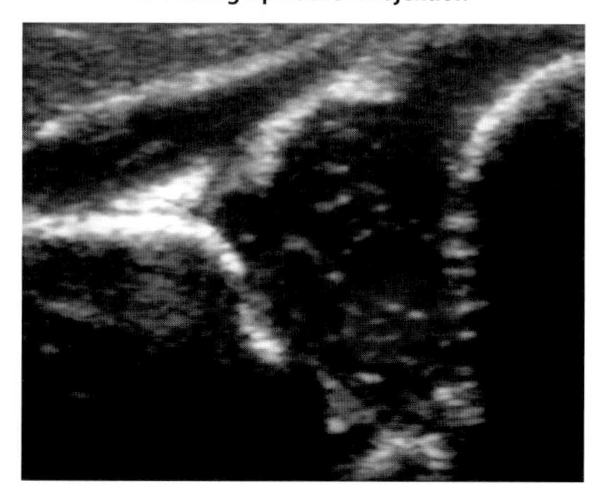

3 rechts liegend (besser als »sonographische« Projektion)

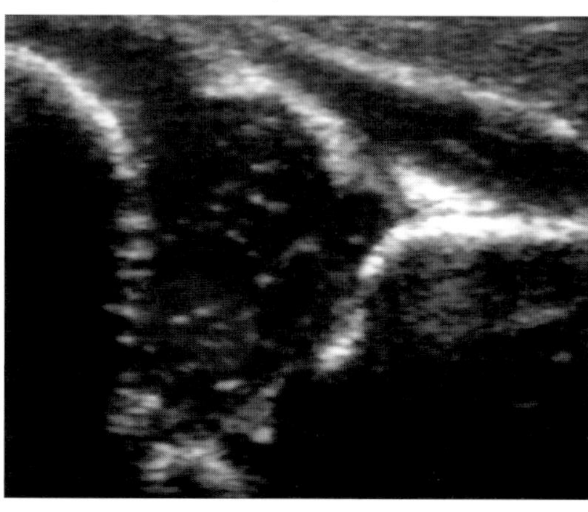

4 schlechteste Projektion

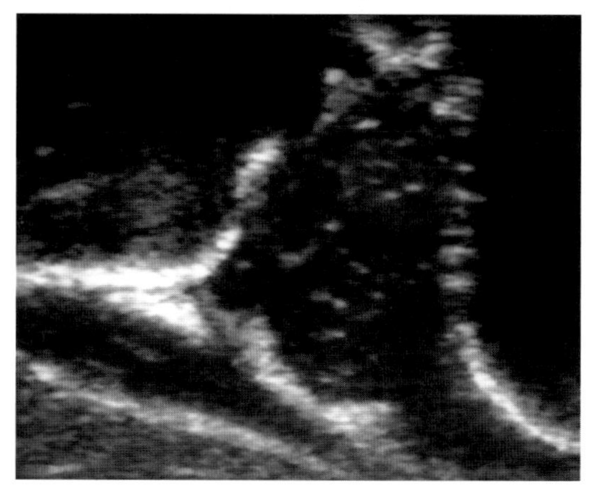

Anatomische Identifizierung

Vorbemerkungen

1. Machen Sie sich zuerst mit der speziellen Anatomie des Säuglingshüftgelenkes vertraut. Die Hüftsonogramme im Vergleich mit histologischen Schnitten ermöglichen Ihnen die topographische Zuordnung der Echos zu den einzelnen anatomisch relevanten Strukturen.
2. Gehen Sie bei jedem Sonogramm (auch wenn alles auf den ersten Blick klar erscheint) systematisch vor. Identifizieren Sie folgende Strukturen in der richtigen Reihenfolge (Checkliste I):
   1) Knorpel-Knochen-Grenze,
   2) Hüftkopf,
   3) Umschlagfalte,
   4) Gelenkkapsel,
   5) Labrum.
   6) Die Standardreihe (von lateral nach medial folgende Strukturen): Labrum – hyalinknorpeliges Pfannendach – knöcherne Pfanne. Kurzform: Labrum – Knorpel – Knochen.
   7) Knöcherner Erker (= Erkerpunkt; Umschlagpunkt der Pfannenkonkavität in die Gegenkrümmung. Kurzform: Konkavität in Konvexität).
3. Nur wenn alle angegebenen Strukturen von Ihnen identifiziert wurden, ist der nächste Schritt zur Brauchbarkeitsprüfung etc. erlaubt. Ist einer der aufgezählten anatomischen Punkte von Ihnen nicht eindeutig identifiziert, verwerfen Sie das Sonogramm.

Vermeiden Sie Blickdiagnosen!

Wichtiger Hinweis

Auch wenn das Sonogramm noch so eindeutig und klar erscheint, gehen Sie systematisch vor:

1. Anatomische Identifizierung.
2. Brauchbarkeitsprüfung inklusive Check auf Kippfehler.
3. Deskriptiver Befund.
4. Messtechnische Absicherung mit 3 Messlinien und Angabe von α und β.
5. Angabe des finalen Typs.

1.1 Anatomischer Schnitt und Sonogramm

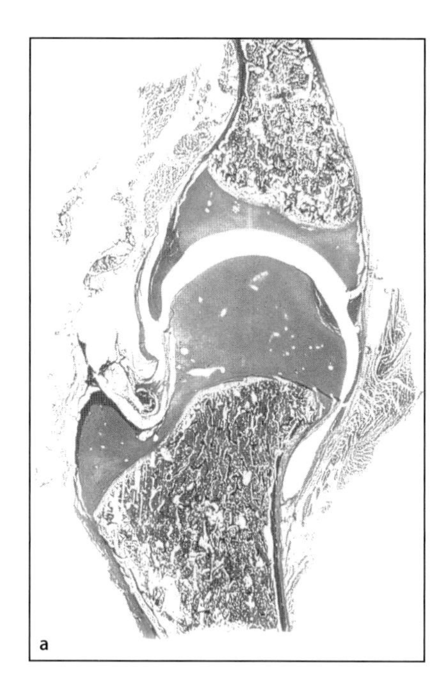

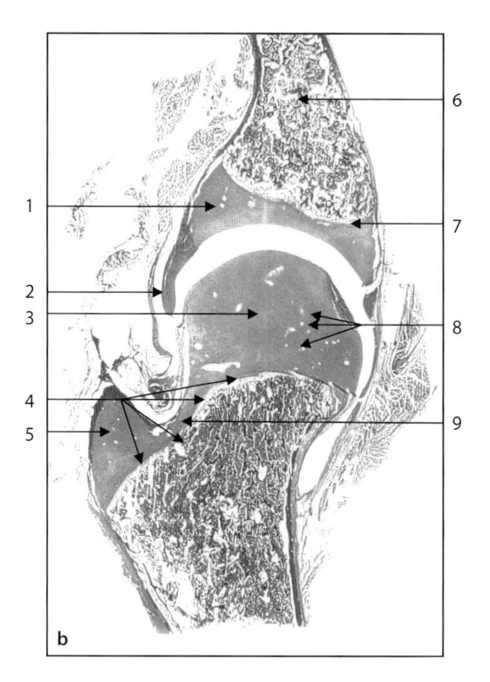

Abb. 1.1.1a, b. Histologischer Schnitt durch ein rechtes Hüftgelenk (anatomische Projektion).
1 knorpelig präformiertes Pfannendach
2 Gelenkkapsel, kranial davon das Labrum acetabulare
3 Hüftkopf
4 Knorpel-Knochen-Grenze
5 hyalin präformierter Trochanter major
6 Os ilium und knöcherne Pfanne
7 Unterrand Os ilium
8 Sinusoide
9 hyalin präformierter Anteil des Schenkelhalses

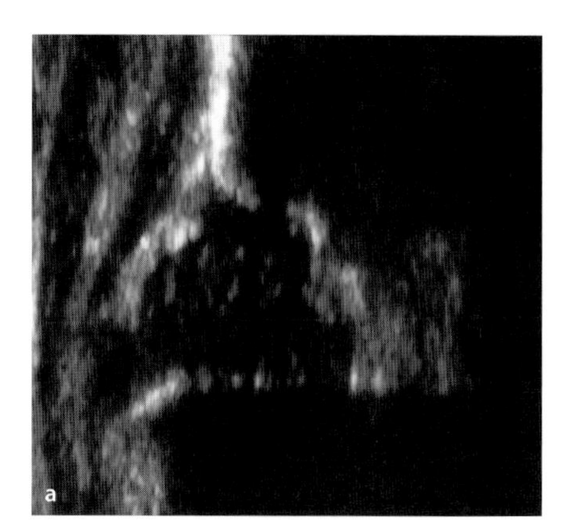

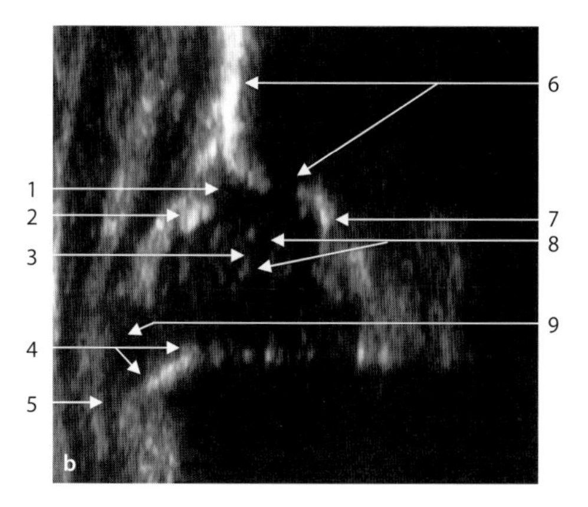

Abb. 1.1.2a, b. 6 Wochen, rechtes Hüftgelenk
1 knorpelig präformiertes Pfannendach
2 Labrum acetabulare
3 Hüftkopf
4 Knorpel-Knochen-Grenze
5 Trochanter major
6 Os ilium und knöcherne Pfanne
7 Unterrand Os ilium
8 Sinusoide
9 hyalin präformierter Anteil des Schenkelhalses mit Trochanterbasis

1.2 Weichteile

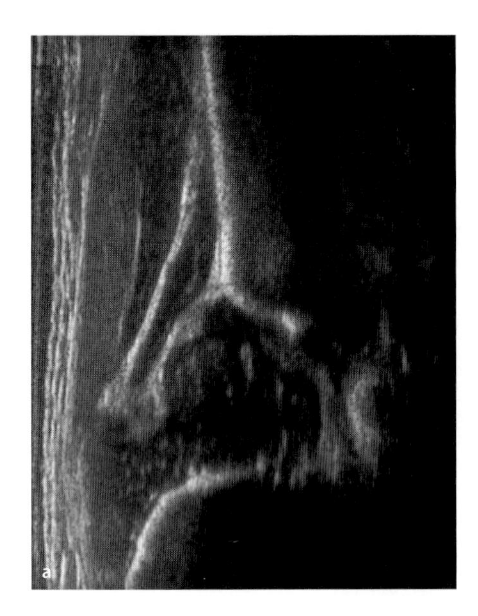

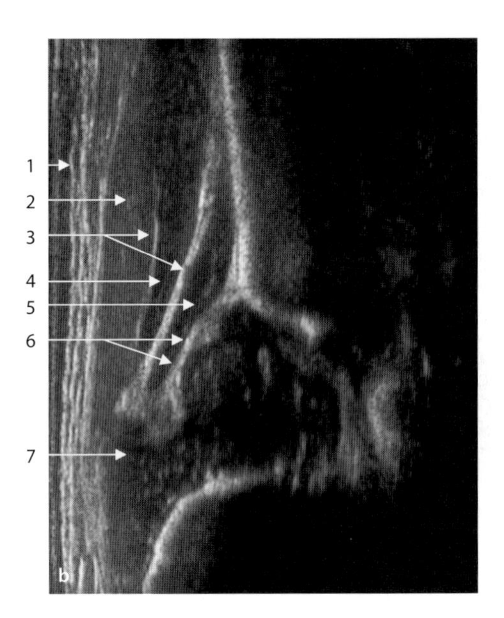

Abb. 1.2.1a, b. Neugeborenes, rechtes Hüftgelenk (Schnitt nicht ganz korrekt, etwas ventral!)
1 Subkutis
2 M. glutaeus maximus
3 intermuskuläre Septen
4 M. glutaeus medius
5 M. glutaeus minimus
6 Gelenkkapsel
7 Trochanter major

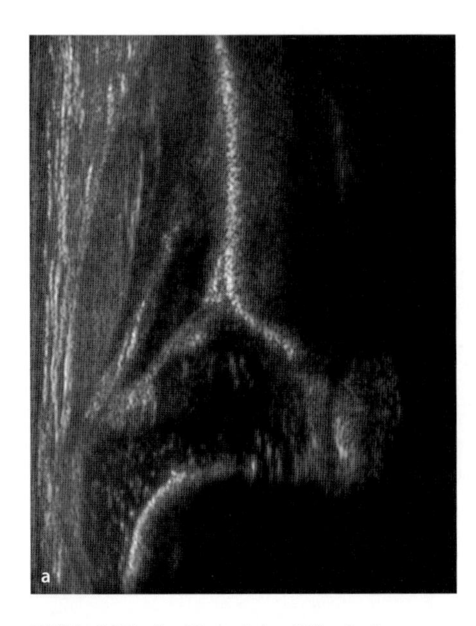

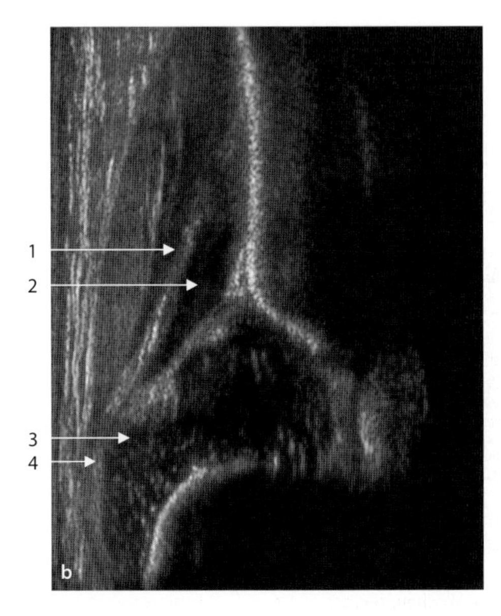

Abb. 1.2.2a, b. 4 Tage, linkes Hüftgelenk
1 intermuskuläres Septum
2 M. glutaeus minimus
3 Trochanter major
4 Perichondrium des hyalin präformierten Trochanter major

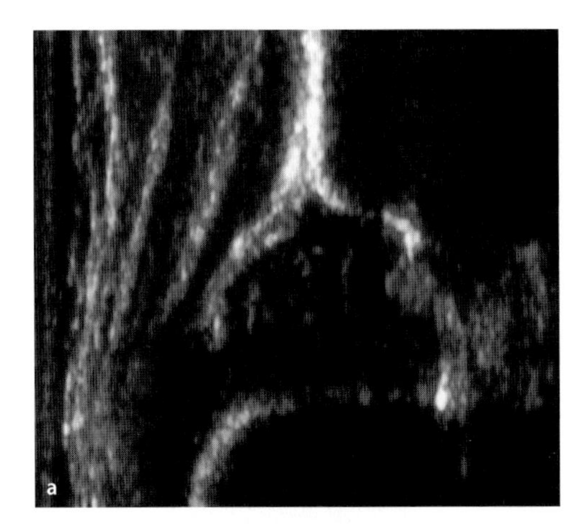

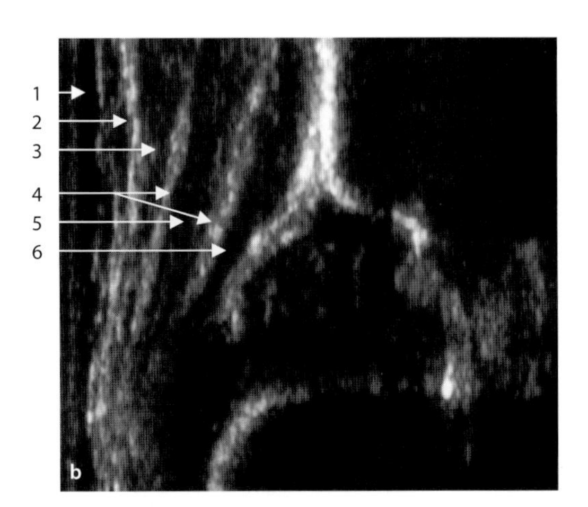

Abb. 1.2.3a, b. 3 Tage, linkes Hüftgelenk
1 Subkutis
2 Fascia lata
3 M. glutaeus maximus
4 intermuskuläre Septen
5 M. glutaeus medius
6 M. glutaeus minimus

1.3 Grenzflächenartefakt (»Flüssigkeitsfilm«)

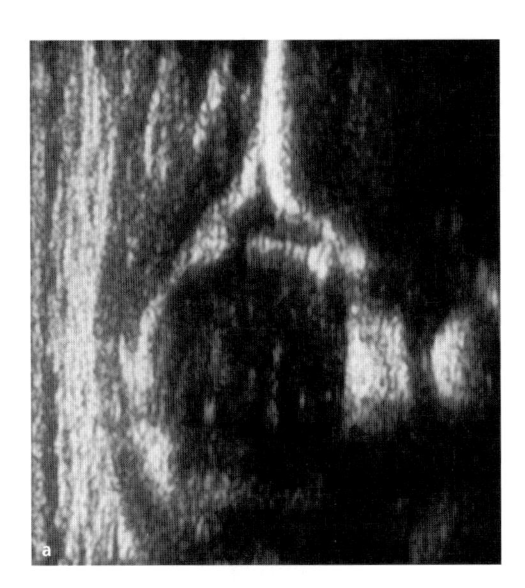

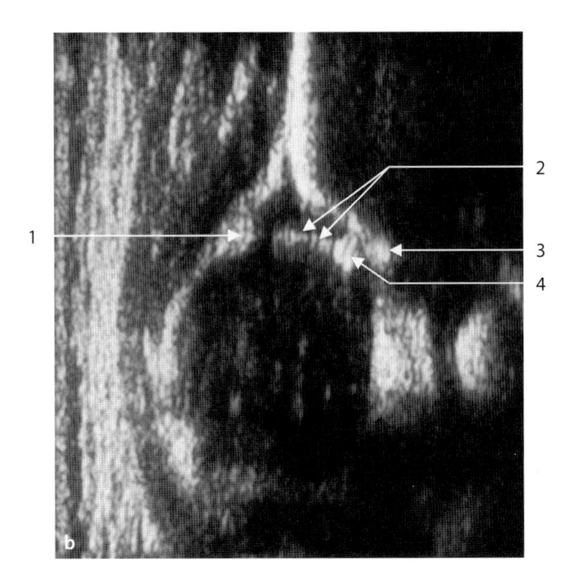

Abb. 1.3.1a, b. 6 Wochen, rechtes Hüftgelenk, Demonstration des »Flüssigkeitsfilms«
1 Labrum acetabulare
2 Grenzflächenartefakt (»Flüssigkeitsfilm«)
3 Unterrand Os ilium
4 Fovea centralis (Ligamentum capitis femoris)

Achtung: Knorpel-Knochen-Grenze fehlt!

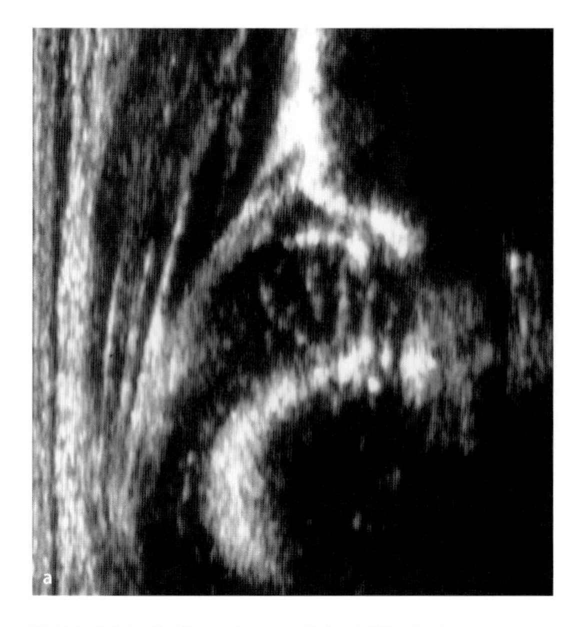

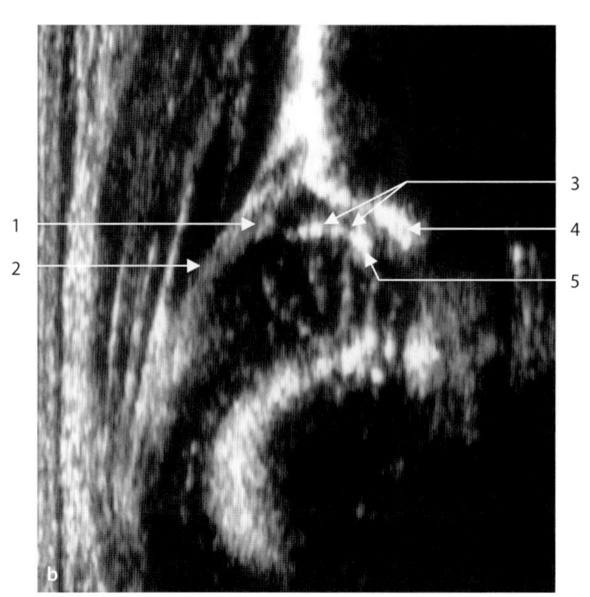

Abb. 1.3.2a, b. Neugeborenes, linkes Hüftgelenk
1 Labrum acetabulare
2 Gelenkkapsel
3 Grenzflächenartefakt
4 Unterrand Os ilium
5 Ligamentum capitis femoris

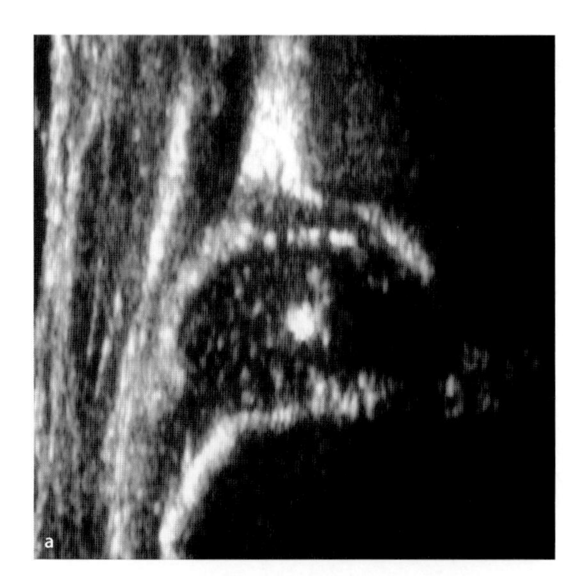

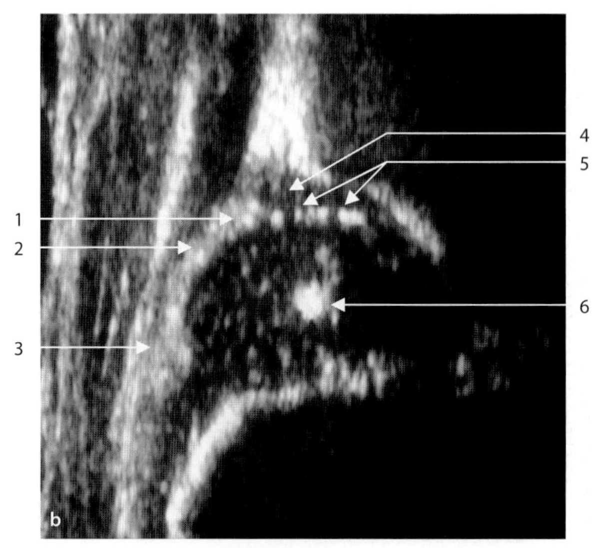

Abb. 1.3.3a, b. 5 Monate, linkes Hüftgelenk
1 Labrum acetabulare
2 Gelenkkapsel
3 Umschlagfalte
4 hyalin präformiertes Pfannendach
5 Grenzflächenartefakt
6 Hüftkopfkern

1.4 Formen der Knorpel-Knochen-Grenze

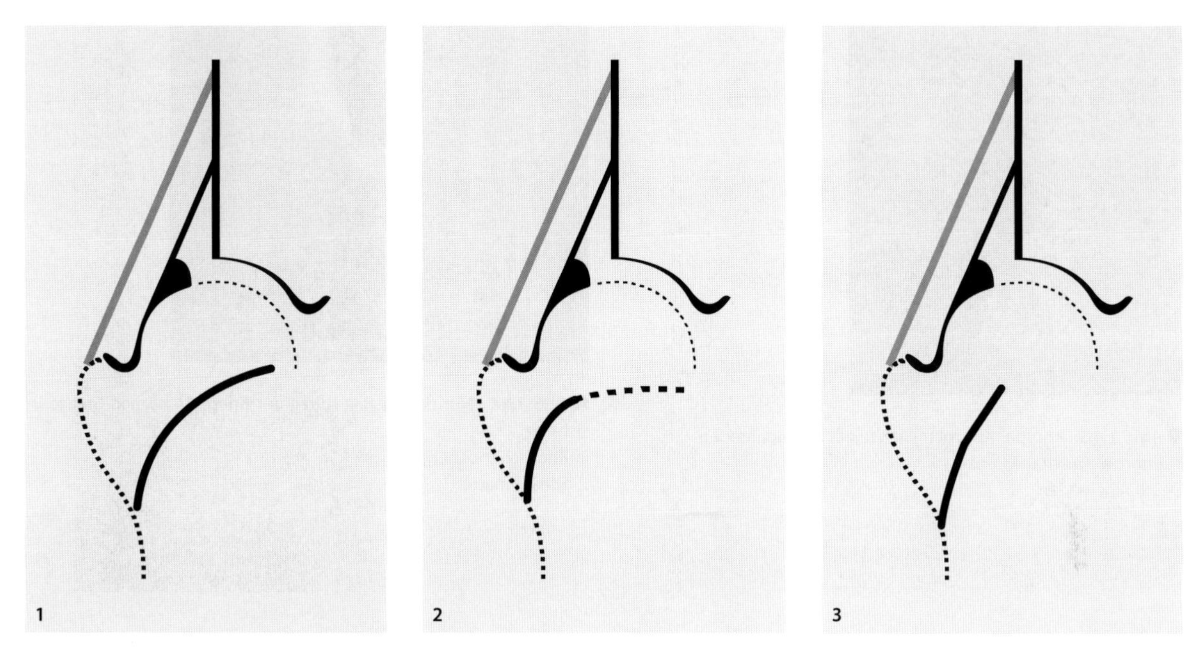

Abb. 1.4.1–3. Zusammenfassende Darstellung der möglichen Verlaufsformen der Knorpel-Knochen-Grenze

1 bogenförmig
2 mit Schallpalisaden
3 nur der laterale Anteil der Knorpel-Knochen-Grenze ist sichtbar

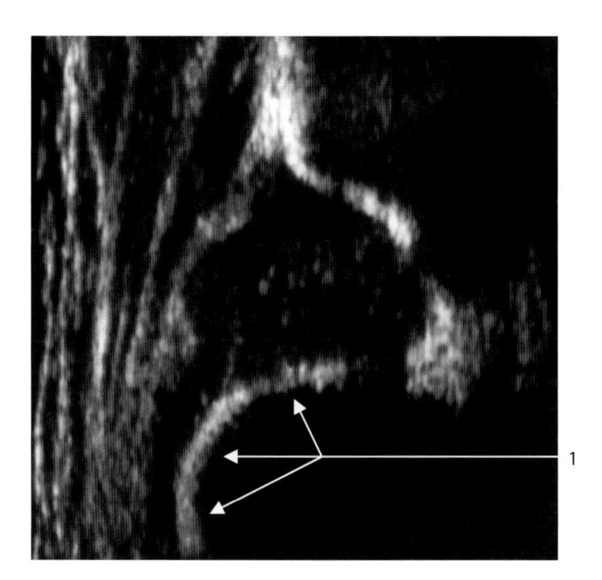

Abb. 1.4.4. Hüftsonogramm eines Neugeborenen, die Knorpel-Knochen-Grenze (1) ist bis in die Tiefe der Fossa acetabuli bogenförmig verlaufend sichtbar

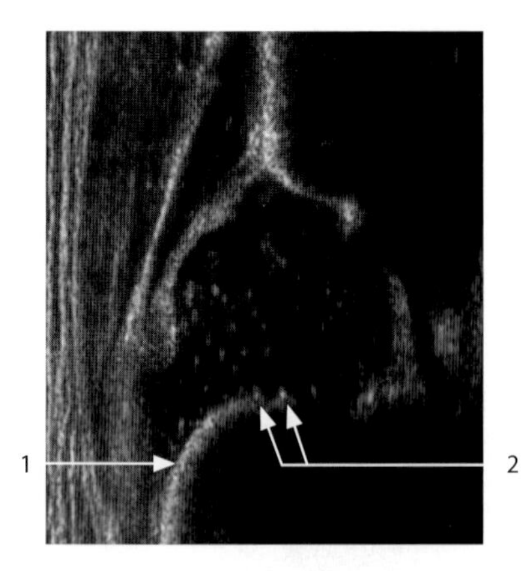

Abb. 1.4.5. Knorpel-Knochen-Grenze mit Schallpalisaden
1 Knorpel-Knochen-Grenze
2 Schallpalisaden

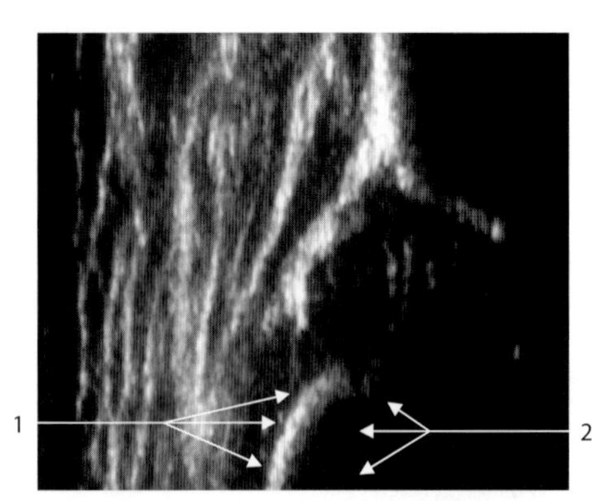

Abb. 1.4.6. Nur der laterale Anteil der Knorpel-Knochen-Grenze ist sichtbar
1 Knorpel-Knochen-Grenze
2 Schallschatten

1.5 Sinusoide

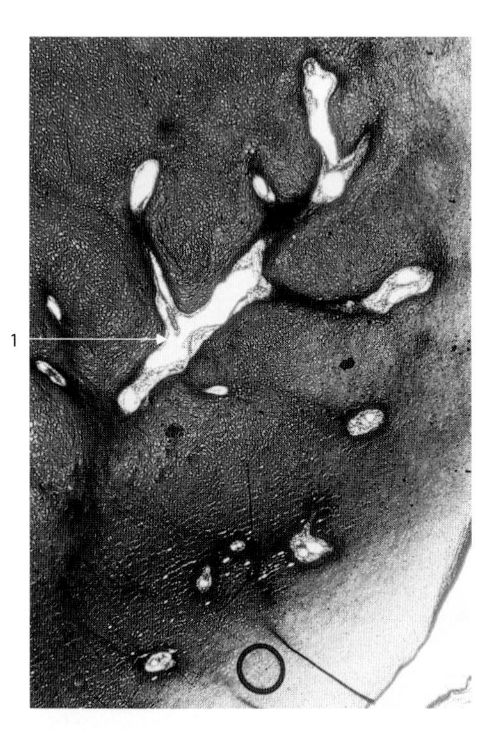

Abb. 1.5.1. Histologischer Flachschnitt zur Demonstration der Gefäßsinusoide (1) in der Zona centralis. Die ringförmige Randzone (Zona anularis) ist ohne Sinusoide und daher echofrei

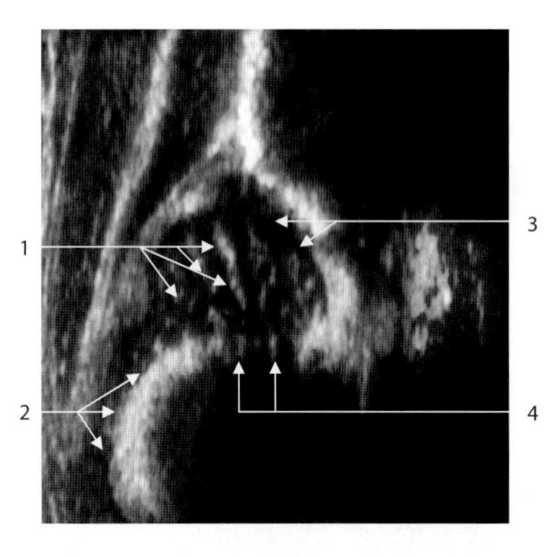

Abb. 1.5.2. 3 Wochen, rechtes Hüftgelenk
1 Sinusoide (Zona centralis)
2 Knorpel-Knochen-Grenze
3 Zona anularis
4 Schallpalisaden

1.6 Hüftkopf

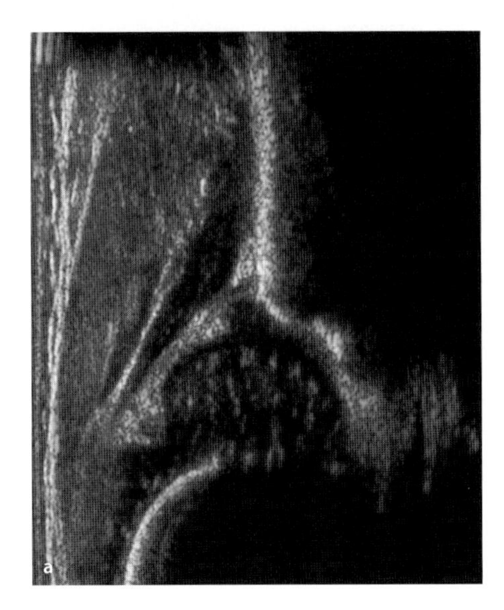

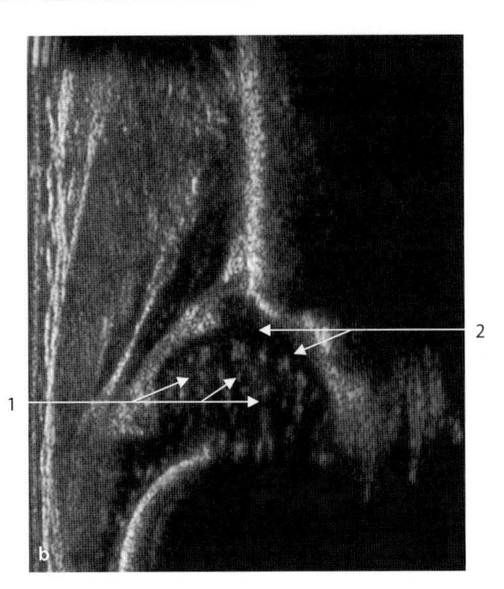

Abb. 1.6.1a, b. 4 Tage, linkes Hüftgelenk, wurmartige Echos im hyalinen Hüftkopfanteil
1 Sinusoide (Zona centralis)
2 echoarme Randstruktur des hyalinen Hüftkopfes (Zona anularis)

Anmerkung: Die Zona anularis darf nicht als Erguss fehldiagnostiziert werden!

1.7 Hüftkopfkern

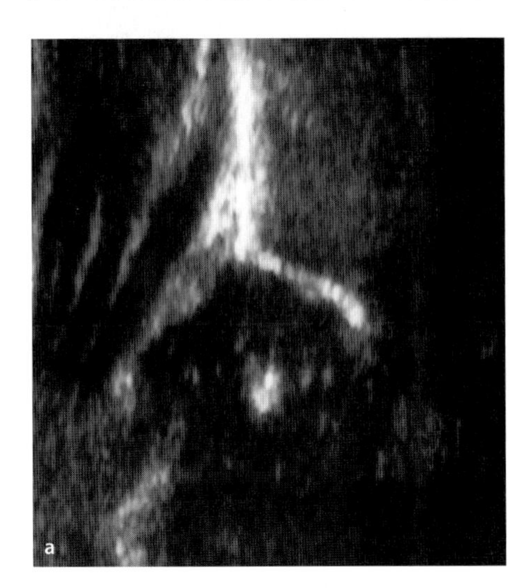

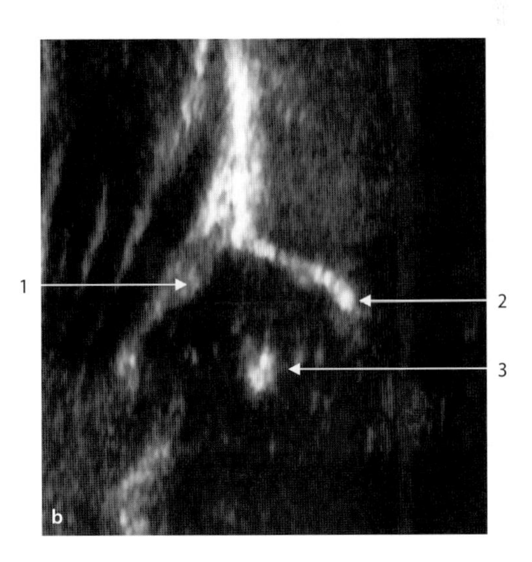

Abb. 1.7.1a, b. 4 Monate, rechtes Hüftgelenk
1 Labrum acetabulare
2 Unterrand Os ilium
3 Hüftkopfkern

Achtung: Der Hüftkopfkern liegt nicht immer im Zentrum des Hüftkopfes!

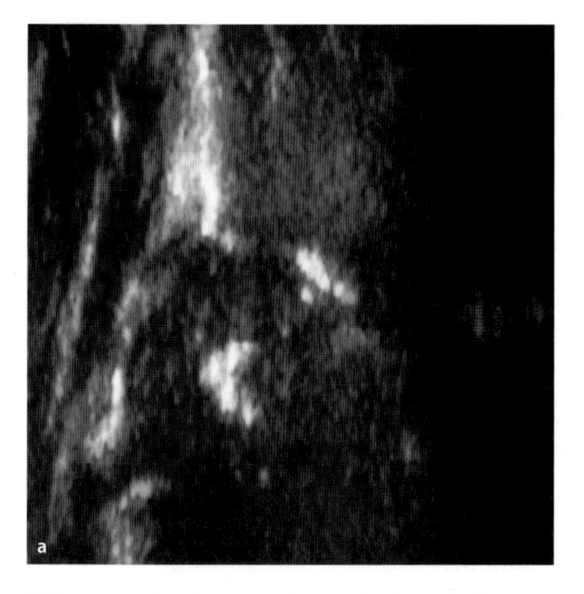

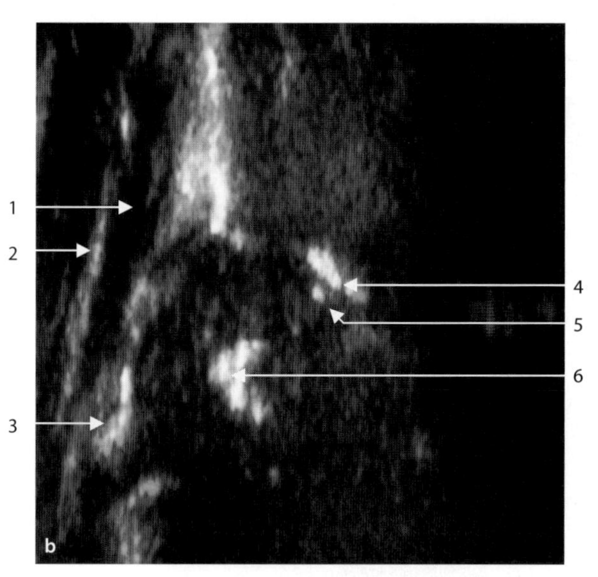

Abb. 1.7.2a, b. 6 Monate, rechtes Hüftgelenk; Hüftkopfkern mit deutlichem Halbmondphänomen
1 M. glutaeus minimus
2 intermuskulares Septum
3 Umschlagfalte
4 Unterrand Os ilium
5 Ligamentum capitis femoris
6 Hüftkopfkern (Halbmondphänomen)

1.8 Umschlagfalte

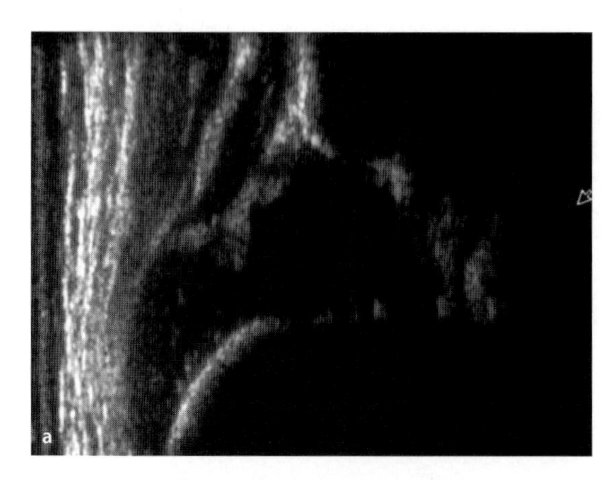

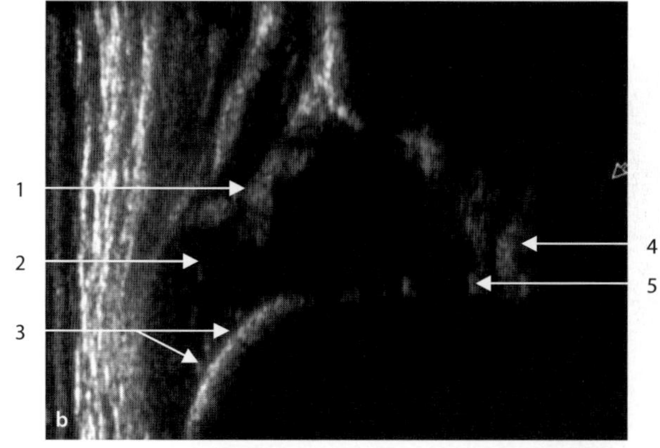

Abb. 1.8.1a, b. 12 Wochen, linkes Hüftgelenk
1 Umschlagfalte
2 Trochanter major
3 Knorpel-Knochen-Grenze
4 Os ischii
5 Ligamentum transversum

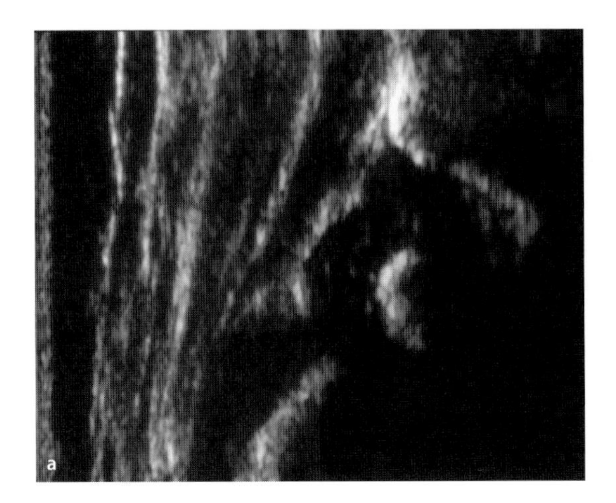

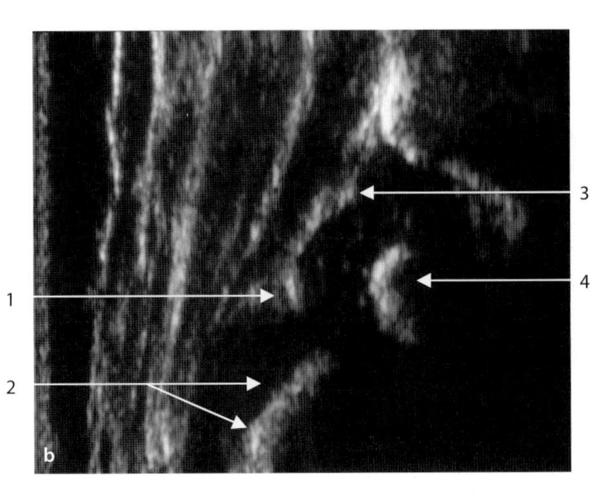

Abb. 1.8.2a, b. 4 Monate, rechtes Hüftgelenk
1 Umschlagfalte
2 Knorpel-Knochen-Grenze
3 Labrum acetabulare
4 Hüftkopfkern (Halbmondphänomen)

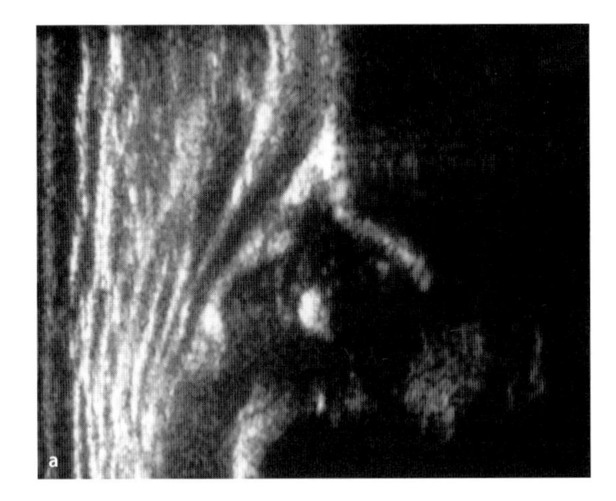

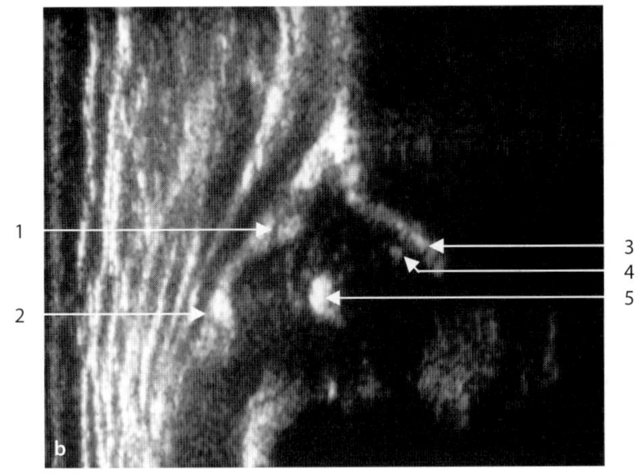

Abb. 1.8.3a, b. 7 Monate, rechtes Hüftgelenk
1 Labrum acetabulare
2 Umschlagfalte
3 Unterrand Os ilium
4 Ligamentum capitis femoris
5 Hüftkopfkern

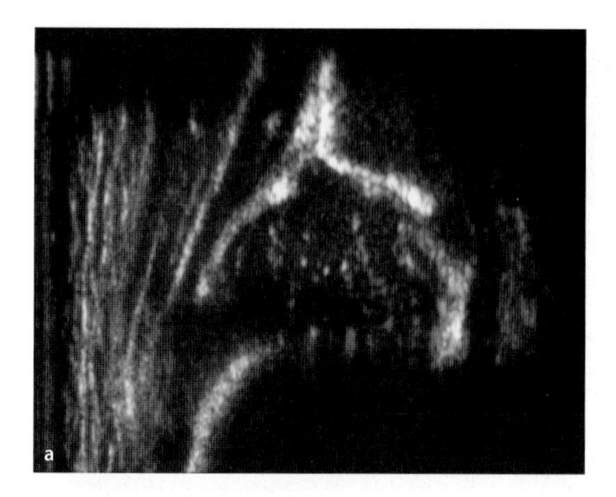

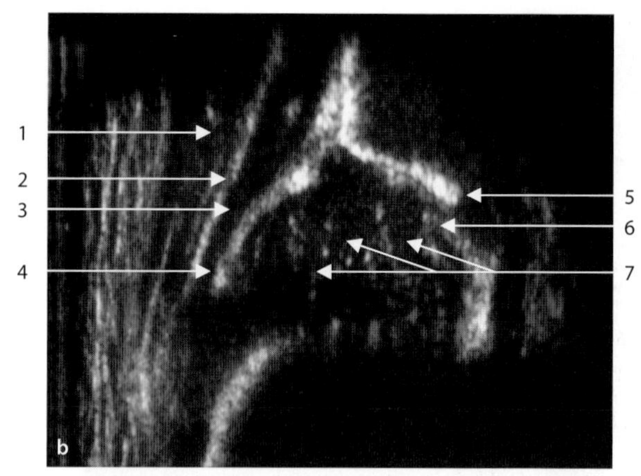

Abb. 1.8.4a, b. 7 Wochen, linkes Hüftgelenk
1 M. glutaeus medius
2 intermuskuläres Septum
3 M. glutaeus minimus
4 Umschlagfalte
5 Unterrand Os ilium
6 Ligamentum capitis femoris
7 Sinusoide

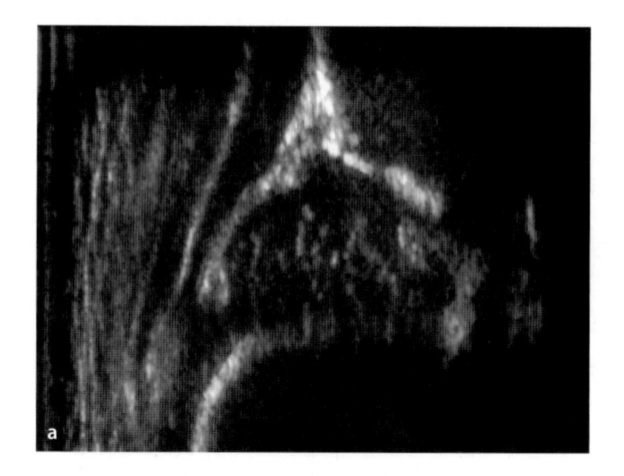

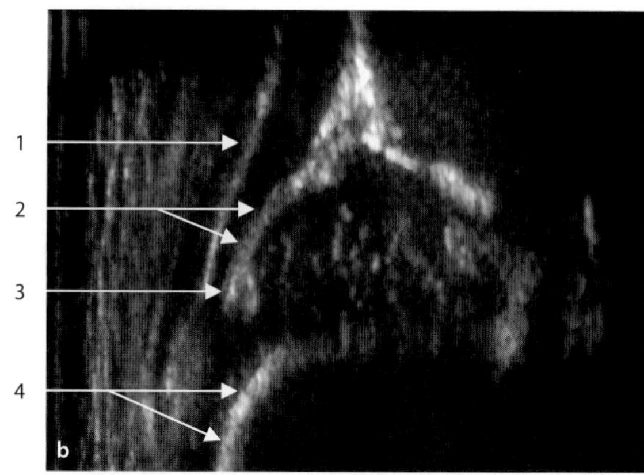

Abb. 1.8.5a, b. 4 Wochen, linkes Hüftgelenk
1 intermuskuläres Septum
2 Gelenkkapsel
3 Umschlagfalte
4 Knorpel-Knochen-Grenze

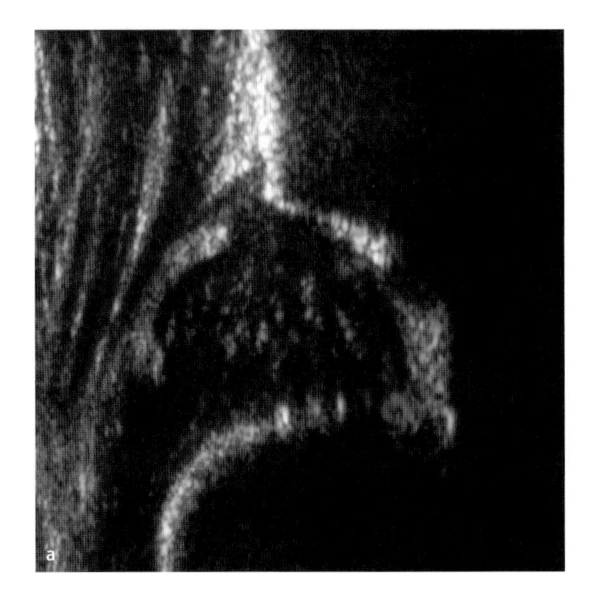

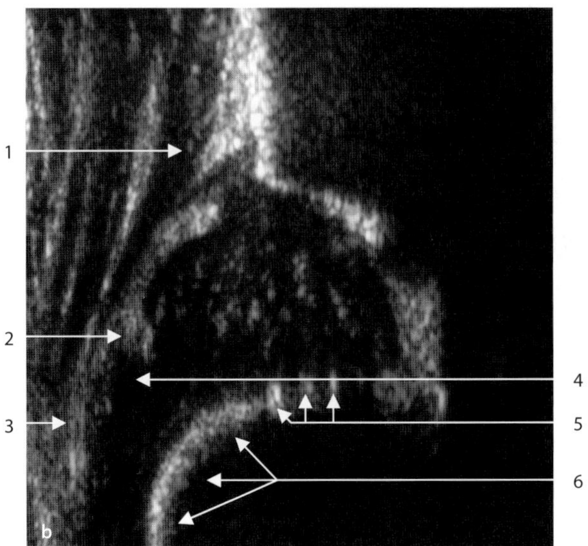

Abb. 1.8.6a, b. 3 Wochen, rechtes Hüftgelenk
1 M. glutaeus minimus
2 Umschlagfalte
3 Perichondrium vom Trochanter major
4 knorpelig präformierter Trochanter major
5 Schallpalisaden
6 Knorpel-Knochen-Grenze

1.9 Labrum acetabulare

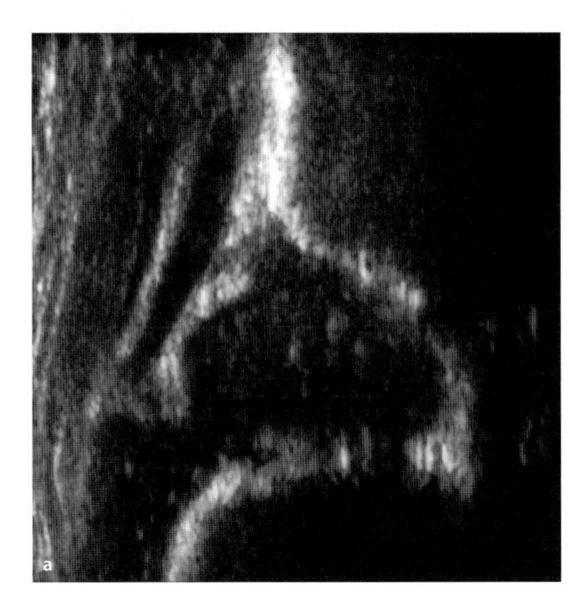

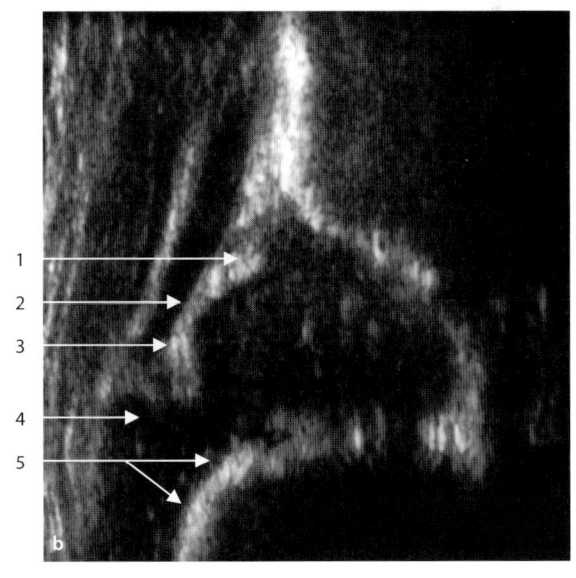

Abb. 1.9.1a, b. 3 Wochen, linkes Hüftgelenk
1 Labrum acetabulare
2 Gelenkkapsel
3 Umschlagfalte
4 Trochanter major
5 Knorpel-Knochen-Grenze

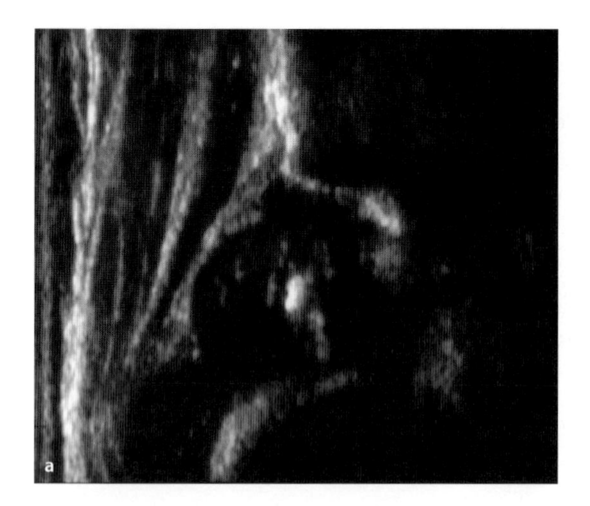

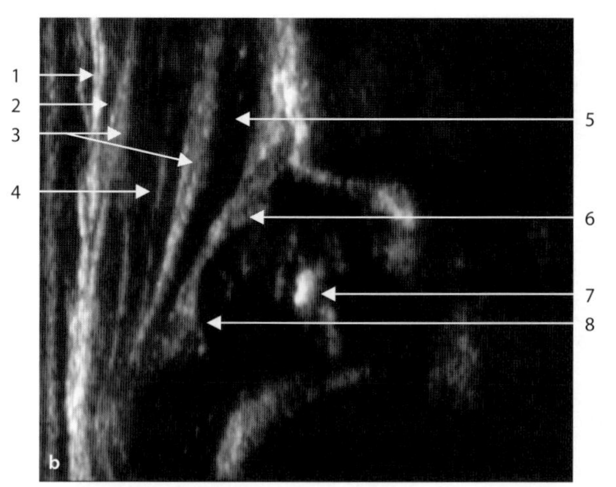

Abb. 1.9.2a, b. 4 Monate, rechtes Hüftgelenk
1 Fascia lata
2 M. glutaeus maximus
3 intermuskuläre Septen
4 M. glutaeus medius
5 M. glutaeus minimus
6 Labrum acetabulare
7 Hüftkopfkern
8 Umschlagfalte

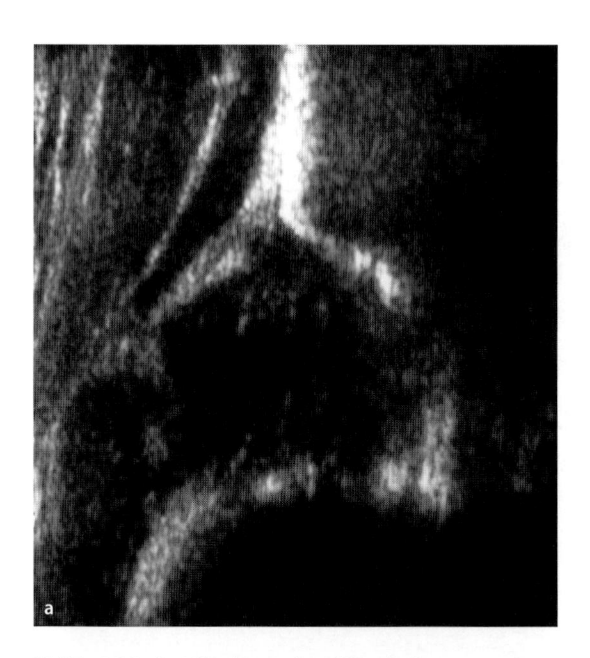

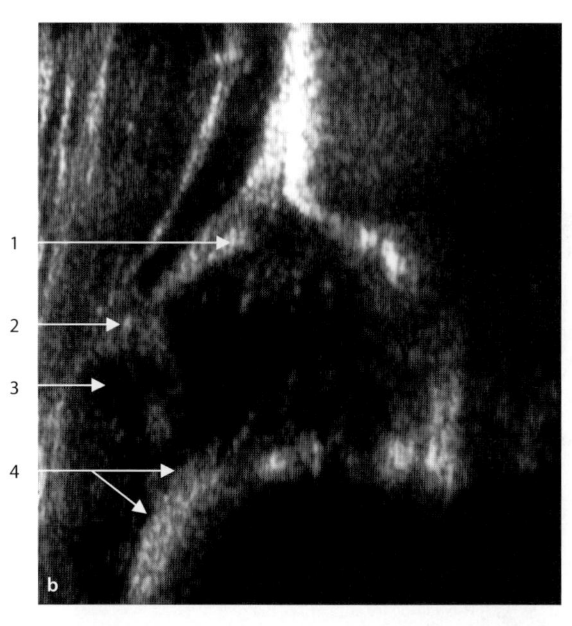

Abb. 1.9.3a, b. 7 Wochen, rechtes Hüftgelenk
1 Labrum acetabulare/lateral des Labrum ist das schmale echoarme Band des Rezessus deutlich sichtbar (s. auch Abb. 1.10.1a, b)
2 Umschlagfalte
3 Trochanter major
4 Knorpel-Knochen-Grenze

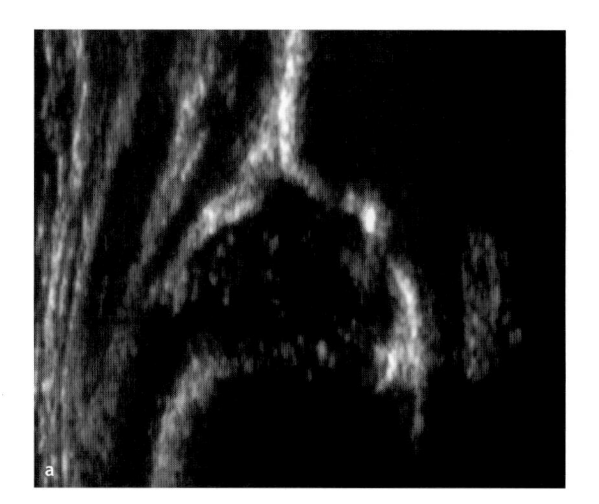

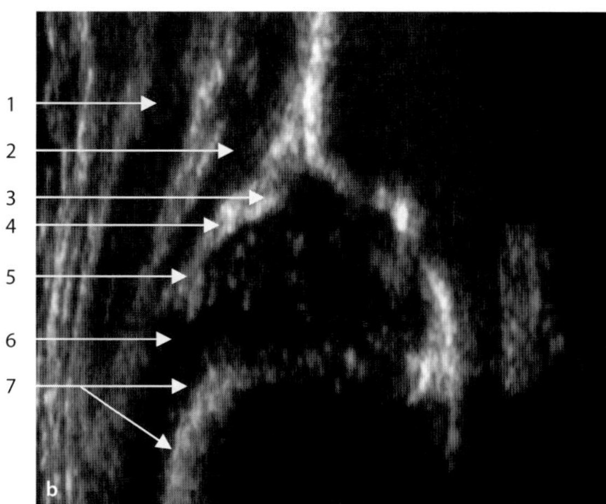

Abb. 1.9.4a, b. 8 Wochen, linkes Hüftgelenk
1 M. glutaeus medius
2 M. glutaeus minimus
3 Labrum
4 Ligamentum ischiofemorale
5 Umschlagfalte
6 Trochanter major
7 Knorpel-Knochen-Grenze

1.10 Perichondrium des hyalin präformierten Pfannendaches

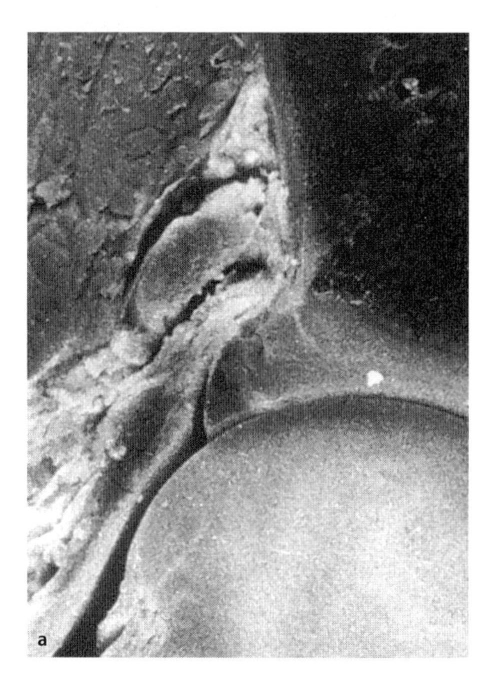

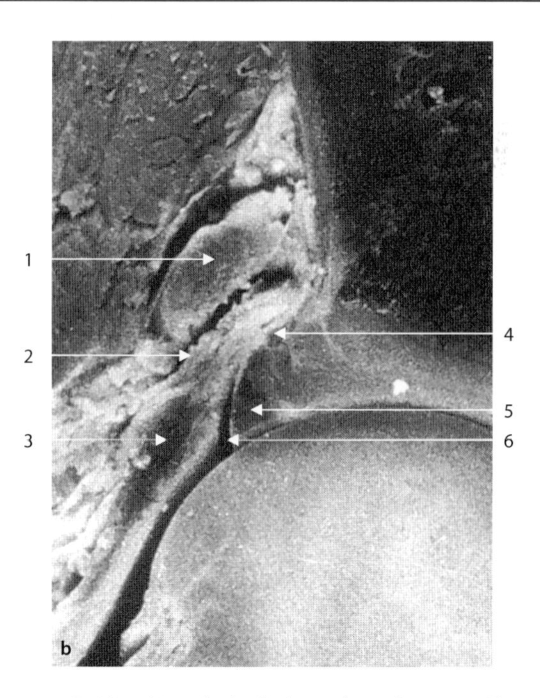

Abb. 1.10.1a, b. Schnitt durch ein rechtes Hüftgelenk
1 Sehne des M. rectus femoris, Caput reflexum
2 Gelenkkapsel am Übergang zum Fettpolster
3 Gelenkkapsel mit Ligamentum ischiofemorale
4 Perichondrium des hyalin-knorpelig präformierten Pfannendaches
5 Labrum acetabulare
6 perilabialer Rezessus

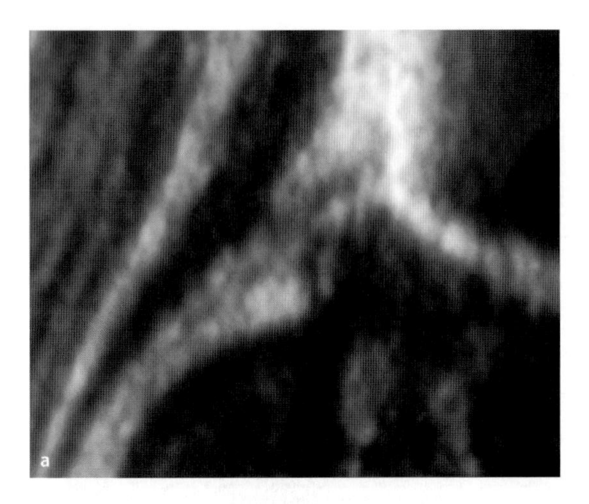

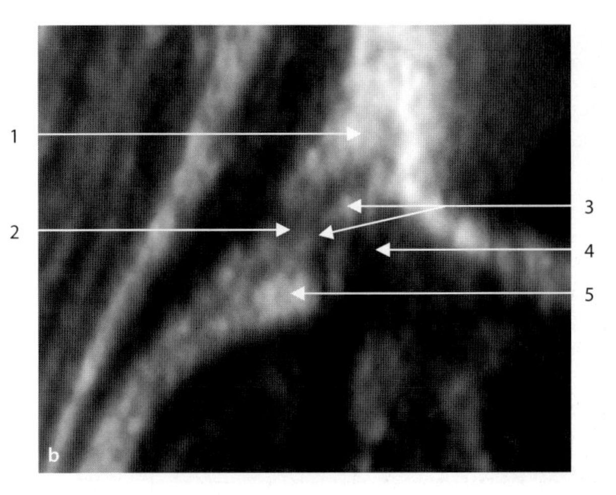

Abb. 1.10.2a, b. 9 Wochen, rechtes Hüftgelenk (Ausschnitt)
1 Sehne des M. rectus femoris, Caput reflexum
2 Gelenkkapsel am Übergang zum Fettpolster
3 Perichondrium des hyalin-knorpelig präformierten Pfannendaches
4 hyalin-knorpelig präformiertes Pfannendach
5 Labrum acetabulare

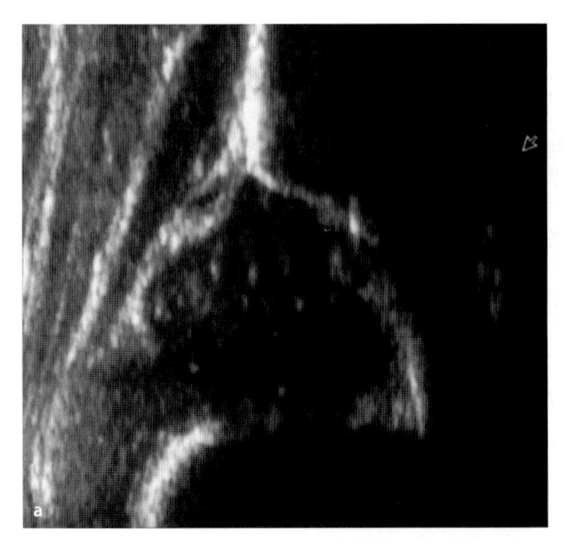

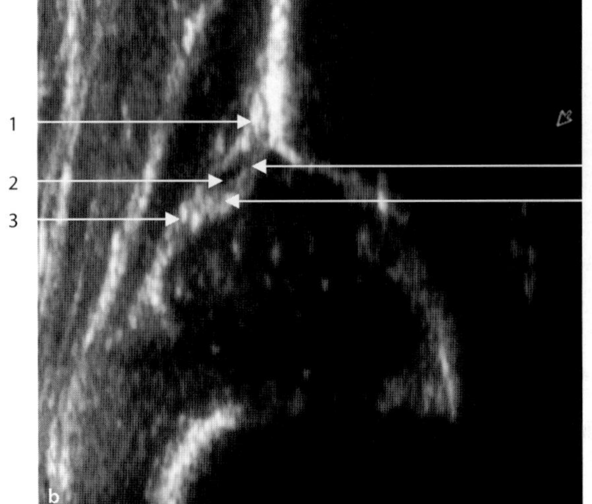

Abb. 1.10.3a, b. 4 Monate, rechtes Hüftgelenk
1 Sehne des M. rectus femoris, Caput reflexum (= »proximales Perichondrium«)
2 Fettpolster
3 Ligamentum ischiofemorale
4 Perichondrium des hyalin-knorpelig präformierten Pfannendaches
5 Labrum acetabulare

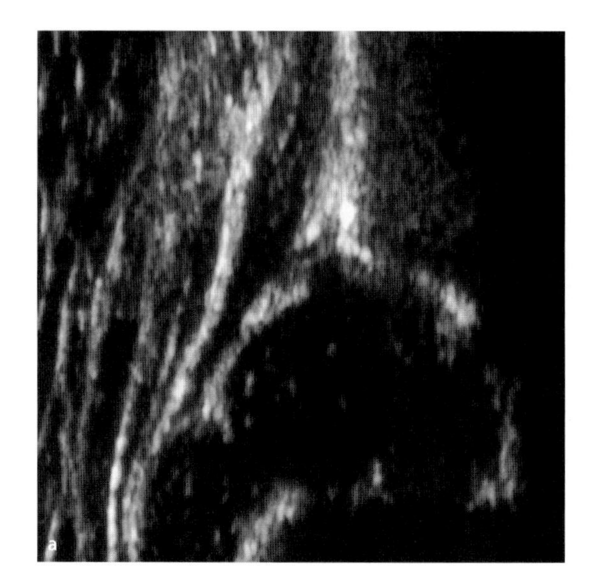

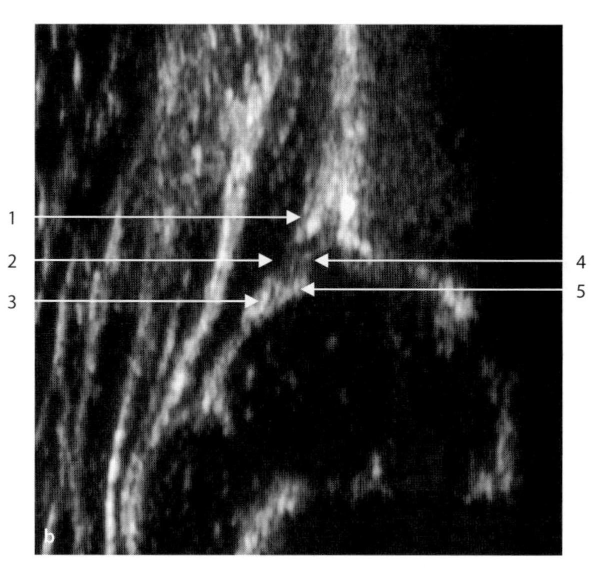

Abb. 1.10.4a, b. 4 Monate, linkes Hüftgelenk
1 Sehne des M. rectus femoris, Caput reflexum
2 Auslaufen der Gelenkkapsel in das Fettpolster (Perichondriumloch)
3 Ligamentum ischiofemorale
4 Perichondrium des knorpelig präformierten Pfannendaches
5 Labrum acetabulare

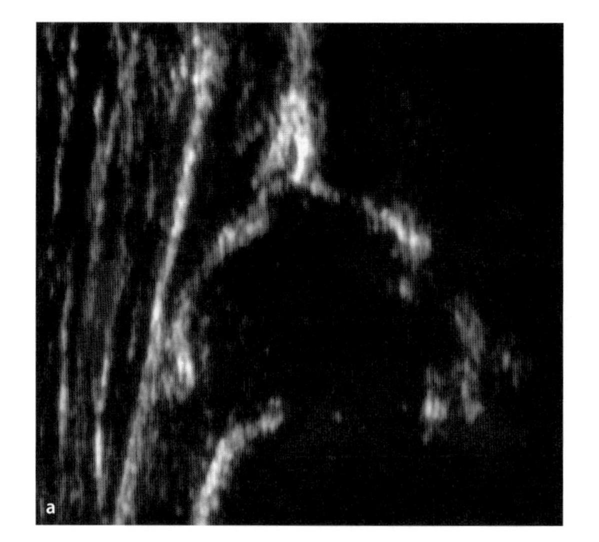

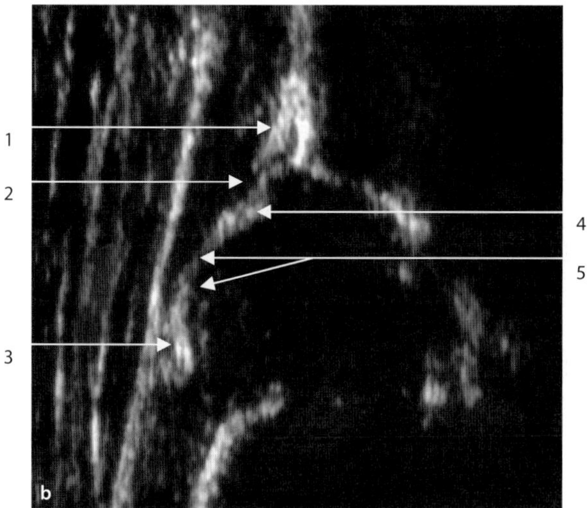

Abb. 1.10.5a, b. 4 Monate, linkes Hüftgelenk
1 Sehne des M. rectus femoris, Caput reflexum (= proximales Perichondrium)
2 »Perichondriumloch«
3 Umschlagfalte
4 Labrum acetabulare
5 Gelenkkapsel

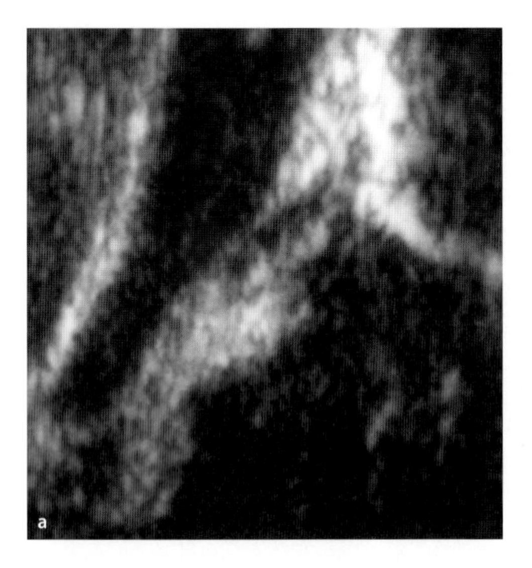

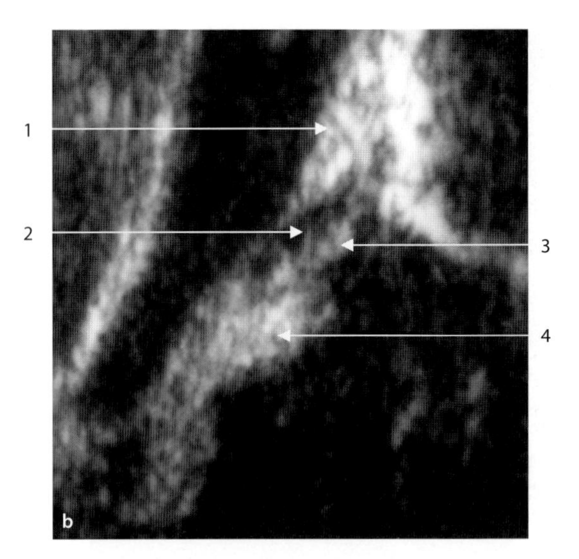

Abb. 1.10.6a, b. 4 Monate, rechtes Hüftgelenk (Ausschnitt)
1 Sehne des M. rectus femoris, Caput reflexum (= proximales Perichondrium)
2 Gelenkkapsel am Übergang zum Fettpolster
3 Perichondrium des knorpelig präformierten Pfannendaches
4 Labrum acetabulare

1.11 Strukturen am Unterrand des Os ilium (Sinusoide, Fett und Bindegewebe, Ligamentum capitis femoris)

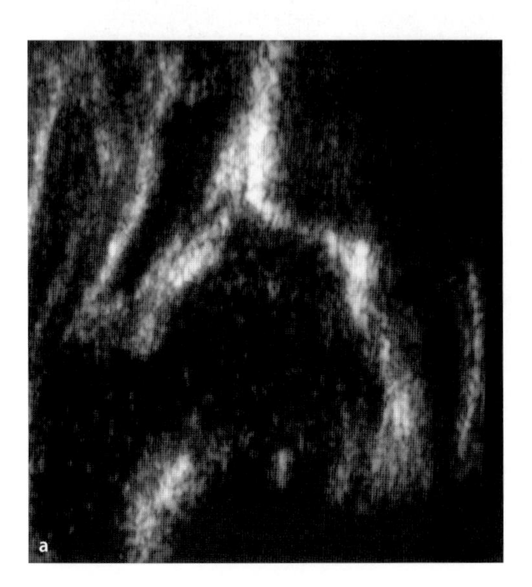

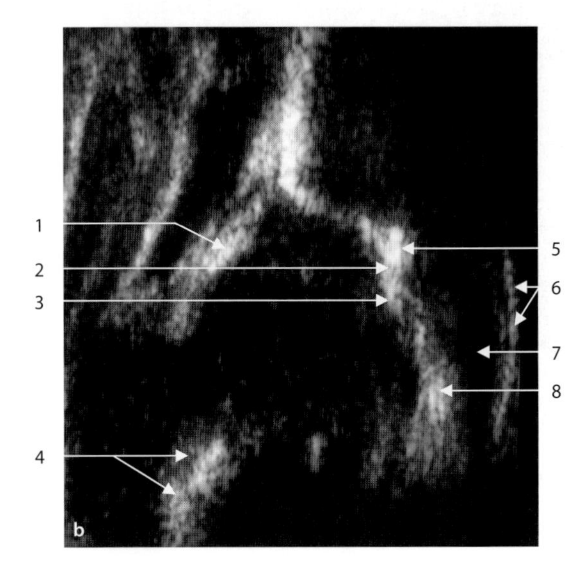

Abb. 1.11.1a, b. 11 Wochen, rechtes Hüftgelenk
1 Labrum
2 Sinusoide der Y-Fuge und Fettgewebe
3 Ligamentum capitis femoris
4 Knorpel-Knochen-Grenze
5 Unterrand Os ilium
6 inneres Perichondrium
7 Y-Knorpel
8 Fettgewebe der Fossa acetabuli

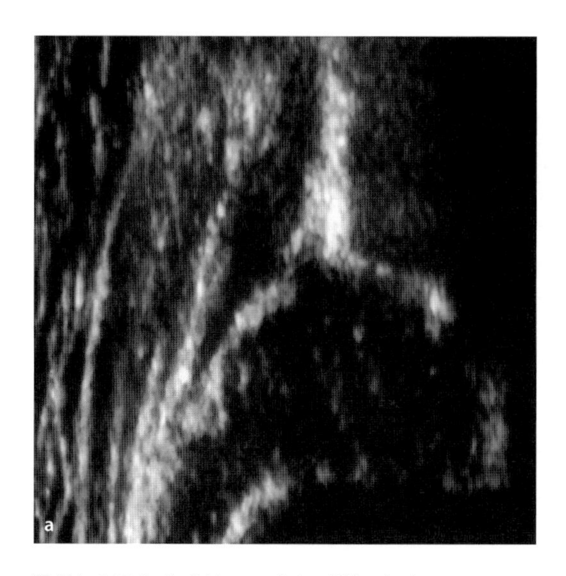

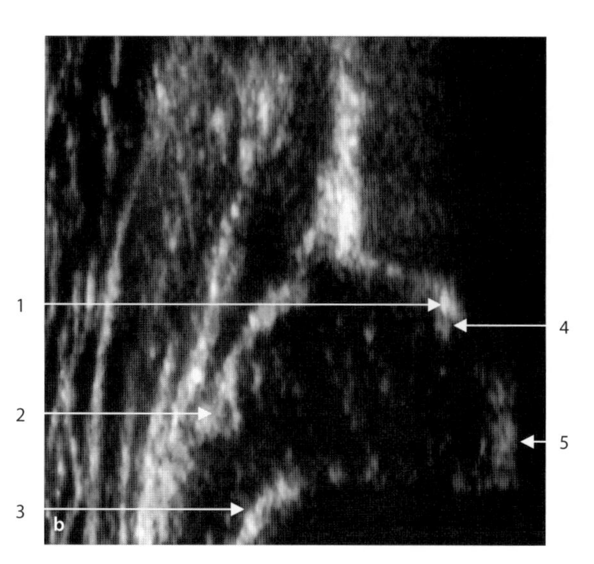

Abb. 1.11.2a, b. 3 Monate, linkes Hüftgelenk
1 Unterrand Os ilium
2 Umschlagfalte
3 Knorpel-Knochen-Grenze
4 Sinusoide (Y-Fuge)
5 Os ischii

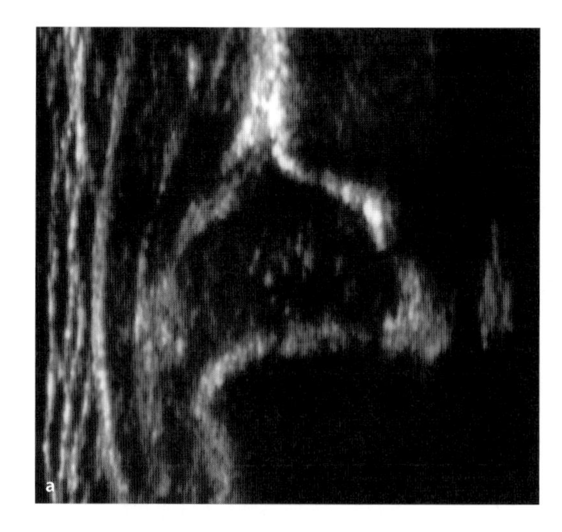

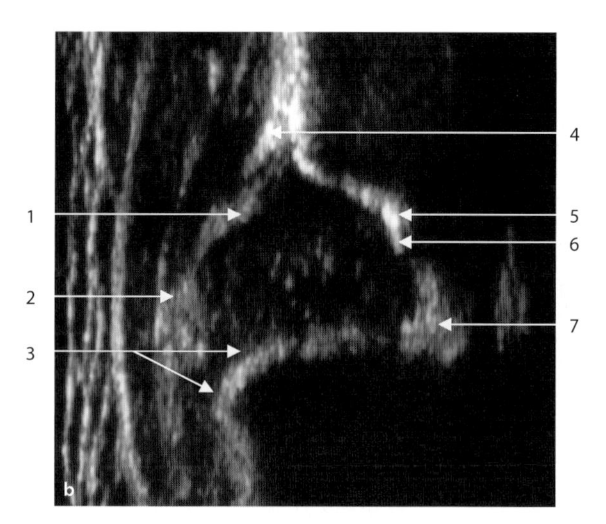

Abb. 1.11.3a, b. 4 Wochen, rechtes Hüftgelenk
1 Labrum acetabulare
2 Umschlagfalte
3 Knorpel-Knochen-Grenze
4 Sehne des M. rectus femoris, Caput reflexum (proximales Perichondrium)
5 Unterrand Os ilium
6 Sinusoide (Y-Fuge)
7 Gewebe der Fossa acetabuli

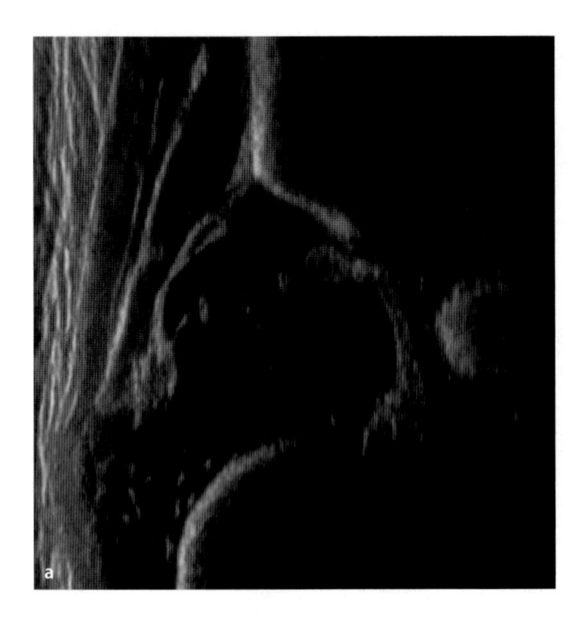

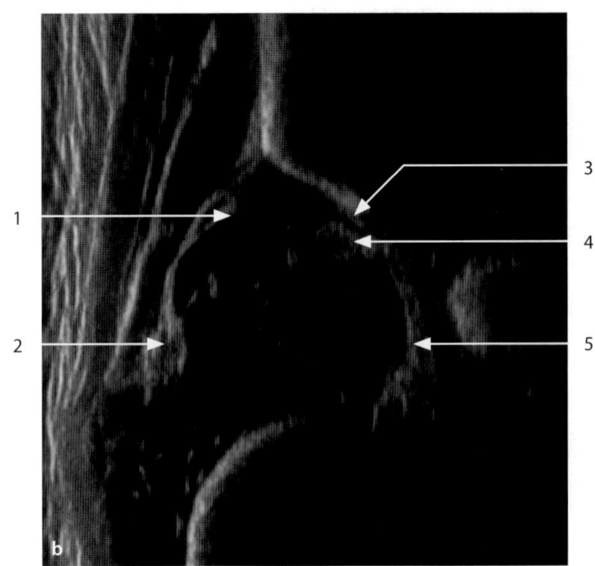

Abb. 1.11.4a, b. 4 Monate, linkes Hüftgelenk
1 Labrum
2 Umschlagfalte
3 Unterrand Os ilium
4 Sinusoide und Ligamentum capitis femoris (Eintrittsstelle in der Fovea centralis)
5 Fettgewebe der Fossa acetabuli

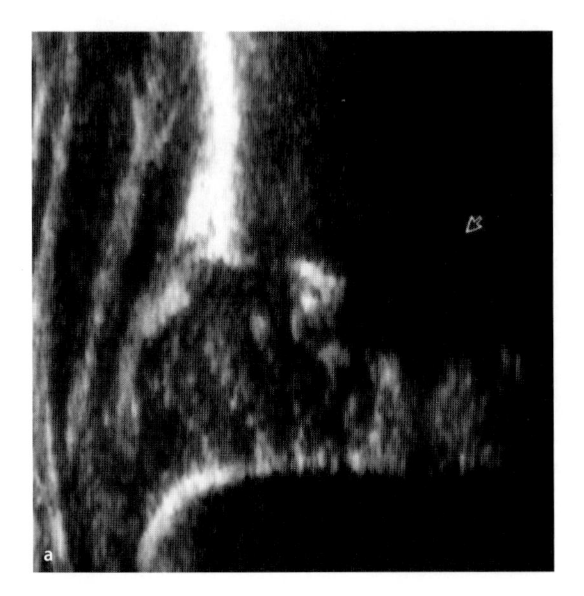

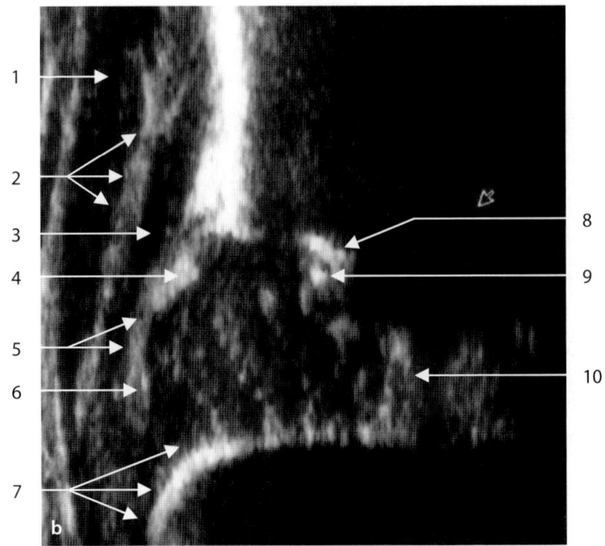

Abb. 1.11.5a, b. 6 Wochen, rechtes Hüftgelenk
1 M. glutaeus medius
2 intermuskuläres Septum
3 M. glutaeus minimus
4 Labrum acetabulare
5 Gelenkkapsel
6 Umschlagfalte
7 Knorpel-Knochen-Grenze mit Schallpalisaden
8 Unterrand Os ilium
9 Ligamentum capitis femoris
10 Gewebe der Fossa acetabuli

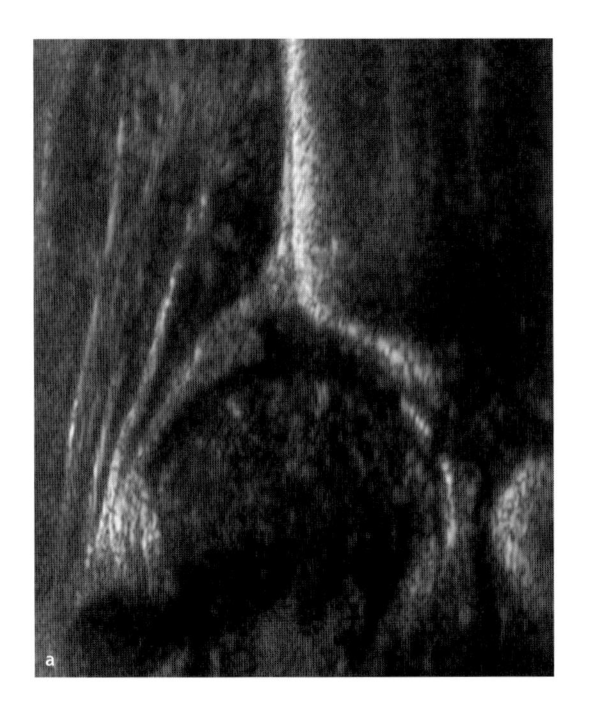

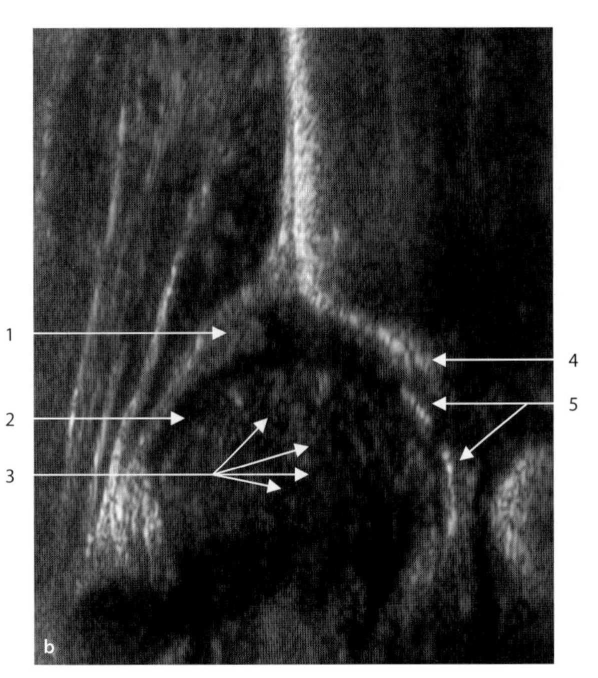

Abb. 1.11.6a, b. Neugeborenes, rechtes Hüftgelenk. Bei der Abbildung wurde auf die Darstellung des Hüftkopfes und seiner Strukturen Wert gelegt, daher erscheinen die anderen Strukturen u.a. der Unterrand des Os ilium etwas »flau«

1 Labrum acetabulare
2 Hüftkopf mit Zona anularis
3 Hüftkopf mit Zona centralis
4 Unterrand Os ilium
5 Ligamentum capitis femoris

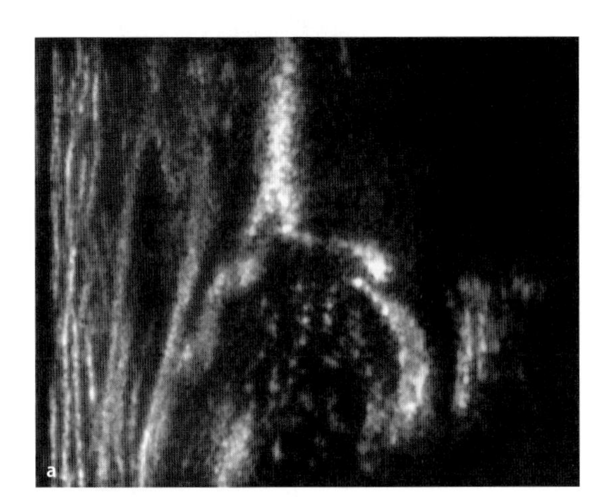

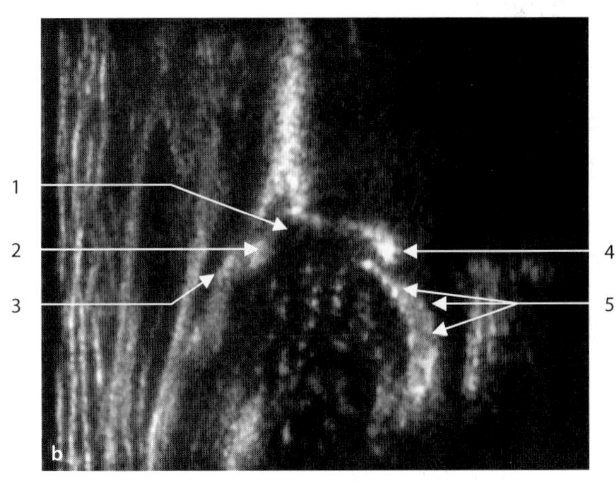

Abb. 1.11.7a, b. 3 Wochen, linkes Hüftgelenk
1 knorpelig präformiertes Pfannendach
2 Labrum acetabulare
3 Ligamentum ischiofemorale
4 Unterrand Os ilium
5 Ligamentum capitis femoris

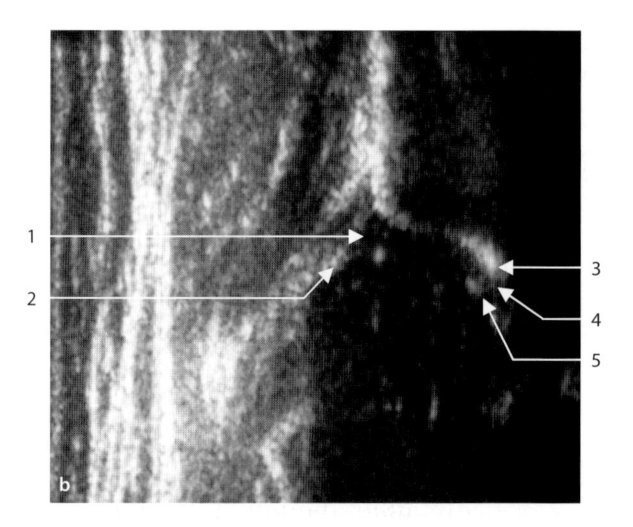

Abb. 1.11.8a, b. 9 Wochen, linkes Hüftgelenk
1 knorpelig präformiertes Pfannendach
2 Labrum acetabulare
3 Unterrand Os ilium
4 Sinusoide
5 Ligamentum capitis femoris

1.12 Ligamentum transversum

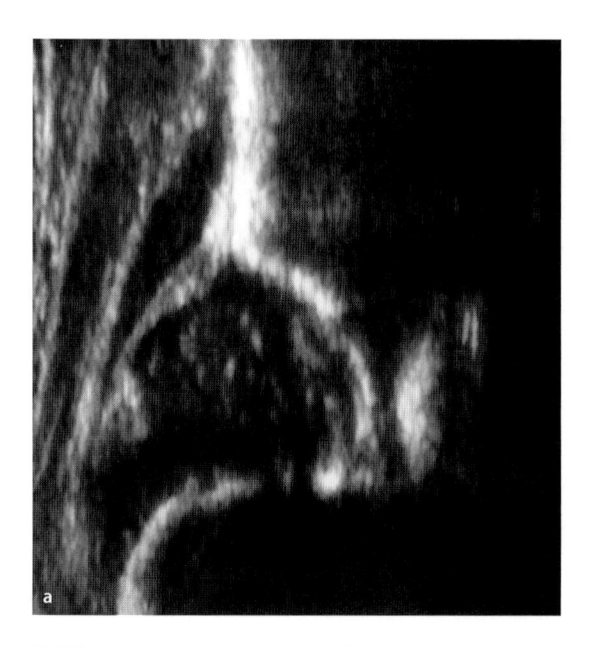

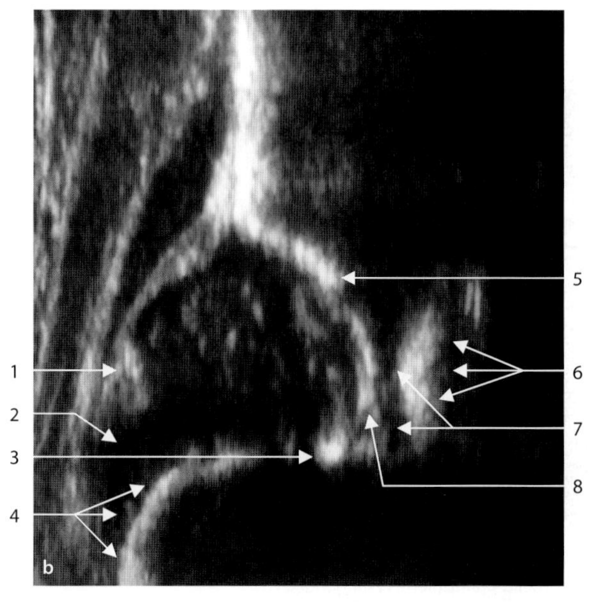

Abb. 1.12.1a, b. 14 Tage, rechtes Hüftgelenk
1 Umschlagfalte
2 Trochanter major
3 Ligamentum transversum
4 Knorpel-Knochen-Grenze
5 Unterrand Os ilium
6 inneres Perichondrium
7 Y-uge
8 Gewebe der Fossa acetabuli

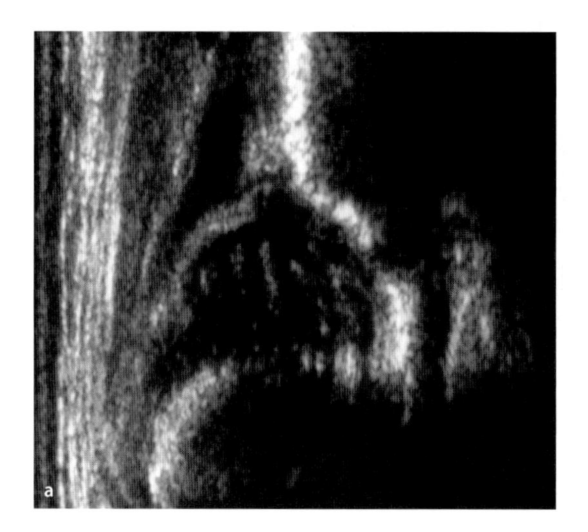

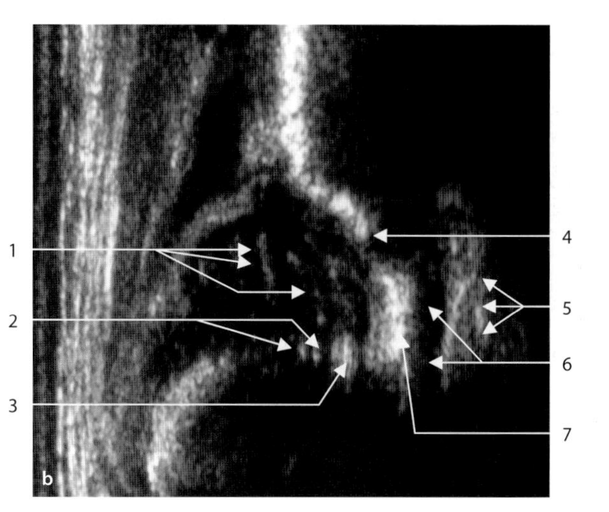

Abb. 1.12.2a, b. Neugeborenes, linkes Hüftgelenk
1 Sinusoide im Hüftkopf
2 Palisaden
3 Ligamentum transversum
4 Unterrand Os ilium
5 inneres Perichondrium
6 Y-Fuge
7 Gewebe der Fossa acetabuli

1.13 Knöcherner Erker/Umschlagpunkt

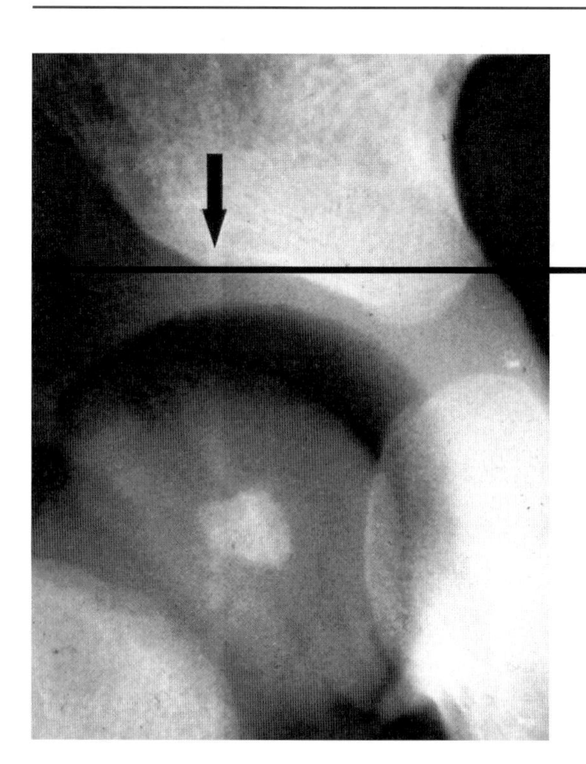

Abb. 1.13.1. Festlegung des knöchernen Erkerpunktes: Umschlagpunkt von Pfannenkonkavität zur Konvexität des Darmbeins (zur »Gegenkrümmung«). Kurzdefinition: *Konkavität – Konvexität*

Abb. 1.13.2. Der knöcherne Erker (=Erkerpunkt) ist der Umschlagpunkt der Pfannenkonkavität in die Konvexität des Darmbeins und ist meistens durch einen Schallschatten oder Echosprung gekennzeichnet

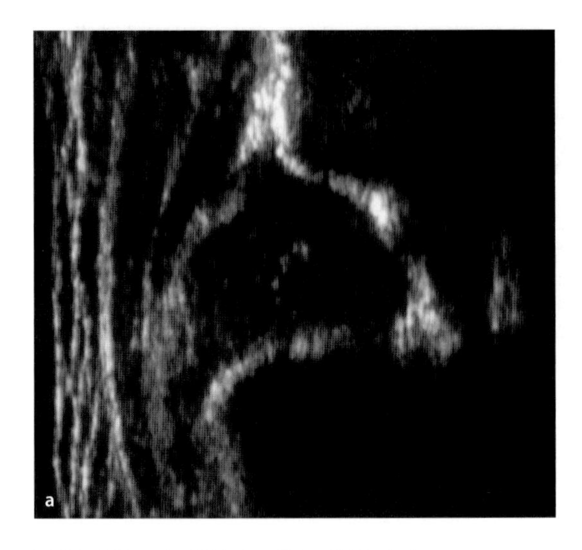

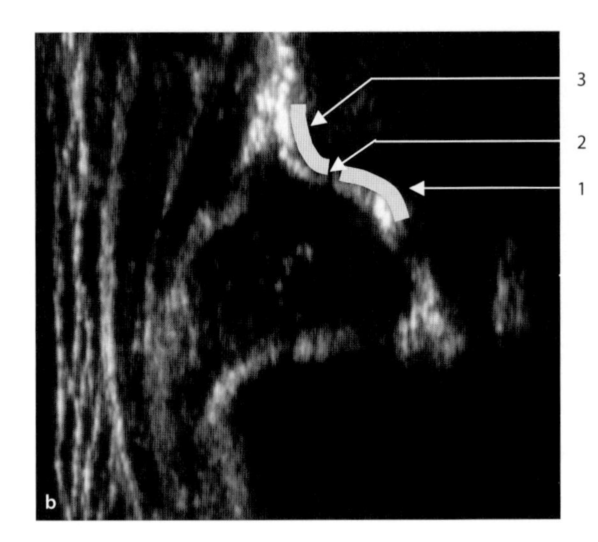

Abb. 1.13.3a, b. 8 Wochen, linkes Hüftgelenk
1 Pfannenkonkavität
2 Umschlagpunkt (Echosprung)
3 Konvexität

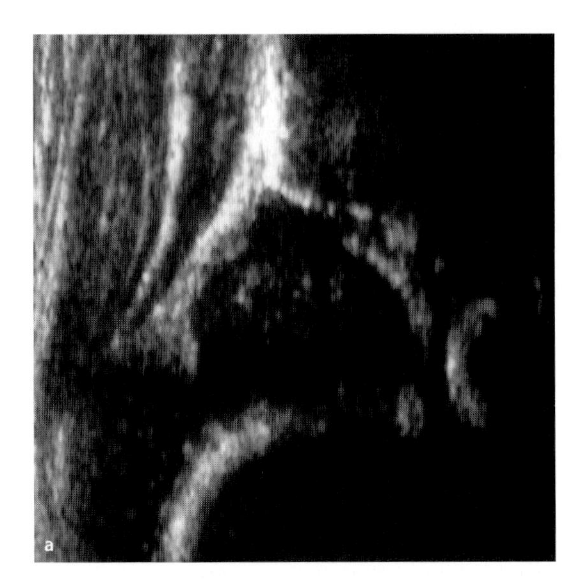

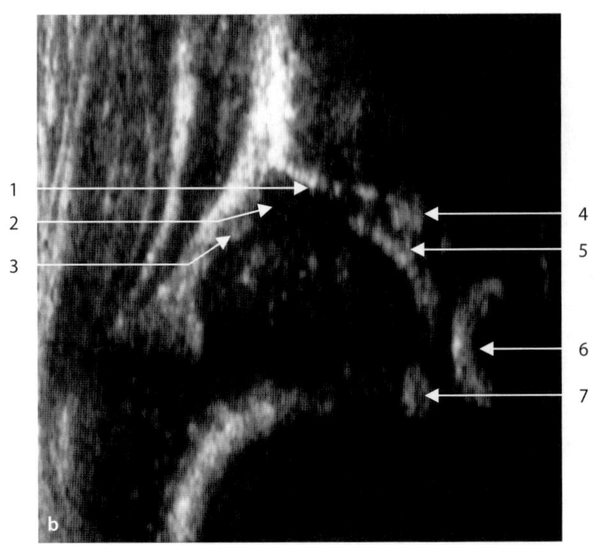

Abb. 1.13.4a, b. 12 Wochen, linkes Hüftgelenk
1 Umschlagpunkt
2 knorpelig präformiertes Pfannendach
3 Labrum acetabulare
4 Unterrand Os ilium
5 Ligamentum capitis femoris
6 Os ischii
7 Ligamentum transversum

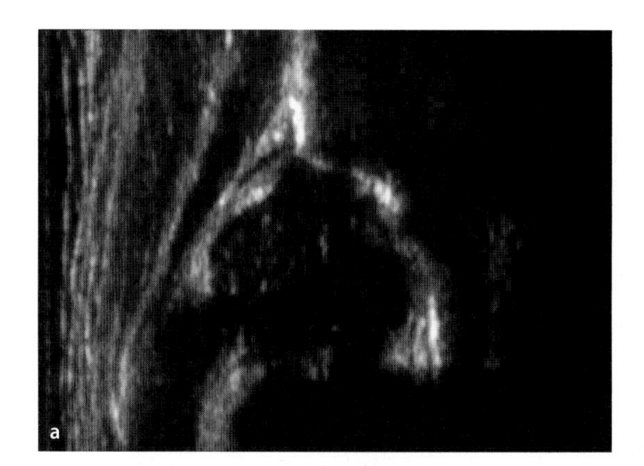

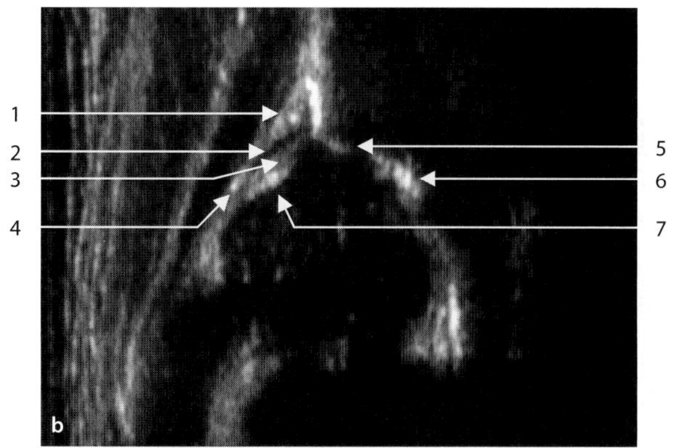

Abb. 1.13.5a, b. 9 Wochen, rechtes Hüftgelenk
1 Caput reflexum
2 Fettpolster
3 Perichondrium des knorpelig präformierten Pfannendaches
4 Ligamentum ischiofemorale
5 Umschlagpunkt (Konkavität – Konvexität)
6 Unterrand Os ilium
7 Labrum acetabulare

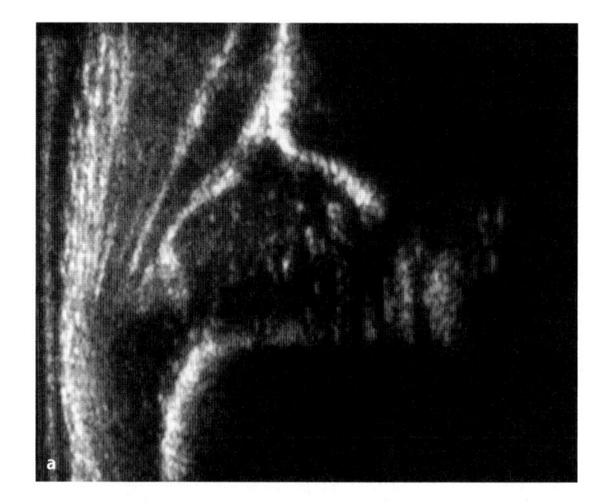

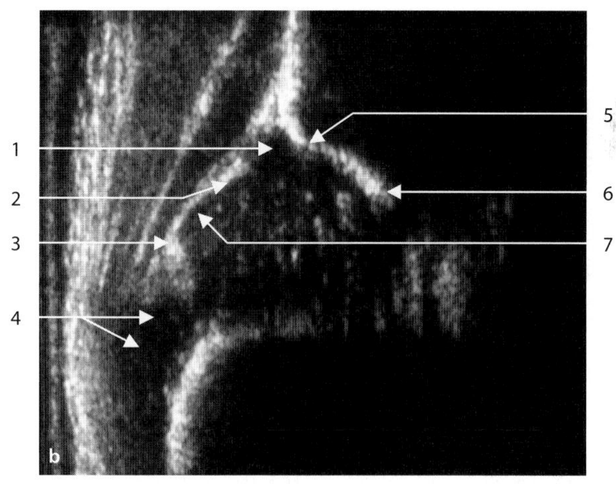

Abb. 1.13.6a, b. 4 Wochen, rechtes Hüftgelenk
1 knorpelig präformiertes Pfannendach
2 Labrum
3 Umschlagfalte der Gelenkkapsel
4 Trochanter major
5 Umschlagpunkt (knöcherner Erker)
6 Unterrand Os ilium (mit Sinusoiden der Y-Fuge)
7 Gelenkkapsel

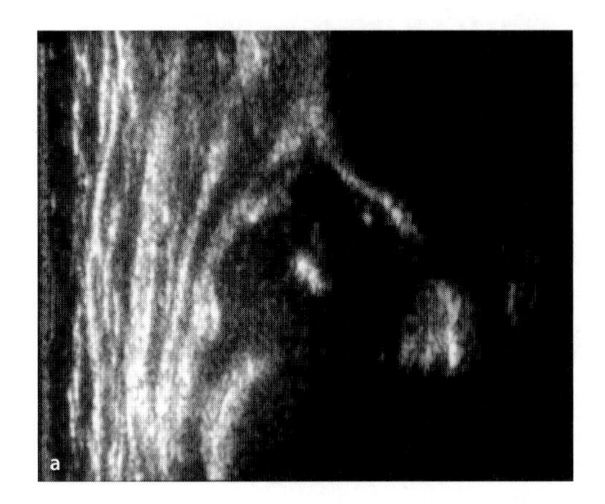

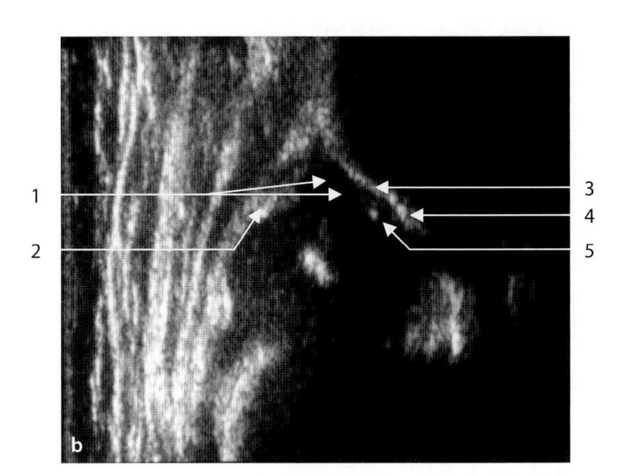

Abb. 1.13.7a, b. 7 Monate, linkes Hüftgelenk
1 knorpelig präformiertes Pfannendach
2 Labrum
3 knöcherner Erker (Umschlagpunkt)
4 Unterrand Os ilium
5 Ligamentum capitis femoris (Fovea)

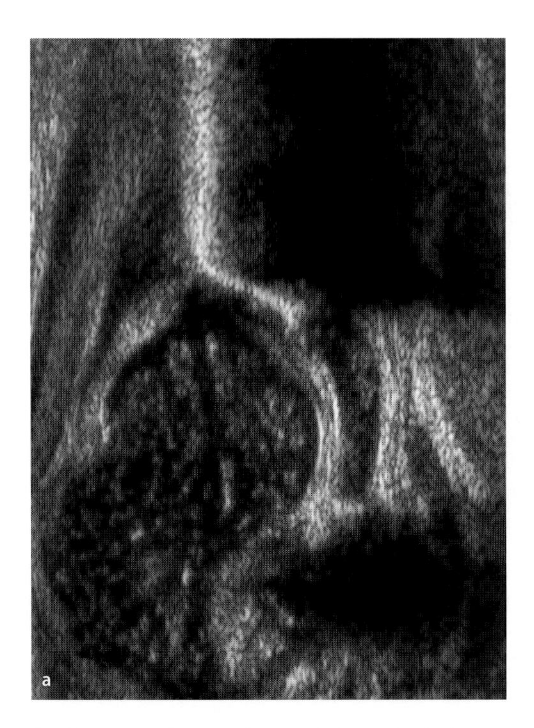

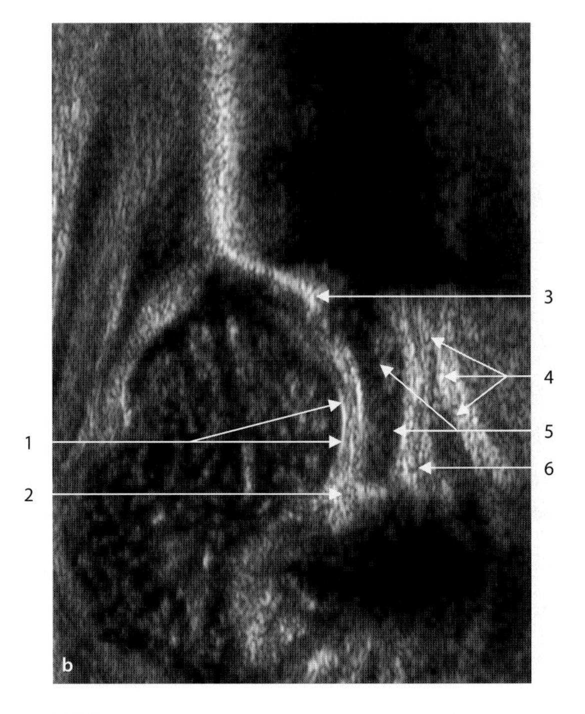

Abb. 1.13.8a, b. Neugeborenes, linkes Hüftgelenk
1 Ligamentum capitis femoris
2 Gewebe der Fossa acetabuli
3 Unterrand Os ilium
4 M. iliopsoas – inneres Perichondrium
5 Y-Fuge
6 Perichondrium der Y-Fuge

Anmerkung: Das Sonogramm ist etwas verkippt, um die tiefen Strukturen der Fossa acetabuli zu demonstrieren.

1.14 Systematische anatomische Identifizierung

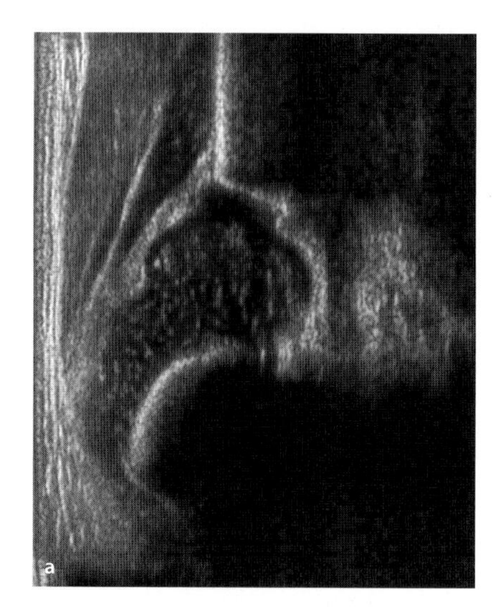

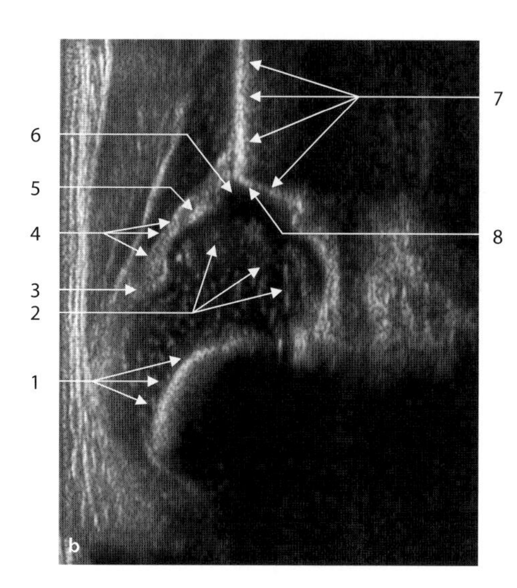

Abb. 1.14.1a, b. 1 Tag, linkes Hüftgelenk
1 Knorpel-Knochen-Grenze
2 Hüftkopf
3 Umschlagfalte
4 Gelenkkapsel
5 Labrum
6 Knorpel } = Standardreihe
7 Knochen
8 Umschlagpunkt

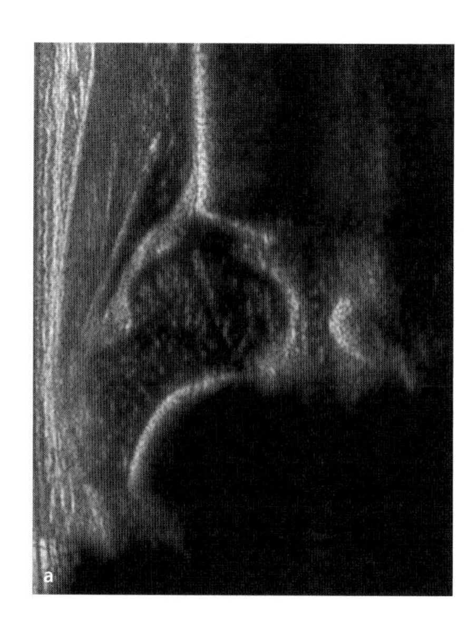

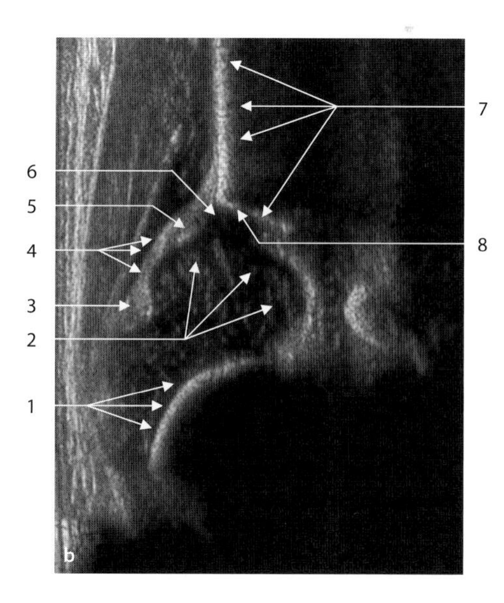

Abb. 1.14.2a, b. 1 Tag, rechtes Hüftgelenk. Systematische anatomische Identifizierung (»step by step«)!
1 Knorpel-Knochen-Grenze
2 Hüftkopf
3 Umschlagfalte
4 Gelenkkapsel
5 Labrum
6 Knorpel } = Standardreihe
7 Knochen
8 Umschlagpunkt

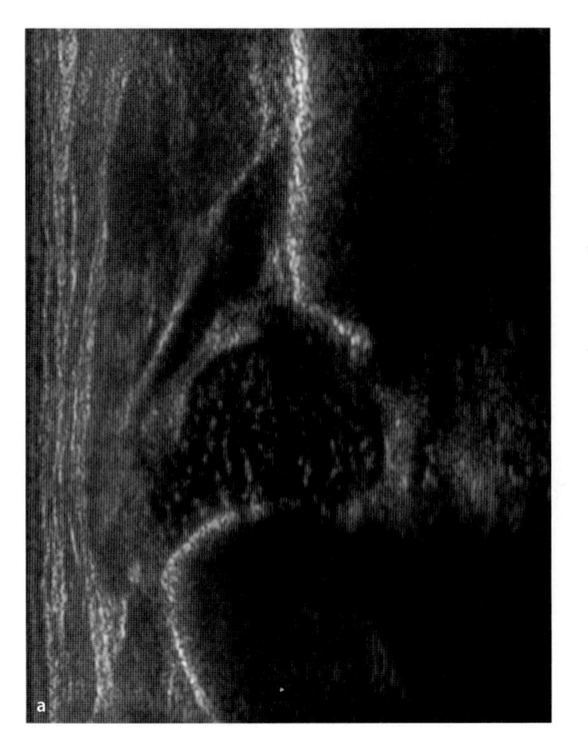

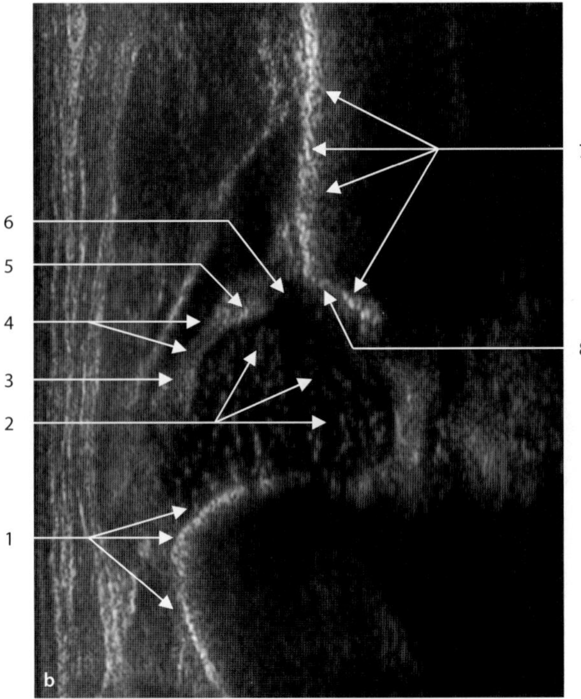

Abb. 1.14.3a, b. Neugeborenes, rechtes Hüftgelenk. Systematische anatomische Identifizierung (»step by step«)!
1 Knorpel-Knochen-Grenze
2 Hüftkopf
3 Umschlagfalte
4 Gelenkkapsel
5 Labrum
6 Knorpel } = Standardreihe
7 Knochen
8 Umschlagpunkt

Brauchbarkeitsprüfung

Vorbemerkungen

1. Skizzen und anatomische Schnitte sollen Sie mit den Möglichkeiten der sonographischen Schnittführung im Säuglingshüftgelenk vertraut machen.
2. Verschiedene Schnittführungen führen bei ein- und demselben Gelenk zu völlig differenten Sonogrammen mit möglichen konsekutiven Fehldiagnosen.
3. Um die Reproduzierbarkeit zu gewährleisten, muss ein Standardschnitt, der topographisch punktgenau zugeordnet ist, definiert werden:
   - Der Schnitt muss durch die Mitte des Acetabulums gelegt werden. Dies ist am Echo des Unterrandes des Os ilium in der Fossa acetabuli erkennbar (»Unterrand«).
   - Der Schnitt muss durch die Mitte des Pfannendachbereiches gelegt sein: Dies ist erkennbar an der gestreckten Iliumkontur (»Schnitt«).
   - Vermeidung von »Türflügelschnitten«: Das Labrum muss sichtbar sein (»Labrum«).

! Credo der Hüftsonographie (Checkliste II):
1) Unterrand (des Os ilium)
2) Schnitt (mittlerer Pfannendachbereich)
3) Labrum

Wichtiger Hinweis

1. Die anatomische Identifizierung (Checkliste I) muss immer vor der Brauchbarkeitsprüfung (Checkliste II) durchgeführt werden.
2. »Unterrand«, »Schnitt« und »Labrum« müssen immer korrekt dargestellt sein, ansonsten darf das Sonogramm nicht verwertet werden.
3. Ausnahme: Bei dezentrierten Gelenken kann der Unterrand fehlen bzw. ein dorsaler Schnitt vorliegen. Der Hüftkopf verlässt im Luxationsprozess die Standardebene und luxiert nach dorsal-kranial.

Motto: »Besser heute schallen als morgen hinken«

2.1 Unterrand Os ilium

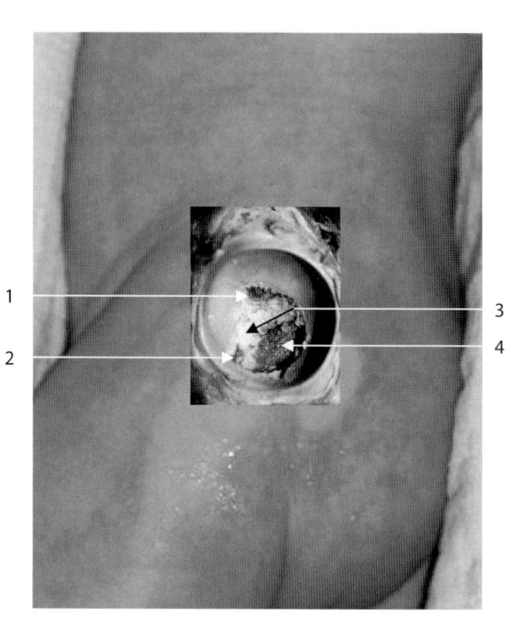

Abb. 2.1.1. Linkes Acetabulum in Aufsicht
1 Unterrand Os ilium
2 Os pubis
3 Y-Fuge
4 Os ischii

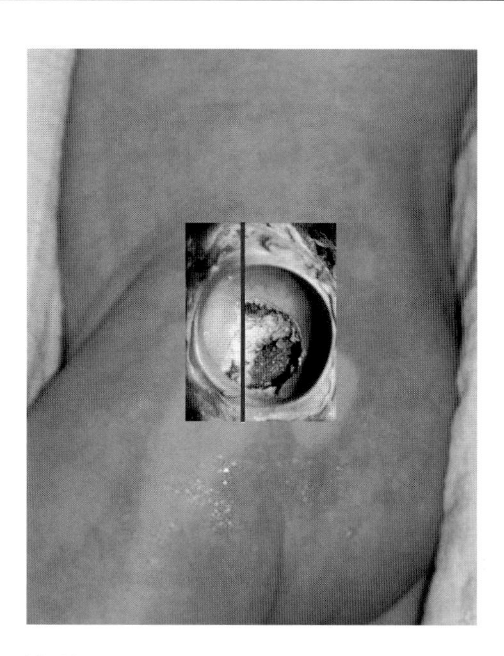

Abb. 2.1.2. Der Schnitt schneidet das Pfannendach im Frontalschnitt, trifft den absteigenden Schenkel der Y-Fuge und geht durch den Unterrand des Os ilium

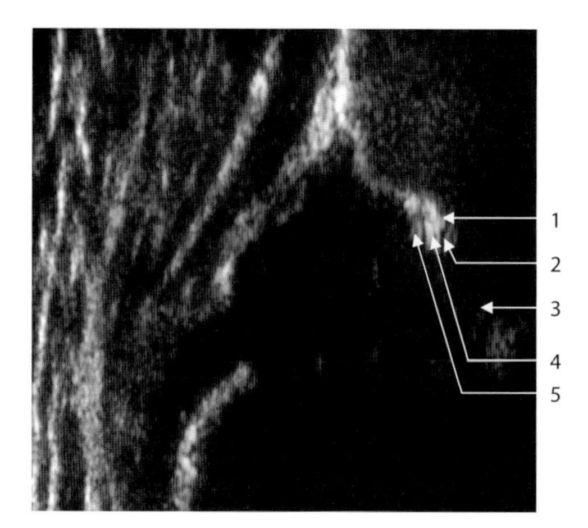

Abb. 2.1.3. 4 Wochen, rechtes Hüftgelenk. Das Sonogramm entspricht dem Schnitt in Abb. 2.1.2
1 Unterrand Os ilium
2 Sinusoide (Y-Fuge)
3 Y-Fuge
4 schwache Echos entsprechend dem Gewebe der Fossa acetabuli
5 Einstrahlung des Ligamentum capitis femoris in die Fovea

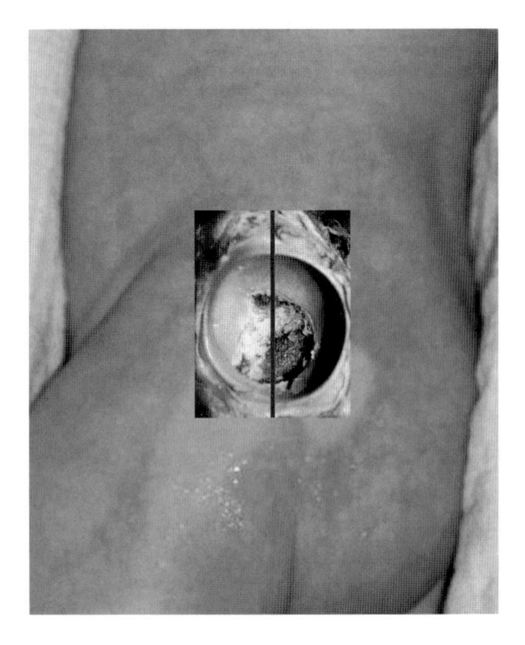

Abb. 2.1.4. Der Schnitt ist ca. 1 mm weiter dorsal als der Schnitt in Abb. 2.1.2. und trifft im kaudalen Anteil auf das Os ischiadicum

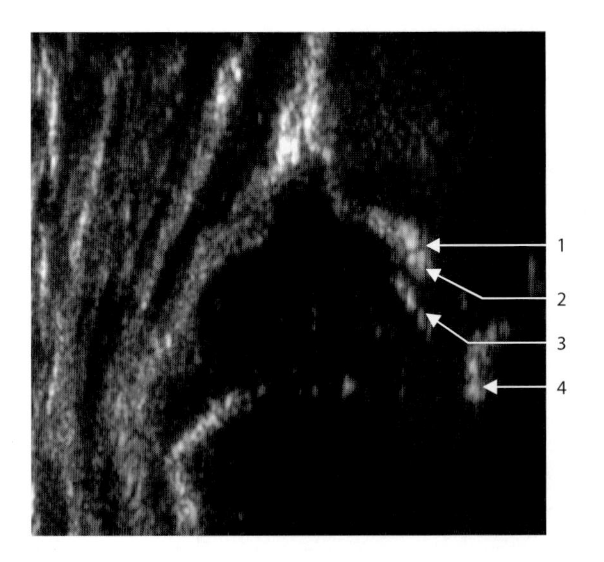

Abb. 2.1.5. Sonogramm entsprechend dem Schnitt in Abb. 2.1.4
1 Unterrand Os ilium
2 Sinusoide (Y-Fuge)
3 Ligamentum capitis femoris
4 Os ischii

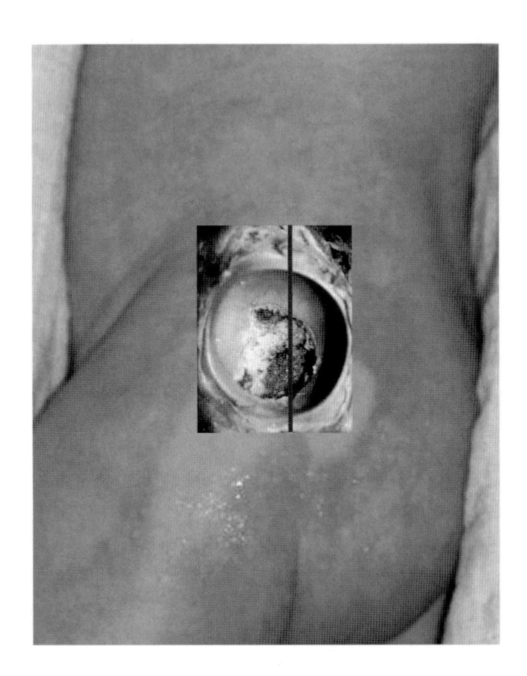

Abb. 2.1.6. Der Schnitt geht noch weiter dorsal als zuvor durch das Acetabulum und trifft dadurch nicht mehr den Unterrand vom Os ilium

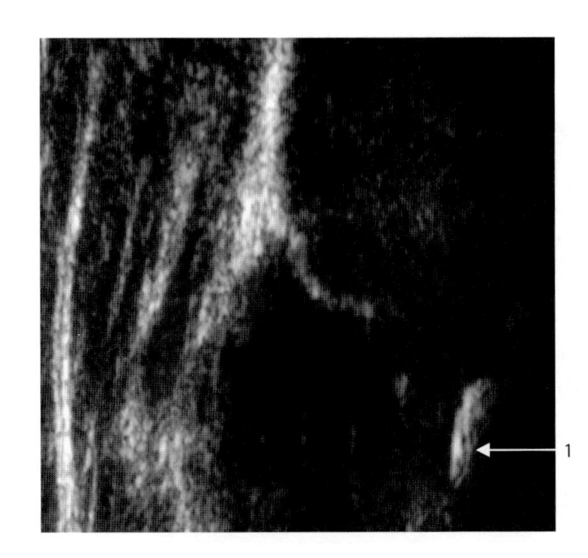

Abb. 2.1.7. Sonogramm entsprechend Abb. 2.1.6. Dieses Bild entspricht nicht den Anforderungskriterien der Standardebene, da der Unterrand vom Os ilium fehlt, obwohl der Schnitt am Pfannendach gerade noch durch den mittleren Bereich geht
1 Os ischii

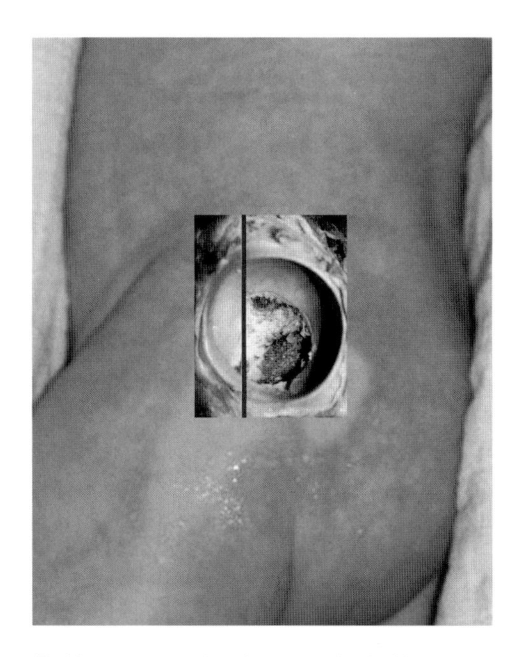

■ **Abb. 2.1.8.** Der Schnitt liegt ventral (vgl. Abb. 2.1.2/4/6) und schneidet daher nicht den Unterrand vom Os ilium, trifft aber im kaudalen Bereich auf das Os pubis

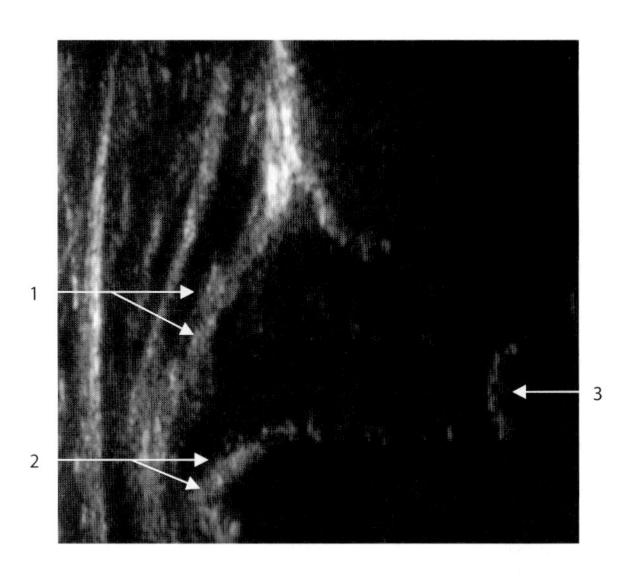

■ **Abb. 2.1.9.** Sonogramm entsprechend dem Schnitt in Abb. 2.1.8. Der Unterrand des Os ilium ist nicht sichtbar, eine Diagnosestellung entsprechend der Standardebene daher unmöglich
1 Gelenkkapsel
2 Knorpel-Knochen-Grenze
3 Os pubis

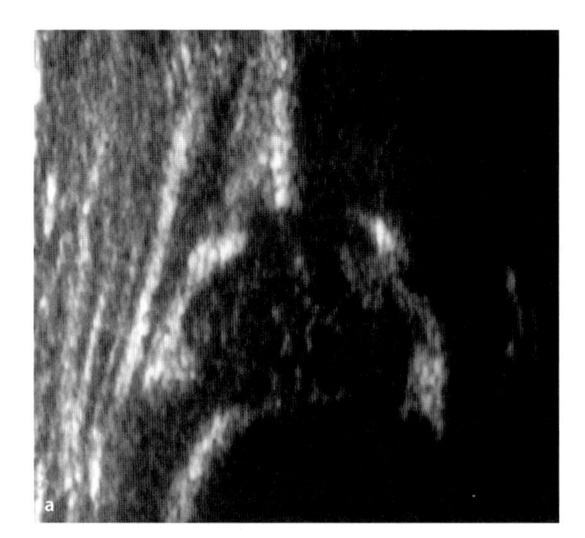

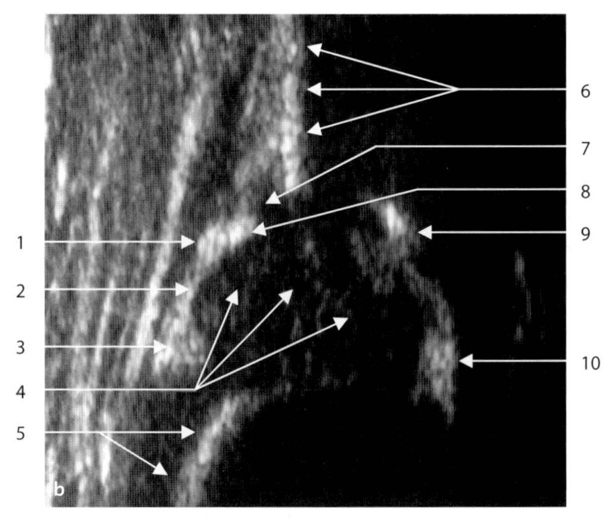

■ **Abb. 2.1.10a, b.** 4 Monate, linkes Hüftgelenk, Standardebene Sonogramm, welches den Brauchbarkeitskriterien entspricht
1 Ligamentum ischiofemorale
2 Gelenkkapsel
3 Umschlagfalte der Gelenkkapsel
4 Hüftkopf
5 Knorpel-Knochen-Grenze
6 korrekte Schnittebene
7 hyalin präformiertes Pfannendach
8 Labrum acetabulare
9 Unterrand Os ilium
10 Gewebe der Fossa acetabuli

2.2 Schnittebene

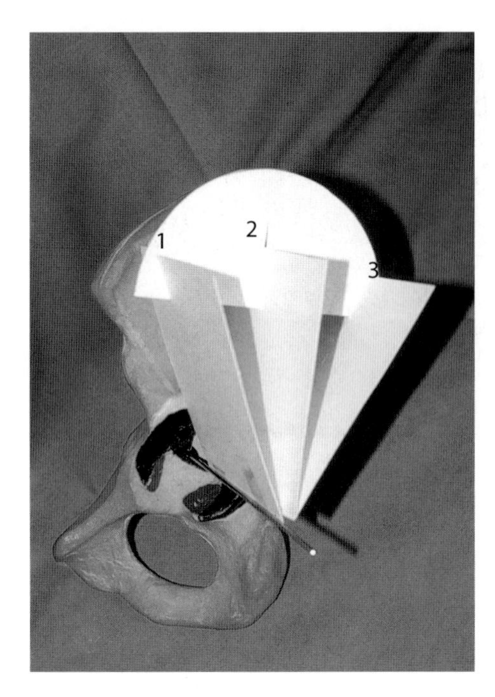

◘ **Abb. 2.2.1.** Der Unterrand des Os ilium wurde mit einem Metallstift, die Drehachse symbolisierend, markiert
1 ventrale Schnittebene
2 mittlere Schnittebene
3 dorsale Schnittebene

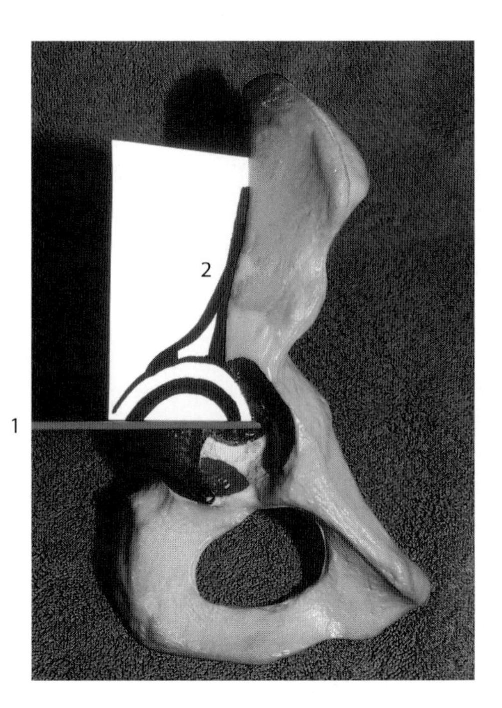

◘ **Abb. 2.2.2.** Nach Fixierung des Unterrandes des Os ilium wird der mittlere Pfannendachbereich eingestellt
1 Unterrand des Os ilium als Drehachse
2 Schnitt durch den mittleren Pfannendachbereich

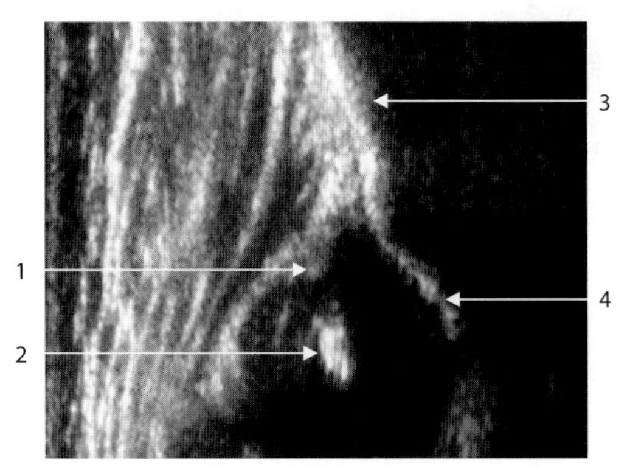

◘ **Abb. 2.2.3.** Sonogramm eines ventralen Schnittes entsprechend den Schnitten 1 in den Abb. 2.2.1 und 2.2.5
1 Labrum acetabulare
2 Hüftkopfkern
3 Os ilium ventral angeschnitten
4 Unterrand Os ilium

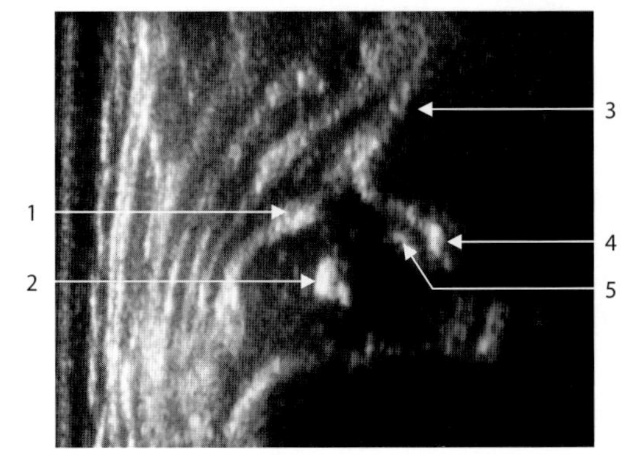

◘ **Abb. 2.2.4.** Sonogramm eines dorsalen Schnittes entsprechend den Schnitten 3 in den Abb. 2.2.1 und 2.2.5
1 Labrum acetabulare
2 Hüftkopfkern
3 Os ilium dorsal angeschnitten
4 Unterrand Os ilium
5 Ligamentum capitis femoris

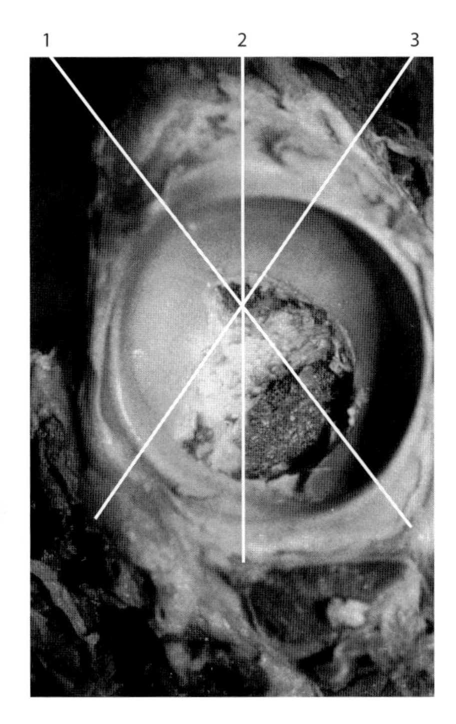

■ **Abb. 2.2.5.** Linkes Acetabulum in Aufsicht mit 3 Schnittebenen. Die Drehachse ist der Unterrand des Os ilium
1 ventraler Schnitt
2 mittlerer Schnitt
3 dorsaler Schnitt

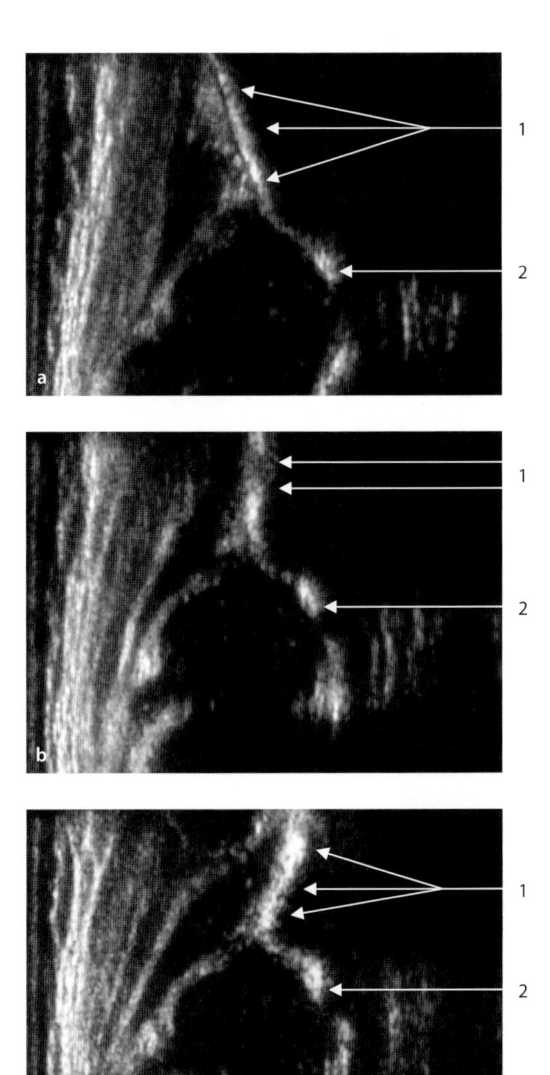

■ **Abb. 2.2.6a–c.** Dasselbe Hüftgelenk, in verschiedenen Schnittebenen am Pfannendach angeschnitten:

a Ventraler Schnitt (entsprechend 1 in den Abb. 2.2.1 und 2.2.5): Die Darmbeinsilhouette neigt sich bei anatomischer Projektion nach links zum Schallkopf (1). Der Unterrand des Os ilium ist als Drehachse klar dargestellt (2)

b Mittlerer Schnitt (s. 2 in den Abb. 2.2.1 und 2.2.5): Die Darmbeinsilhouette verläuft gestreckt (1)
2 Unterrand des Os ilium als Drehachse

c Dorsaler Schnitt (3 in den Abb. 2.2.1 und 2.2.5): Die Darmbeinsilhouette erscheint konkav als Kennzeichen der Fossa glutealis (1)
2 Unterrand des Os ilium als Drehachse

2.3 Labrum acetabulare

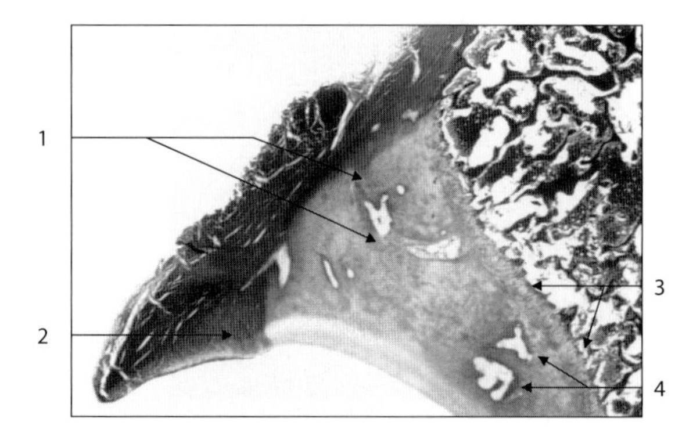

Abb. 2.3.1. Schnitt durch die knorpeligen Anteile eines rechten Pfannendaches
1 hyalin-knorpelig präformiertes Pfannendach
2 Labrum acetabulare
3 knöcherne Pfanne
4 Sinusoide

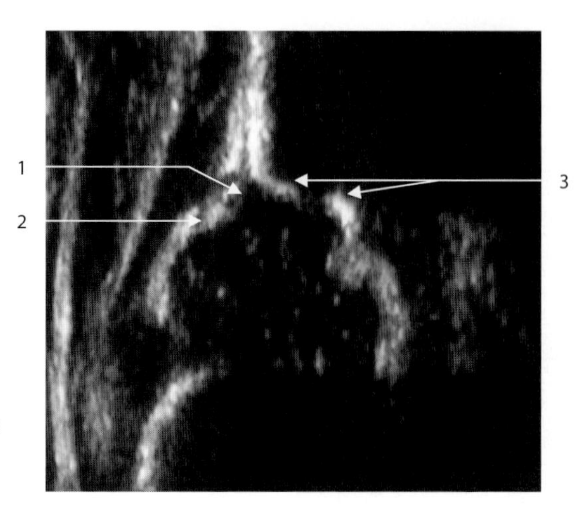

Abb. 2.3.2. 6 Wochen, rechtes Hüftgelenk
1 hyalin präformiertes Pfannendach
2 Labrum acetabulare
3 knöcherne Pfanne
Brauchbarkeitsprüfung: Unterrand des Os ilium: vorhanden. Schnittebene: korrekt. Labrum: sichtbar

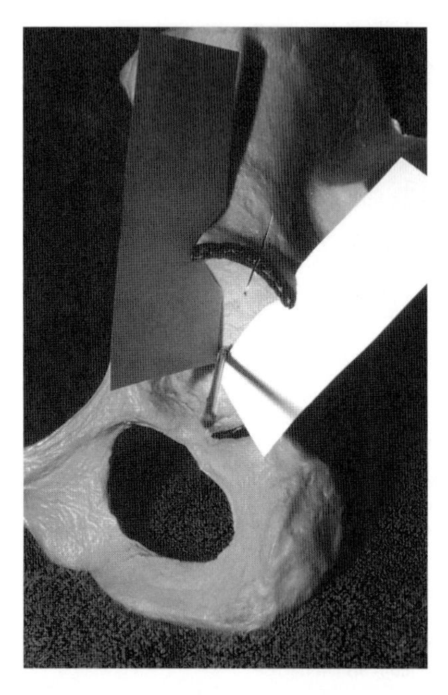

Abb. 2.3.3. Schematische Darstellung der schrägen Anschallung eines linken Acetabulums (»Türflügelschnitt«)

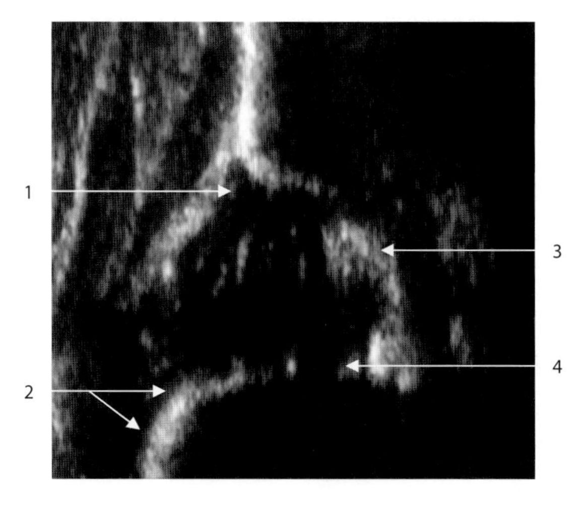

Abb. 2.3.4. Bei diesem Sonogramm kann das Labrum acetabulare durch die schräge Anschallung nicht mehr dargestellt werden. Außerdem fehlt am Bild der Unterrand vom Os ilium
1 hyalin präformiertes Pfannendach
2 Knorpel-Knochen-Grenze
3 Gewebe der Fossa acetabuli
4 Ligamentum transversum
Das Sonogramm ist unbrauchbar

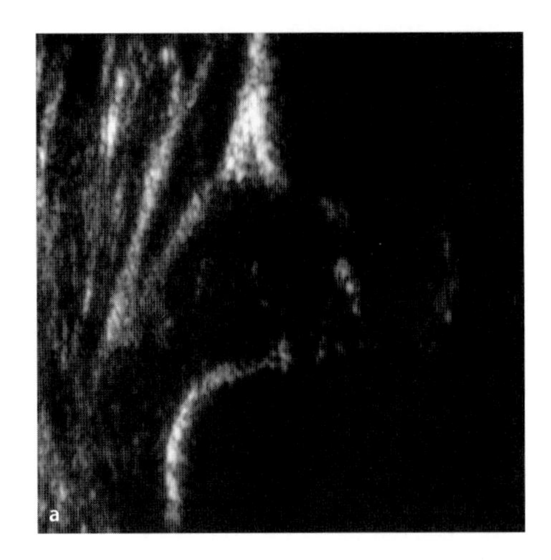

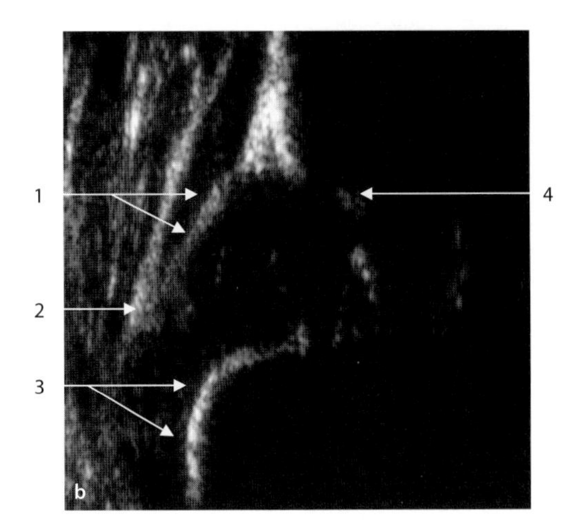

■ **Abb. 2.3.5a, b.** 6 Wochen, rechtes Hüftgelenk. Bei diesem Sonogramm ist die Brauchbarkeit nicht erfüllt. Der Unterrand (4) ist nur als ganz schwaches Echo und mit viel Phantasie sichtbar, das Labrum acetabulare fehlt überhaupt (vgl. dazu korrektes Sonogramm in Abb. 2.3.8a, b)

1 Gelenkkapsel
2 Umschlagfalte
3 Knorpel-Knochen-Grenze

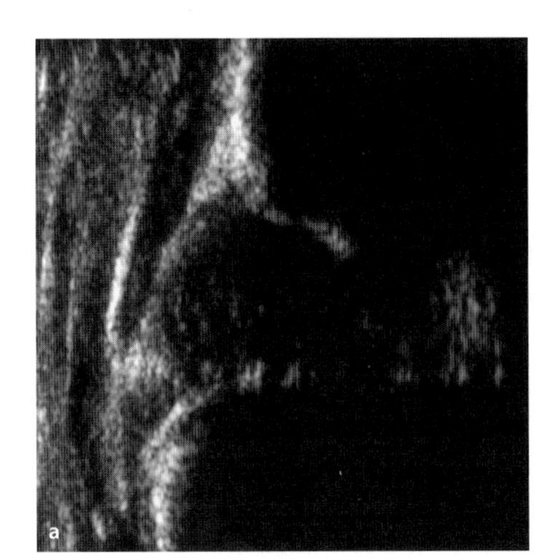

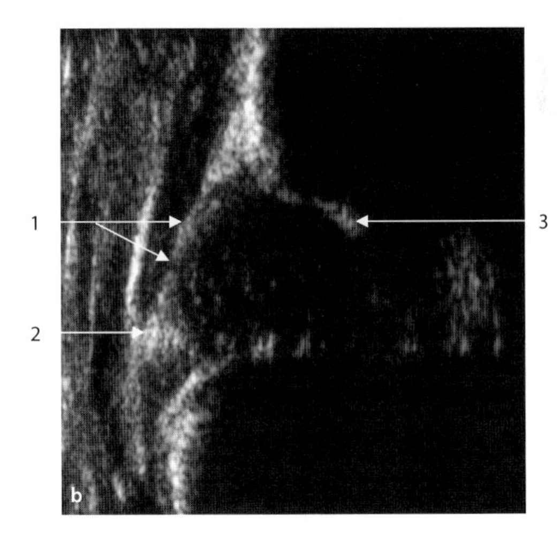

■ **Abb. 2.3.6a, b.** 6 Wochen, rechtes Hüftgelenk. Brauchbarkeitsprüfung: Unterrand: sichtbar. Schnittebene: problematisch: breiter unscharfer Übergang proximales Perichondrium zu Os ilium (Kippfehler?). Labrum: fehlt. Sonogramm unbrauchbar (dasselbe Hüftgelenk wie in Abb. 2.3.8a, b)

1 Gelenkkapsel
2 Umschlagfalte
3 Unterrand Os ilium

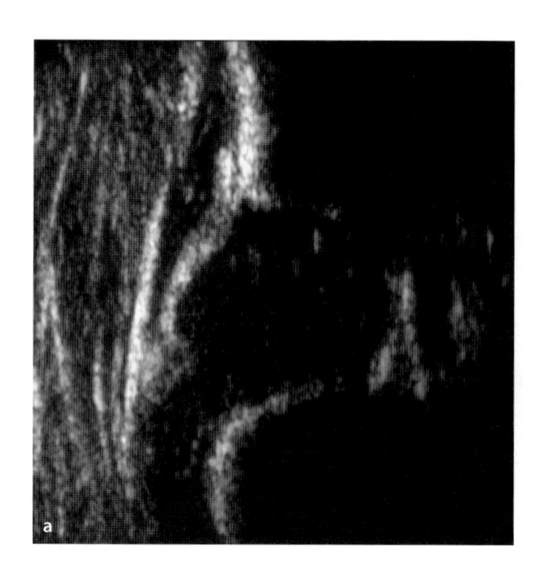

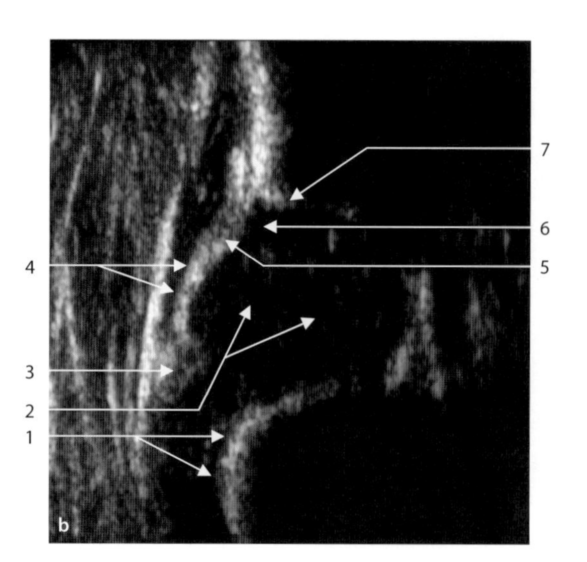

Abb. 2.3.7a, b. 6 Wochen, rechtes Hüftgelenk – anatomische Identifizierung in der richtigen Reihenfolge:
1 Knorpel-Knochen-Grenze
2 Hüftkopf
3 Umschlagfalte
4 Gelenkkapsel
5 Labrum (nicht mehr eindeutig zu identifizieren)
6 Knorpel
7 Knochen
Brauchbarkeitsprüfung: Unterrand: fehlt bei zentrierter Hüfte, daher ist das Sonogramm unbrauchbar (dieselbe Hüfte wie in Abb. 2.3.8a, b)

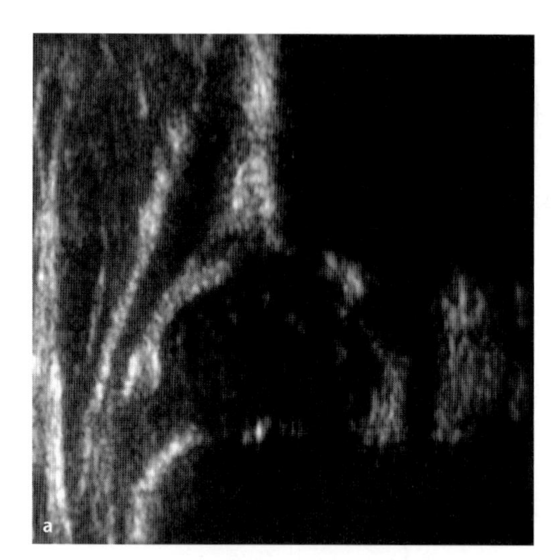

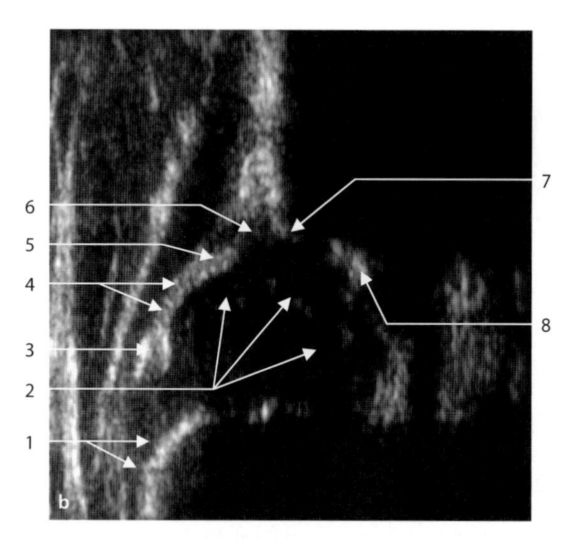

Abb. 2.3.8a, b. 6 Wochen, rechtes Hüftgelenk
1.) Anatomische Identifizierung:
1 Knorpel-Knochen-Grenze
2 Hüftkopf
3 Umschlagfalte
4 Gelenkkapsel
5 Labrum
6 Knorpel
7 knöcherne Pfanne mit Umschlagpunkt
8 Unterrand Os ilium
2.) Brauchbarkeitsprüfung: Unterrand (8), Schnitt, Labrum. Das Sonogramm erfüllt den Standard und kann zur Diagnosestellung verwendet werden

2.4 Ausnahmen

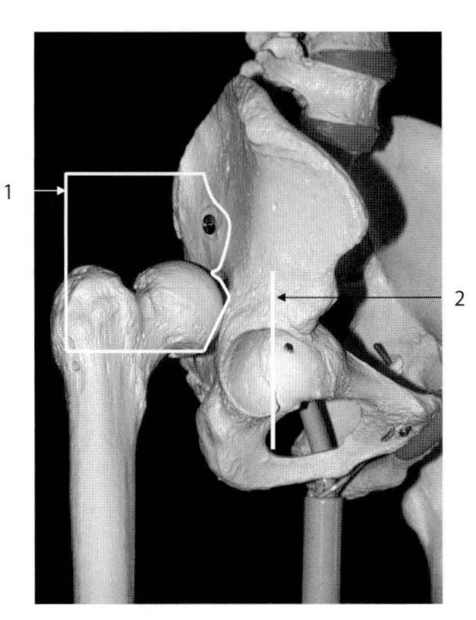

■ **Abb. 2.4.1.** Darstellung einer luxierten Hüfte am Skelett. Der Hüftkopf hat die Pfanne nach dorsokranial verlassen (1) und steht in der Fossa glutealis. In der Frontalebene (2), durch das mittlere Pfannendach, kann kein Hüftkopf dargestellt werden

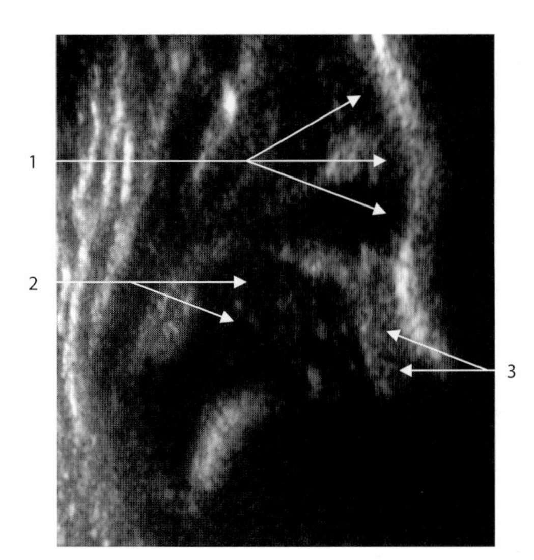

■ **Abb. 2.4.2.** Sonogramm eines dezentrierten Hüftgelenkes (Typ IV). Der Hüftkopf (2) ist nach dorsokranial luxiert. Die muldenfömige Darmeinsilhouette (1) kennzeichnet den dorsalen Schnitt. Der Unterrand vom Os ilium kann nicht mehr identifiziert werden, da der Hüftkopf weit aus der Standardebene dezentriert ist. Nach kaudal verdrängter Pfannendachknorpel (3)

2.5 3 Landmarks (Unterrand, Schnitt, Labrum)

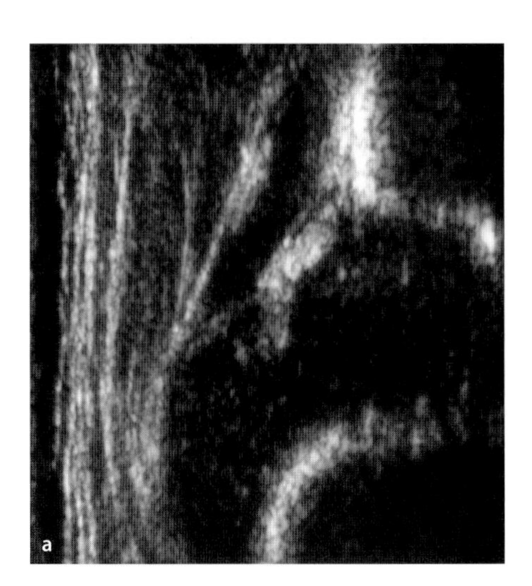

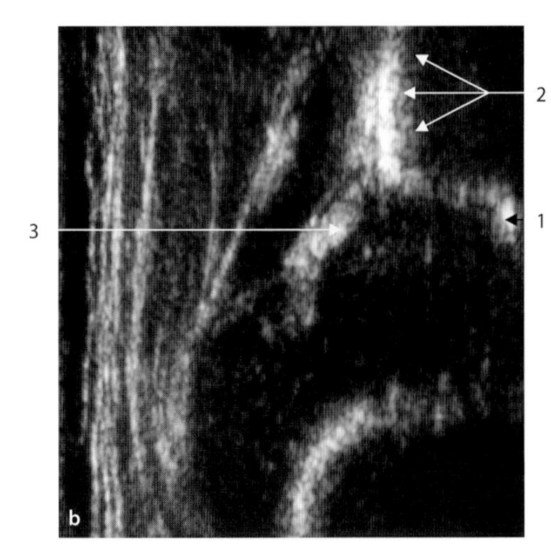

■ **Abb. 2.5.1a, b.** 4 Monate, rechtes Hüftgelenk
Brauchbarkeitsprüfung: korrektes Hüftsonogramm:

1 Unterrand Os ilium
2 korrekte Schnitteben (gestreckter Verlauf)
3 Labrum acetabulare

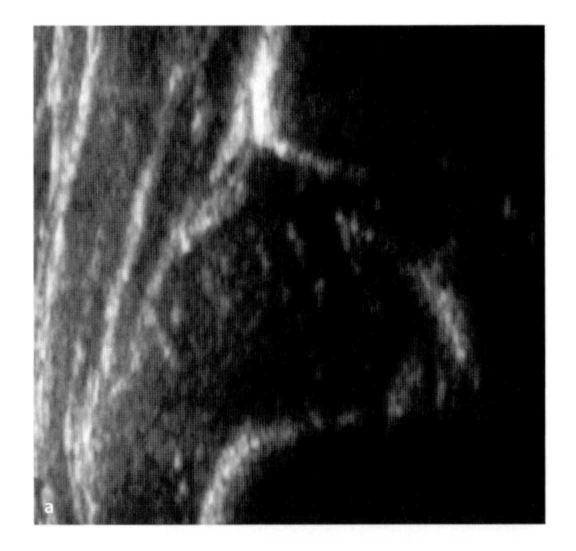

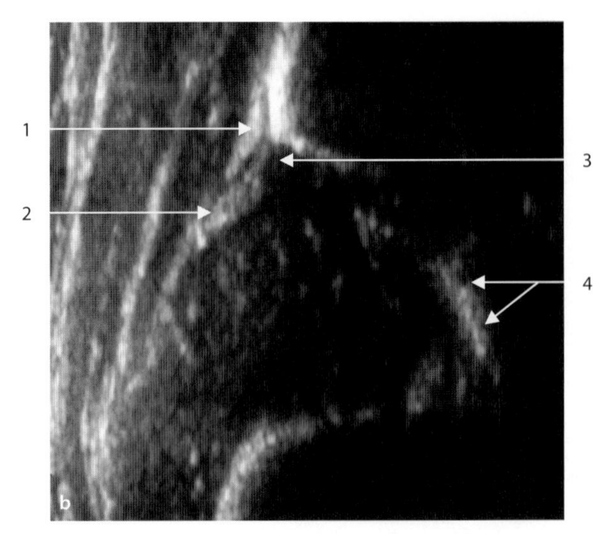

Abb. 2.5.2a, b. 6 Wochen, linkes Hüftgelenk. Das Bild ist unbrauchbar da der Unterrand von Os ilium fehlt. Die Hüfte ist zwar zentriert, jedoch ist eine Diagnosestellung nicht möglich

1 Rektussehne
2 Labrum acetabulare
3 knorpeliges Pfannendach
4 Gewebe der Fossa acetabuli

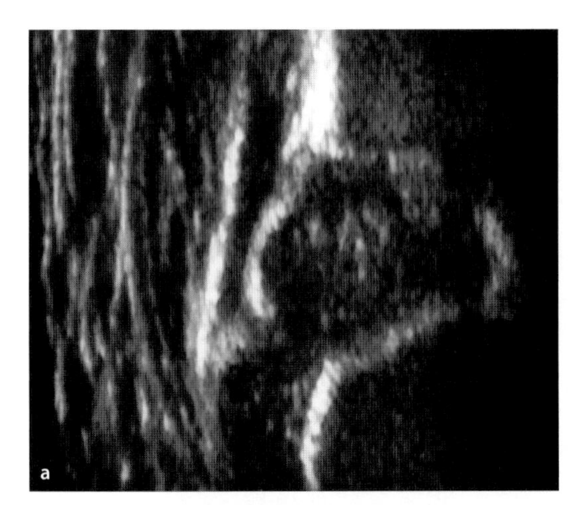

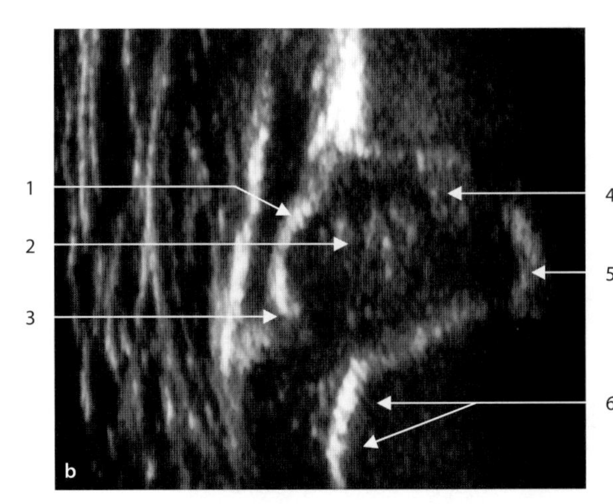

Abb. 2.5.3a, b. 10 Wochen, rechtes Hüftgelenk
Brauchbarkeitsprüfung nicht erfüllt. Es fehlt der Unterrand vom Os ilium und das Labrum acetabulare

1 Ligamentum ischiofemorale
2 Sinusoide im Hüftkopf
3 Umschlagfalte der Gelenkkapsel
4 schwache Echos vom Ligamentum capitis femoris
5 Gewebe der Fossa acetabuli
6 Knorpel-Knochen-Grenze

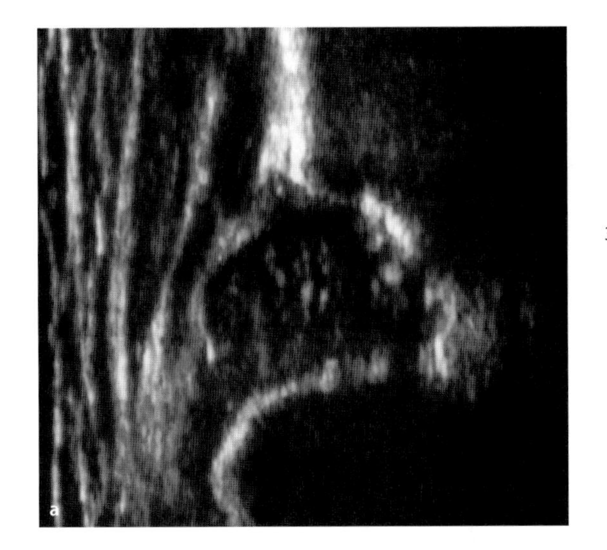

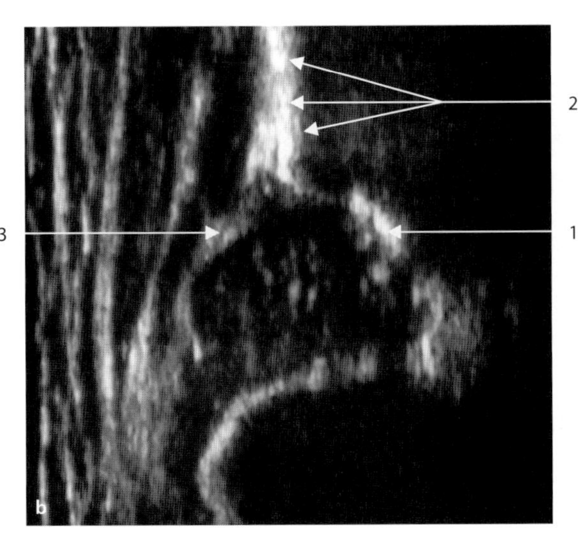

Abb. 2.5.4a, b. 10 Wochen, rechtes Hüftgelenk (dasselbe Hüftgelenk wie in Abb. 2.5.3a, b). Dieses Sonogramm entspricht den Anforderungen: Die Brauchbarkeit mit Unterrand (1), Schnittebene (2) und Labrum (3) sind erfüllt.

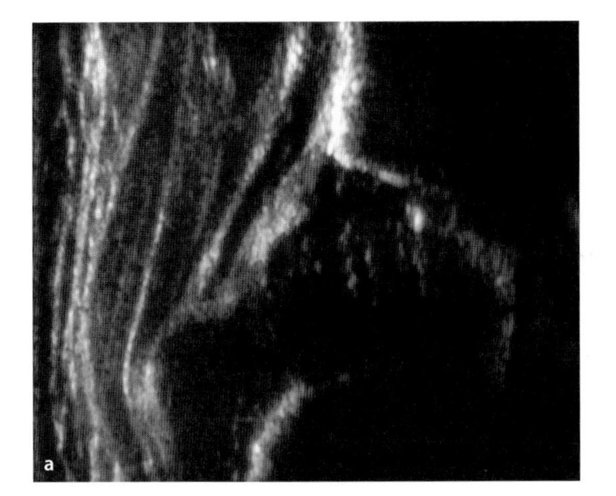

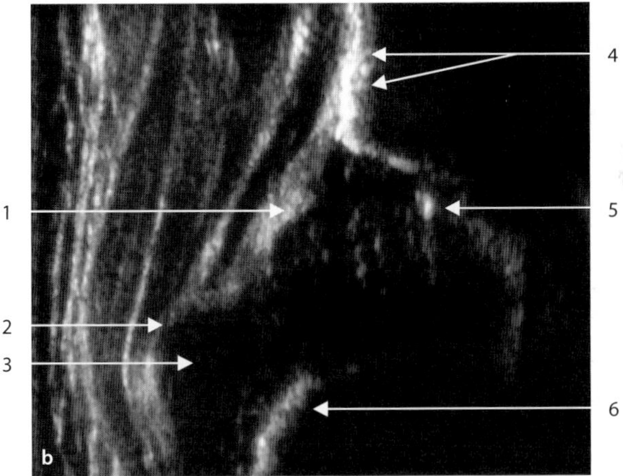

Abb. 2.5.5a, b. 11 Wochen, linkes Hüftgelenk. Obwohl Schnittebene (4) und Labrum acetabulare (1) korrekt sind, darf man das Sonogramm zur Diagnosestellung nicht verwenden, denn es fehlt der Unterrand des Os ilium

2 Perichondrium des hyalin präformierten Trochanter major
3 hyalin präformierter Trochanter major
5 Ligamentum capitis femoris
6 Knorpel-Knochen-Grenze

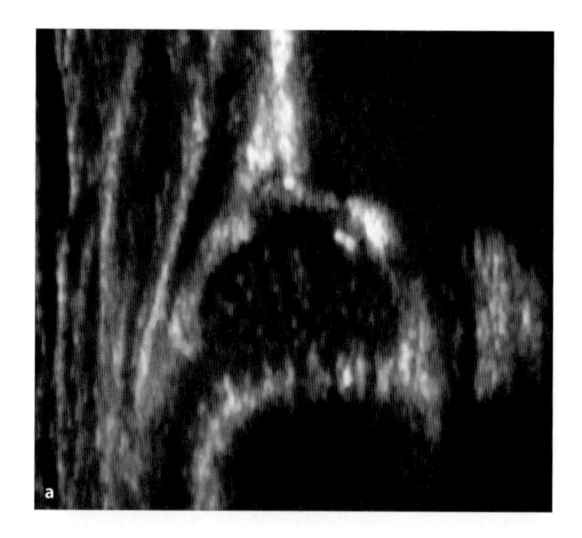

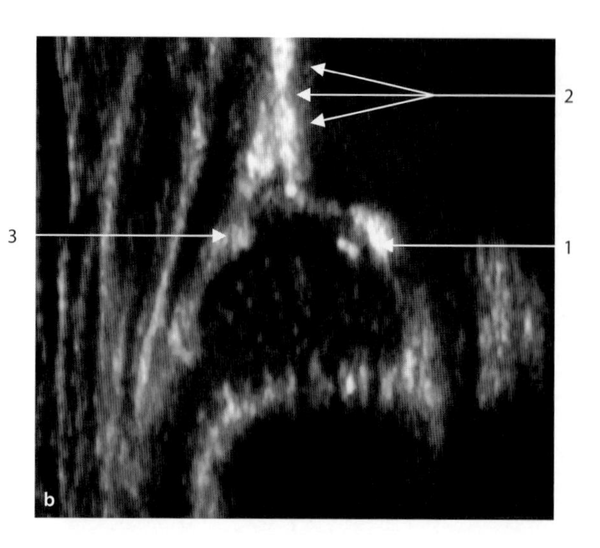

Abb. 2.5.6a, b. 11 Wochen, linkes Hüftgelenk. Korrektes Vorgehen nicht vergessen: Zuerst anatomische Identifizierung, dann die Brauchbarkeitsprüfung (vor der Beschreibung noch Kippfehler checken). Dasselbe Hüftgelenk wie in Abb. 2.5.5a, b). Brauchbarkeitskriterien (Unterrand, Schnitt, Labrum) sind erfüllt, dieses Sonogramm darf zur Diagnosestellung verwendet werden (»Kippfehlercheck« nicht vergessen!)
1 Unterrand Os ilium
2 Schnittebene (mittleres Pfannendach)
3 Labrum acetabulare

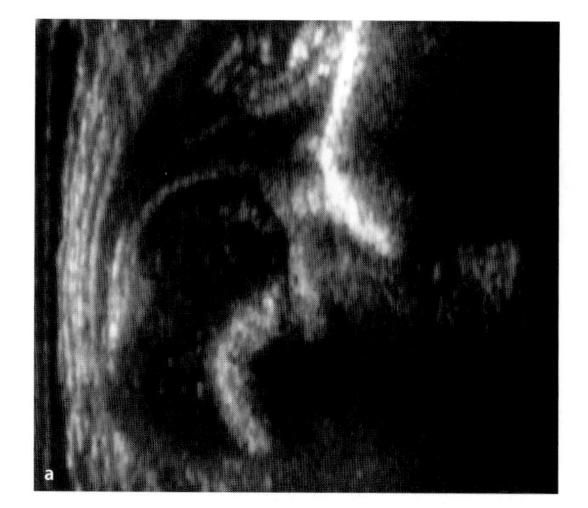

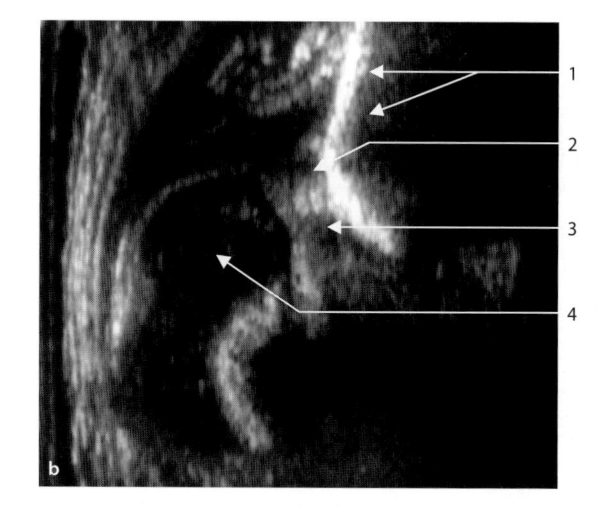

Abb. 2.5.7a, b. 5 Wochen, rechtes Hüftgelenk. Zuerst anatomische Identifizierung, dann Brauchbarkeitsprüfung. Dieses Hüftsonogramm darf zur Diagnosestellung verwendet werden, da bei der anatomischen Identifizierung gesehen wurde, dass der Hüftkopf nach dorsalkranial luxiert ist
1 konkave Darmbeinsilhouette (dorsaler Schnitt)
2 muldenförmiges Perichondrium
3 nach mediokaudal verdrängtes Knorpeldach
4 Hüftkopf

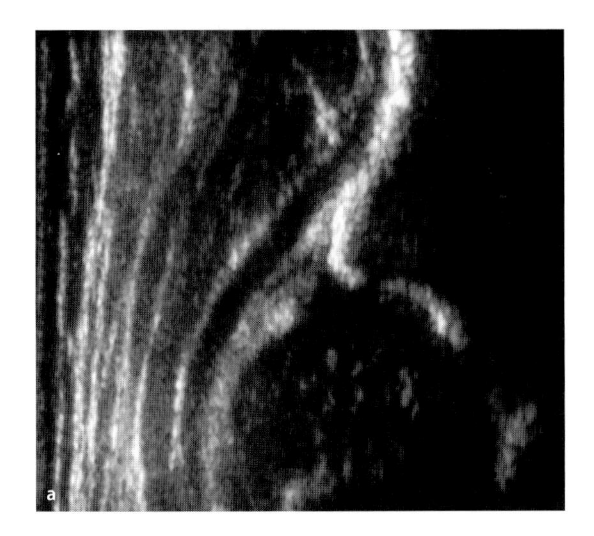

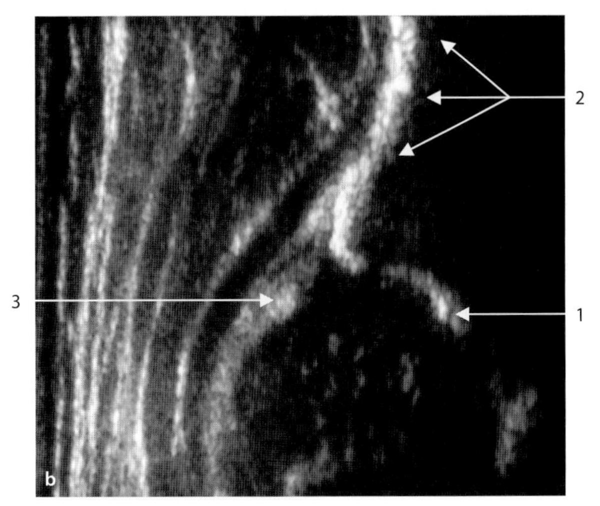

Abb. 2.5.8a, b. 4 Monate, linkes Hüftgelenk

1.) Anatomische Identifizierung

1 Unterrand Os ilium

2 Schnittebene (Konkavität der Fossa glutealis)

3 Labrum acetabulare

2.) Brauchbarkeitsprüfung: nicht erfüllt. Die Schnittebene ist zuweit dorsal. Das Sonogramm darf nicht befundet werden

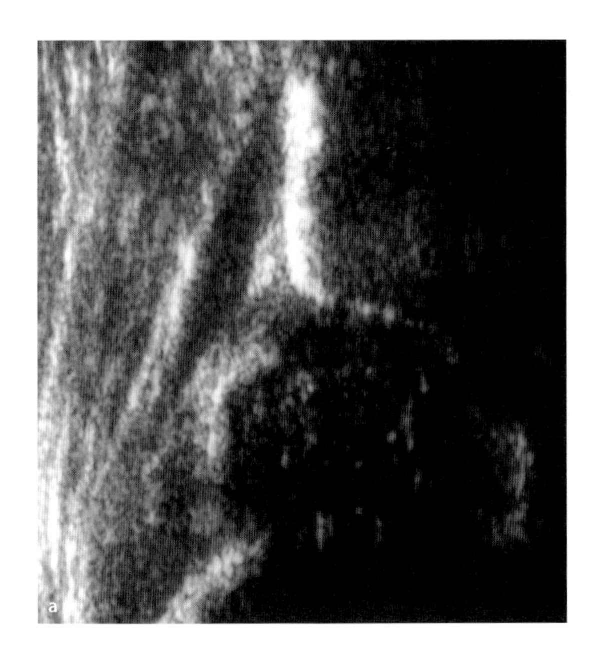

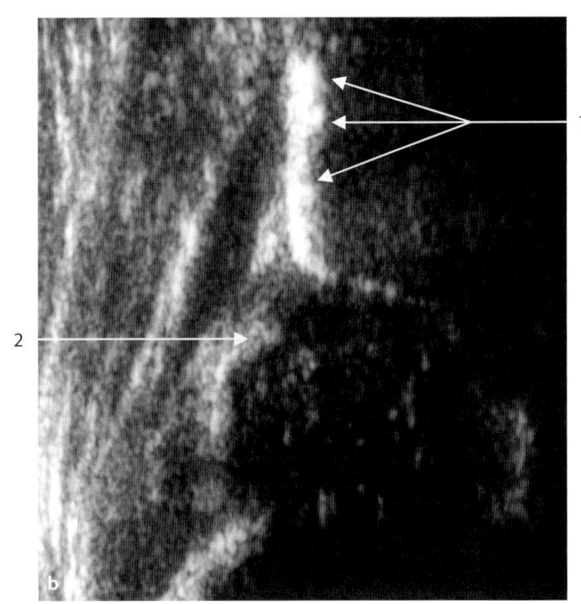

Abb. 2.5.9a, b. 10 Wochen, linkes Hüftgelenk

1.) Anatomische Identifizierung: Knorpel-Knochen-Grenze etc.

1 Schnittebene

2 Labrum acetabulare

2.) Brauchbarkeitsprüfung: Unterrand? Schnitt? Labrum? Das Sonogramm ist unbrauchbar, da der Unterrrand des Os ilium nicht sichtbar ist

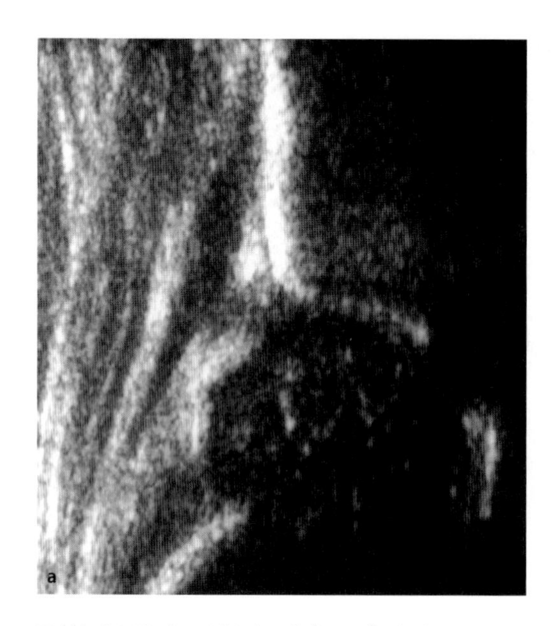

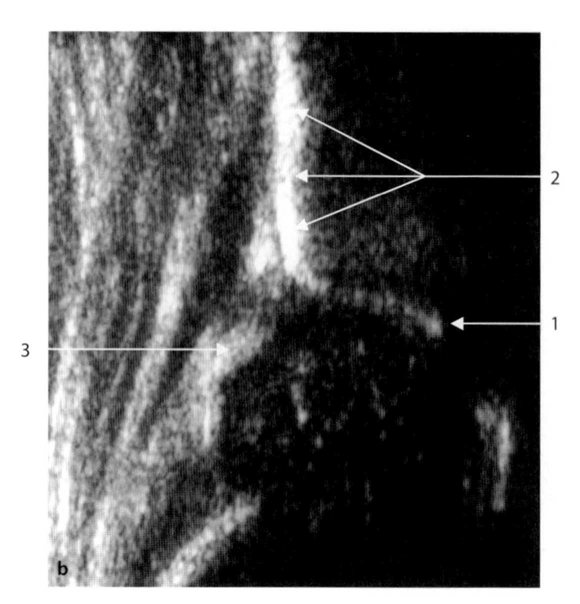

Abb. 2.5.10a, b. 10 Wochen, linkes Hüftgelenk
1.) Anatomische Identifizierung:
Knorpel-Knochen-Grenze
Hüftkopf
Umschlagfalte
Gelenkkapsel
Labrum, Knorpel, Knochen
Konkavität – Konvexität = Umschlagpunkt = Erker

2.) Brauchbarkeitsprüfung: Unterrand? Schnitt? Labrum? Dasselbe Hüftgelenk wie in Abb. 2.5.9a, b. Der Unterrand vom Os ilium (1) ist sichtbar, jedoch ist nun die Schnittebene (2) zu weit ventral. Solche Sonogramme dürfen nicht ausgewertet werden
3 Labrum acetabulare
Das Sonogramm ist nicht verwertbar!

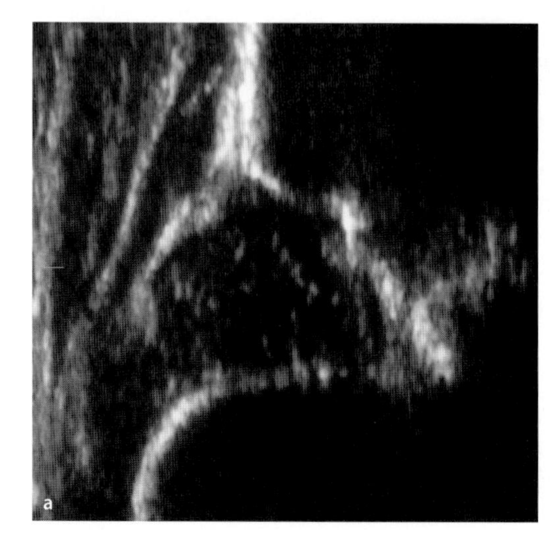

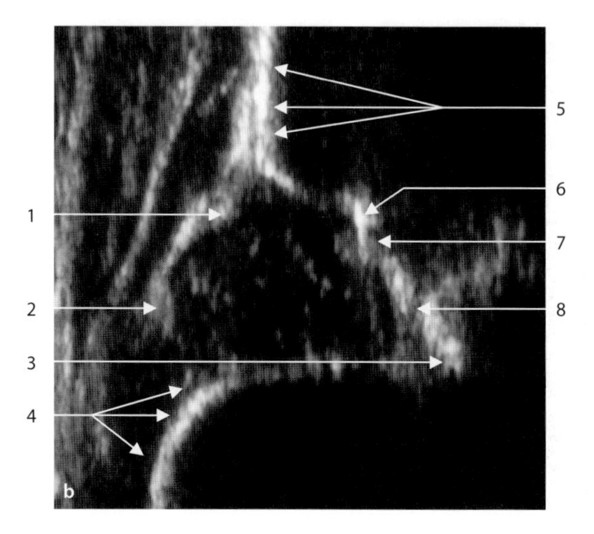

Abb. 2.5.11a, b. 3 Wochen, rechtes Hüftgelenk
1.) Anatomische Identifizierung
2.) Brauchbarkeitsprüfung: erfüllt. Das Sonogramm darf zur Diagnosestellung nach erfolgtem »Kippfehlercheck« verwendet werden
1 Labrum
2 Umschlagfalte
3 Os ischii
4 Knorpel-Knochen-Grenze mit Palisaden
5 Schnittebene (gestreckt nach oben verlaufend)
6 Unterrand Os ilium
7 Sinusoide (der Y-Fuge)
8 Gewebe der Fossa acetabuli

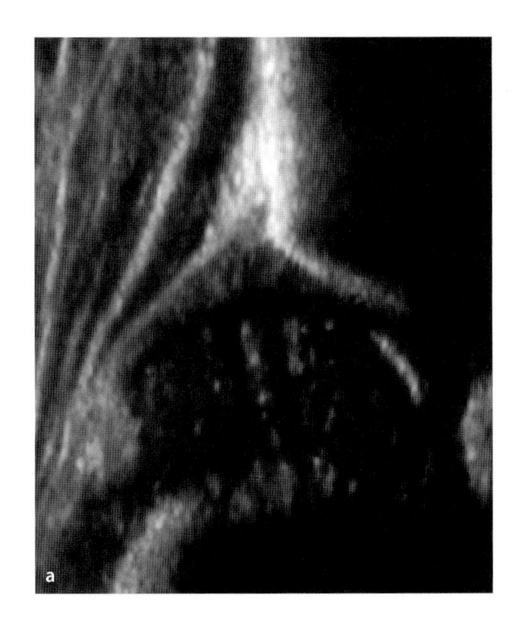

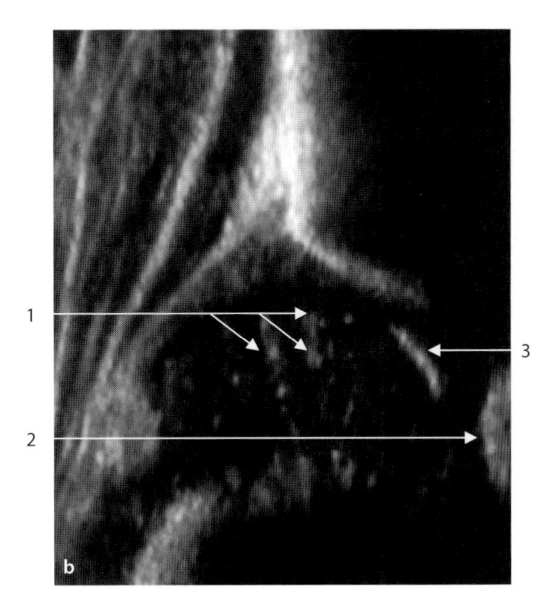

Abb. 2.5.12a, b. 4 Monate, linkes Hüftgelenk
1.) Anatomische Identifizierung
Knorpel-Knochen-Grenze
Hüftkopf
Umschlagfalte
Gelenkkapsel
Labrum, Knorpel, Knochen
Konkavität – Konvexität = Umschlagpunkt = Erker

2.) Brauchbarkeitsprüfung: Unterrand? Schnitt? Labrum? Unbrauchbares Sonogramm. Alle 3 Landmarks sind nicht korrekt dargestellt
1 Sinusoide im Hüftkopf
2 Os ischii
3 Ligamentum capitis femoris

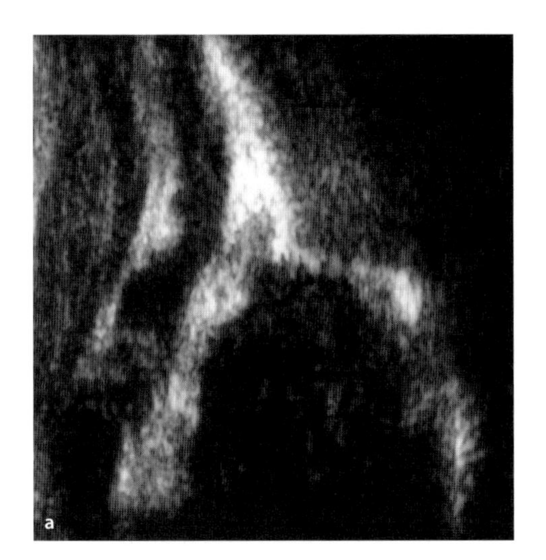

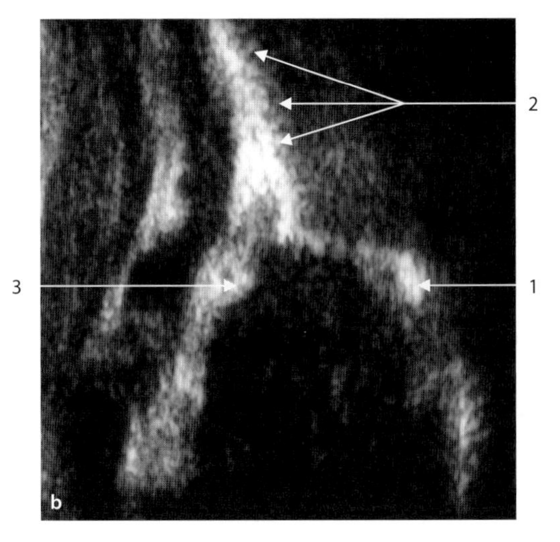

Abb. 2.5.13a, b. 6 Monate, linkes Hüftgelenk
1.) Anatomische Identifizierung
Knorpel-Knochen-Grenze nicht sichtbar, daher anatomische Identifizierung bereits fragwürdig!

2.) Brauchbarkeitsprüfung: Unterrand (1) abgebildet, Schnitt (2) zu weit ventral, Labrum (3) identifizierbar. Beurteilung: nicht möglich (Schnitt zu weit ventral)

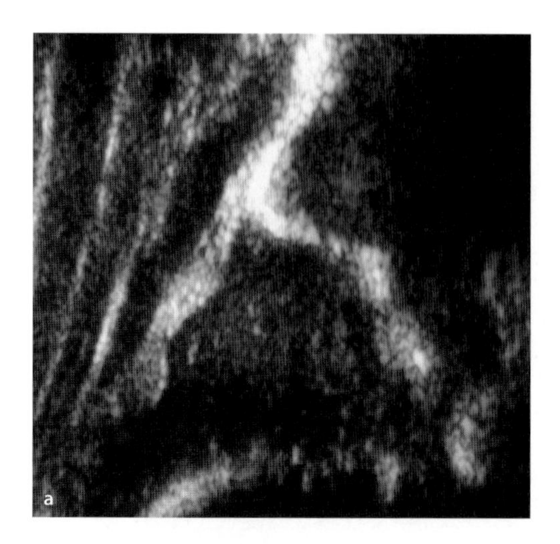

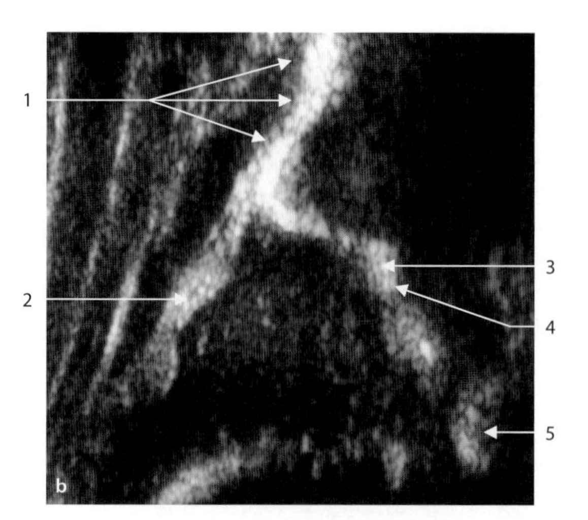

Abb. 2.5.14a, b. 6 Mon., linkes Hüftgelenk
1.) Anatomische Identifizierung
Knorpel-Knochen-Grenze
Hüftkopf
Umschlagfalte
Gelenkkapsel
Labrum, Knorpel, Knochen
Konkavität – Konvexität = Umschlagpunkt = Erker

2.) Brauchbarkeitsprüfung: Unterrand (3) dargestellt, Schnitt (1) dorsal, Labrum (2) identifizierbar. Beurteilung: nicht möglich. Dasselbe Hüftgelenk wie in Abb. 2.5.13a, b. Der Schnitt liegt nun zu weit dorsal, daher erfüllt auch dieses Sonogramm nicht die Anforderungen.
1 dorsale Schnittebene (Konkavität der Fossa glutealis)
2 Labrum acetabulare
3 Unterrand Os ilium
4 Sinusoide
5 Os pubis

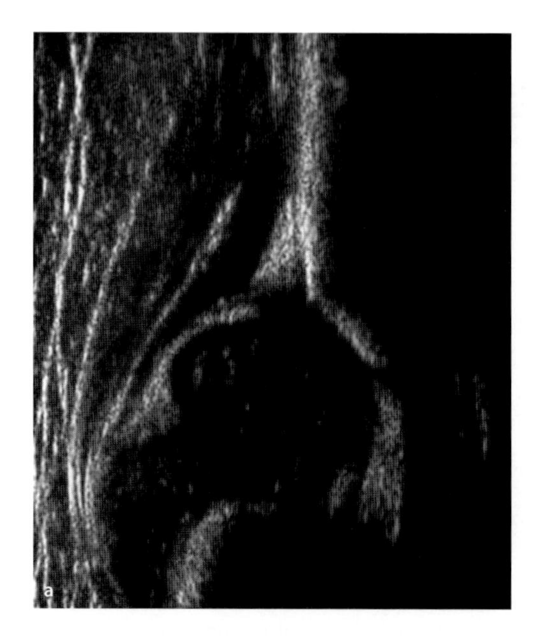

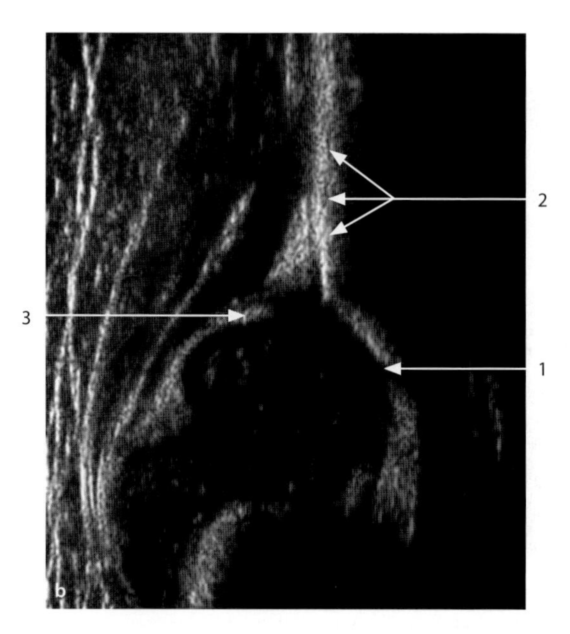

Abb. 2.5.15a, b. 2 Wochen, linkes Hüftgelenk
1.) Anatomische Identifizierung
2.) Brauchbarkeitsprüfung: erfüllt
1 Unterrand Os ilium
2 Schnittebene akzeptabel
3 Labrum acetabulare
Hinsichtlich der morphologischen Beurteilung (ohne messtechnische finale Bewertung) erscheint das Hüftgelenk »am Dezentrieren«. Die finale Typisierung bei diesem Gelenk, nämlich ob Typ IIc, D oder III vorliegt, erfolgt durch die Messtechnik

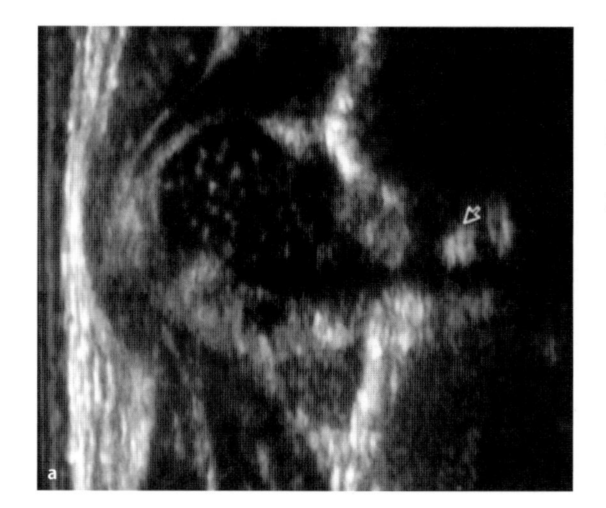
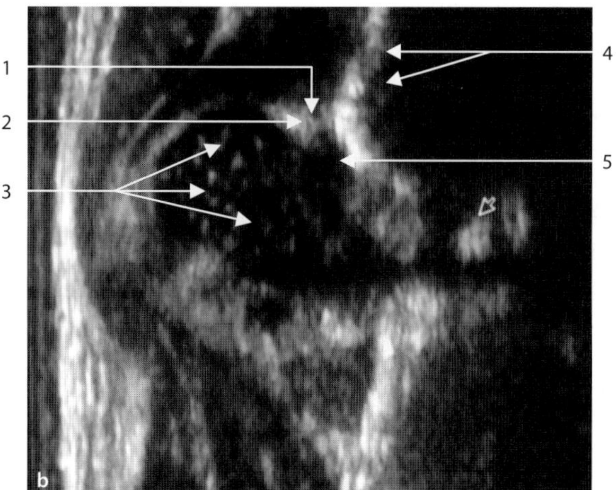

Abb. 2.5.16a, b. 4 Tage, rechtes Hüftgelenk. Zuerst anatomische Identifizierung, dann Brauchbarkeitsprüfung! Unterrand vom Os ilium fehlt, Schnittebene (4) zu weit dorsal, Labrum acetabulare (2) identifizierbar. Obwohl von den 3 Forderungen (Unterrand, Schnitt, Labrum) nur eine erfüllt ist, darf das Sonogramm beurteilt werden, da die Hüfte dezentriert ist

1 Perichondrium
3 Hüftkopf
5 hyalin präformiertes Pfannendach (nach mediokaudal verdrängt)

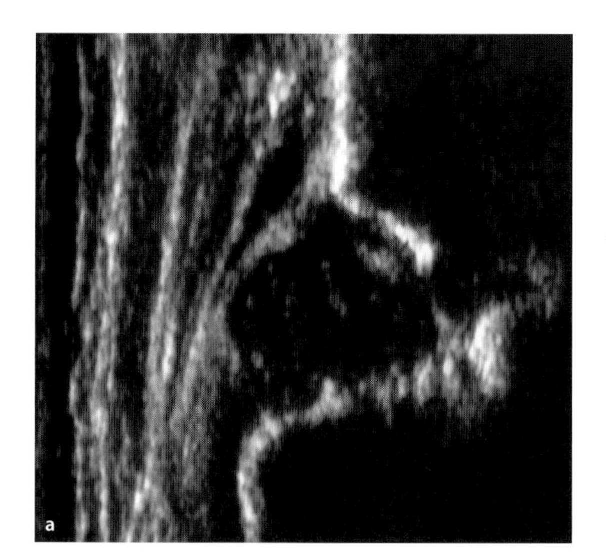
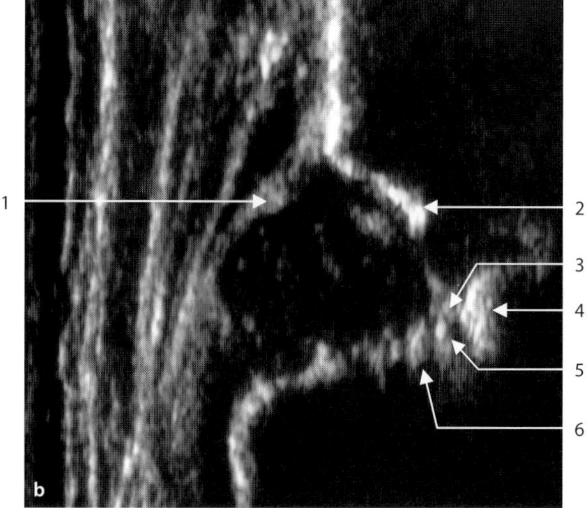

Abb. 2.5.17a, b. 7 Wochen, rechtes Hüftgelenk. Zuerst anatomische Identifizierung, dann Brauchbarkeitsprüfung. Das Sonogramm ist beurteilbar
1 Labrum acetabulare
2 Unterrand Os ilium
3 Gewebe der Fossa acetabuli
4 Os ischii
5 Gewebe der Fossa acetabuli
6 Ligamentum transversum

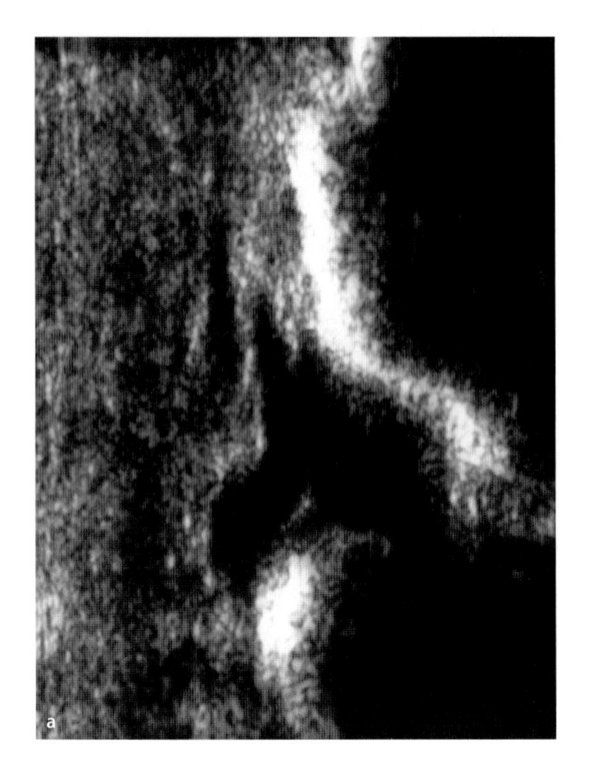

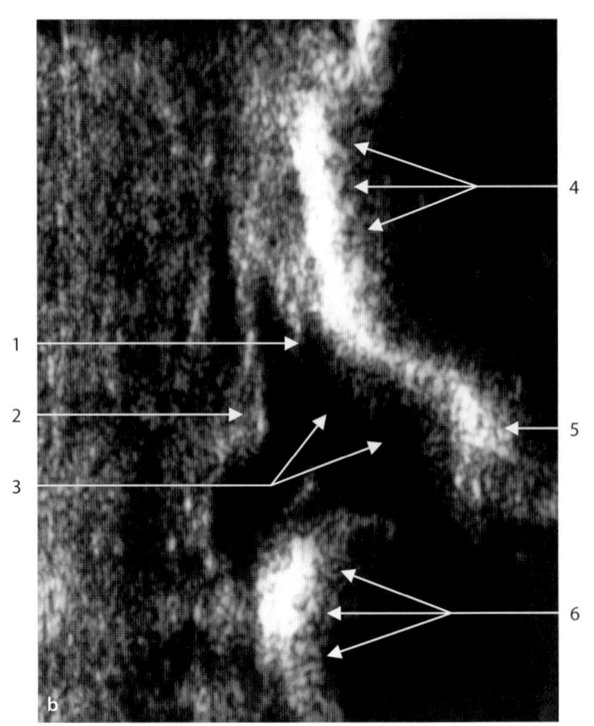

Abb. 2.5.18a, b. 57 Jahre, rechtes Gelenk
1.) Anatomische Identifizierung?
2.) Brauchbarkeitsprüfung?
3.) Kippfehler?
Das Gelenk ist zentriert

1 hyalin präformiertes Pfannendach?
2 Labrum acetabulare?
3 Hüftkopf?
4 Schnittebene?
5 Unterrand Os ilium?
6 Knorpel-Knochen-Grenze?

Lösung s. S. 178.

Kippfehler

Vorbemerkungen

1. Die Schallwelle verhält sich hinsichtlich ihrer physikalischen Eigenschaften ähnlich einem Lichtstrahl: Es kommt zur Beugung und zur Brechung, abhängig von Schalllaufgeschwindigkeiten im Gewebe und Einfallswinkel (Snellius-Gesetz).
2. Schräg einfallende Schallstrahlen, gleichgültig ob von Sektor/«curved array« oder schräg (verkippt) aufgesetzten Linearschallköpfen, führen zu Bildverzeichnungen mit möglichen Fehldiagnosen.
3. Jede Schallkopfkippung führt zu typischen Sonogrammveränderungen mit der Möglichkeit von Fehldiagnosen. Die Klassifizierung der typischen Veränderungen der Hüftsonogramme durch Kippfehler ermöglichen retrospektive Rückschlüsse auf die Position des Schallkopfes während der Untersuchung.

Wichtiger Hinweis

Vergessen Sie nicht die Diagnosestrategie bei jedem Sonogramm:

1.) Anatomische Identifizierung
2.) Die Brauchbarkeitsprüfung (Unterrand, Schnitt, Labrum) inklusive *Kippfehlercheck.*

3.1 Kippfehler dorsoventral

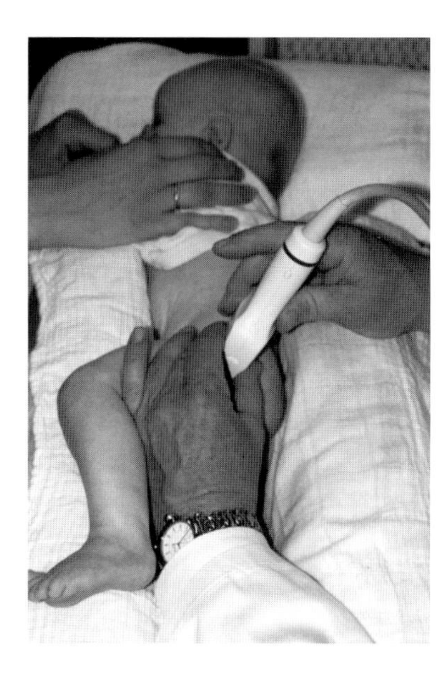

Abb. 3.1.1. Dorsoventraler Kippfehler, klinisches Bild. Meist durch den Zug des Schallkopfkabels verursacht. Falsche Lagerung (Beinchen schlüpft aus der Schale), falsche Handhaltung links.

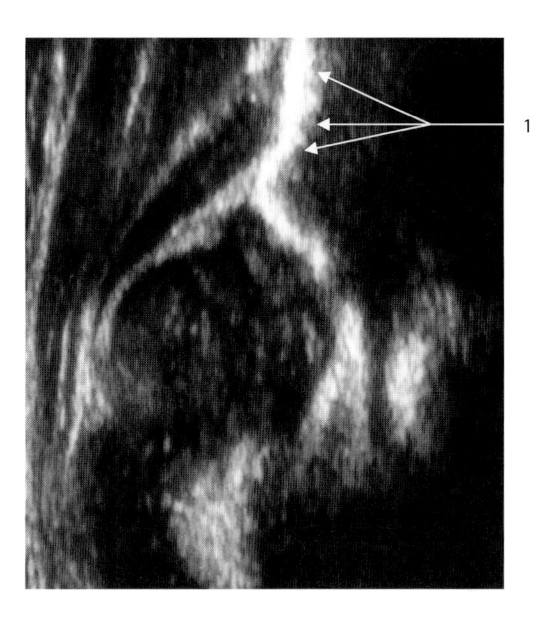

Abb. 3.1.2. Dorsoventraler Kippfehler, Sonogramm. Der Schallstrahl tritt von dorsal in die Fossa glutealis und täuscht durch die Konkavität der Darmbeinsilhouette (1) einen dorsalen Schnitt vor (vgl. Abb. 3.1.4, korrektes Sonogramm desselben Hüftgelenkes)

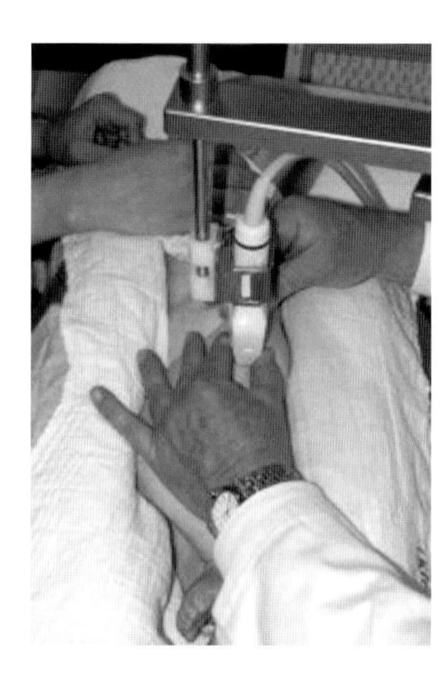

Abb. 3.1.3. Korrekte Abtasttechnik unter Verwendung der Führungsapparatur (Sonoguide), klinisches Bild, korrekte Abtasttechnik

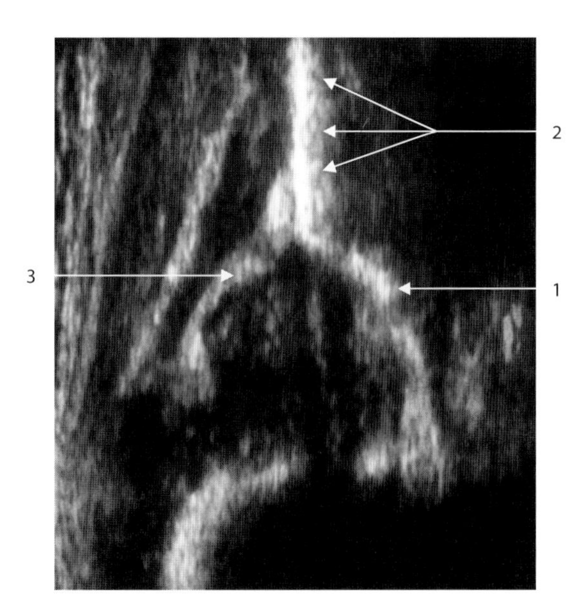

Abb. 3.1.4. Korrektes Sonogramm
1 Unterrand Os ilium
2 korrekte Schnittebene
3 Labrum acetabulare

3.2 Kippfehler ventrodorsal

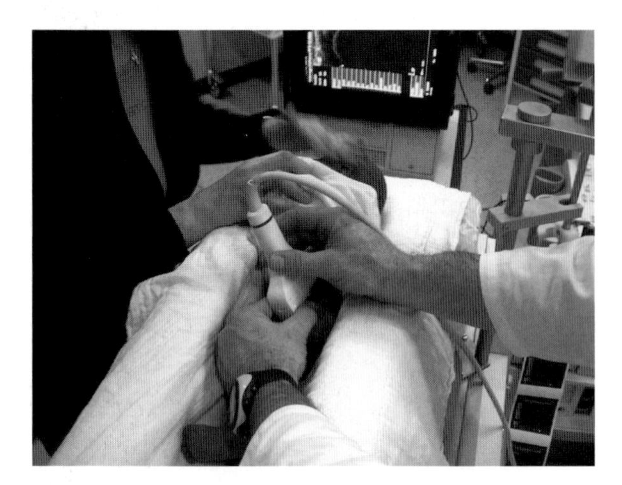

■ **Abb. 3.2.1.** Ventrodorsaler Kippfehler, klinisches Bild, linkes Hüftgelenk. Dem Zug des Kabels wird unbewusst entgegengewirkt

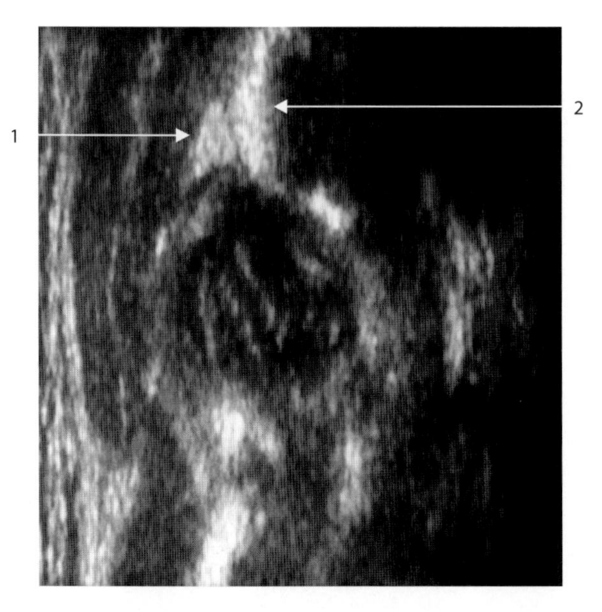

■ **Abb. 3.2.2.** Ventrodorsaler Kippfehler, Sonogramm. Durch die Schallkopfkippung kommt es zur Verbreiterung des proximalen Perichondrium (1) und der Darmbeinkontur (2) mit relativer Unschärfe des Übergangsbereiches

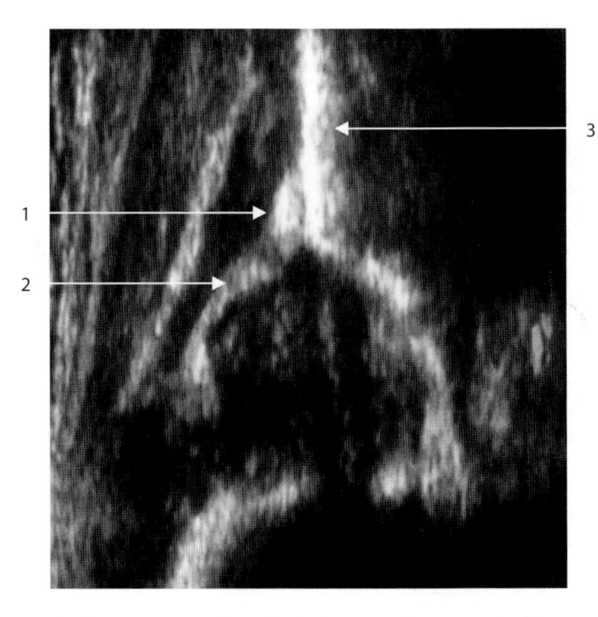

■ **Abb. 3.2.3.** Dasselbe Hüftgelenk wie in Abb. 3.2.2, jedoch korrekt durchgeführte Untersuchung
1 proximales Perichondrium (Rektussehne)
2 Labrum acetabulare
3 Darmbeinkontur

3.3 Kippfehler kraniokaudal

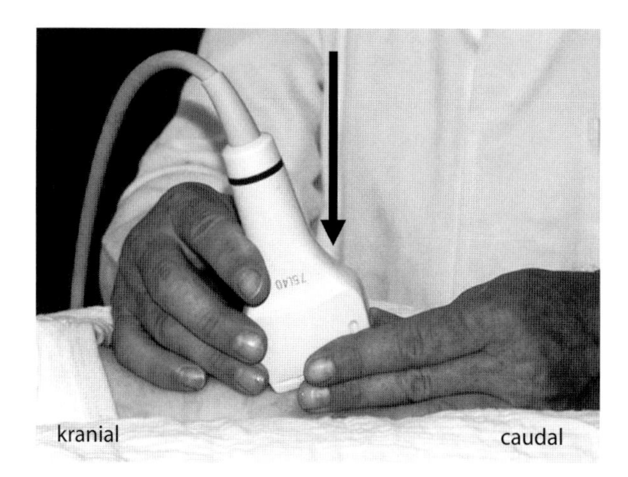

Abb. 3.3.1. Kraniokaudaler Kippfehler, rechtes Hüftgelenk, klinisches Bild. Der Schallkopf wird nicht senkrecht *(Pfeil)*, sondern verkippt aufgesetzt

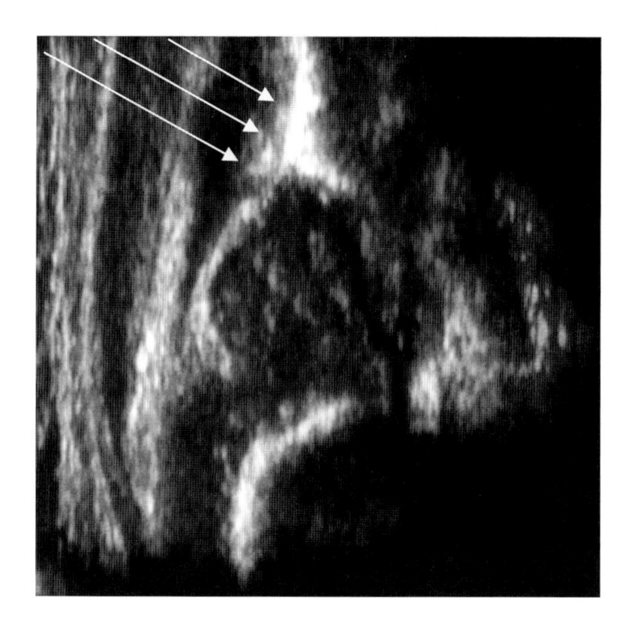

Abb. 3.3.2. Kraniokaudaler Kippfehler, Sonogramm. Der von kranial eingestrahlte Schallstrahl *(Pfeile)* kann durch das Darmbein blockiert werden, sodass der Unterrand des Os ilium nicht mehr dargestellt werden kann (vgl. Abb. 3.3.3)

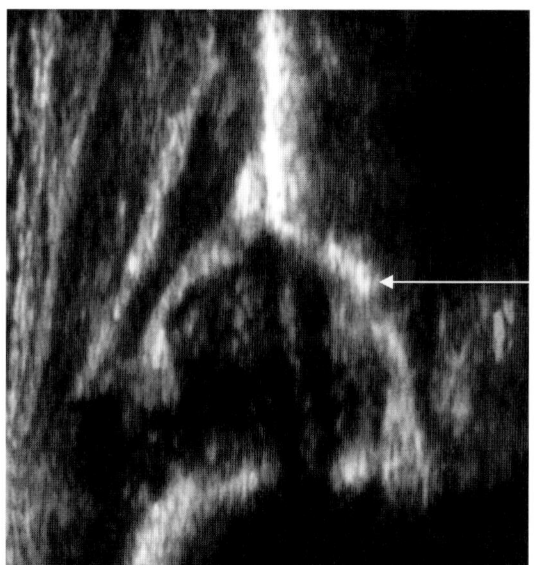

Abb. 3.3.3. Korrektes Sonogramm
1 Unterrand Os ilium

3.4 Kippfehler kaudokranial

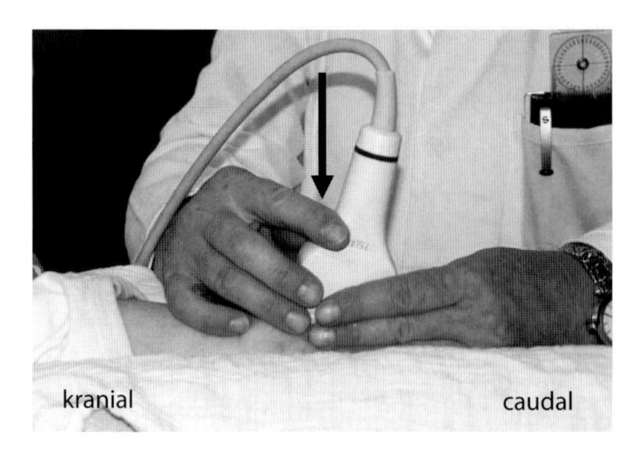

■ **Abb. 3.4.1.** Kaudokranialer Kippfehler, rechtes Hüftgelenk, klinisches Bild. Besonders häufig bei schlanken Neugeborenen und schlechter Ankopplung, bedingt durch fehlendes Fettpolster

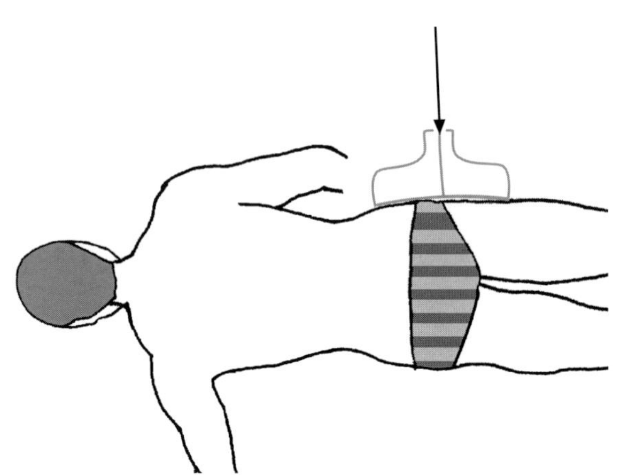

■ **Abb. 3.4.2.** Korrekt angekoppelter Schallkopf

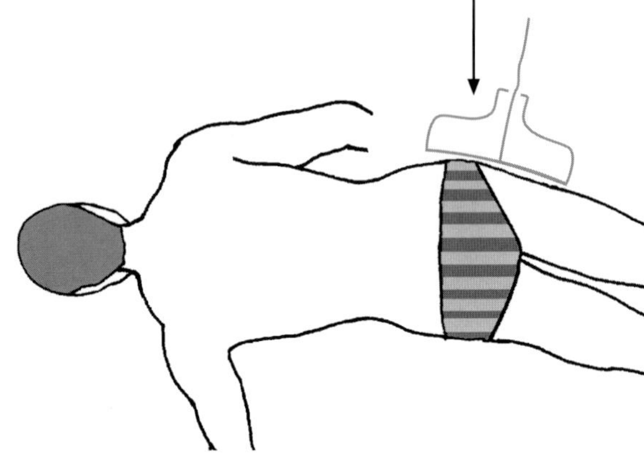

■ **Abb. 3.4.3.** Der Schallkopf wird nicht senkrecht, sondern in kaudokranialer Richtung verkippt aufgesetzt

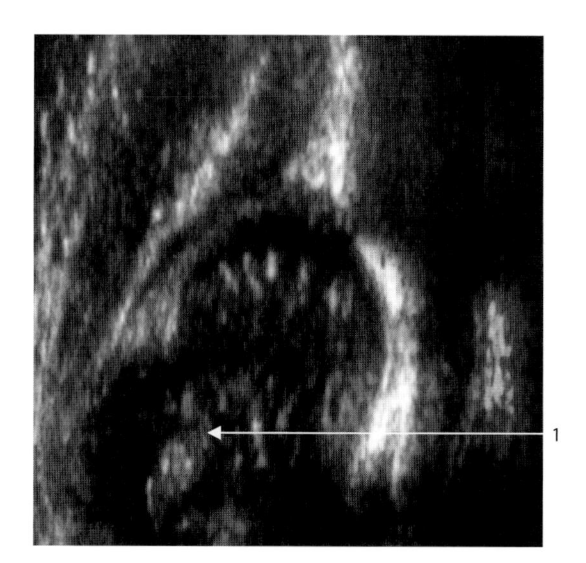

Abb. 3.4.4. Kaudokranialer Kippfehler, Sonogramm. Durch die Schallkopfkippung wird einerseits der ventrale Pfannendachbereich als scheinbar mittlere Schnittebene dargestellt, und andererseits kommt es durch Beugung und Brechung zu einer scheinbar pathologischen Hüfte. *Kennzeichen des kaudokranialen Kippfehlers:* Die Knorpel-Knochen-Grenze am proximalen Femurende ist nicht oder untypisch dargestellt (1)

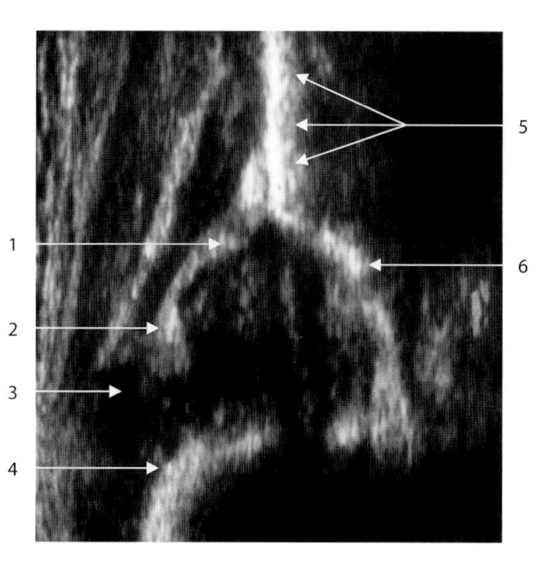

Abb. 3.4.5. Korrektes Sonogramm zum Vergleich mit Abb. 3.4.4
1 Labrum
2 Umschlagfalte
3 Trochanter major
4 Knorpel-Knochen-Grenze
5 gestreckte Darmbeinsilhouette
6 Unterrand Os ilium

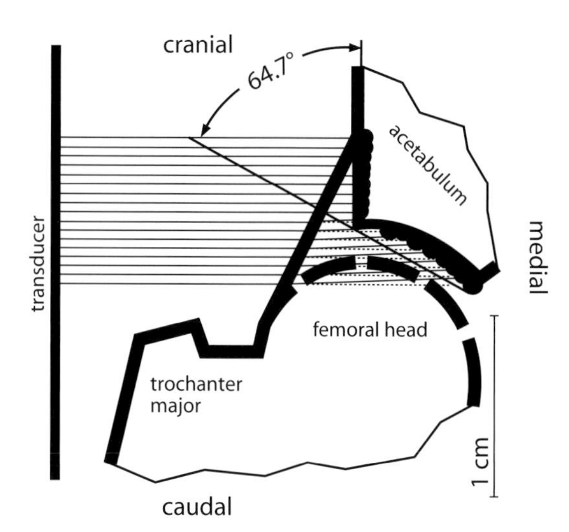

Abb. 3.4.6. Computeranimation, um den Verlauf der Schallwellen zu demonstrieren. Bei korrekt aufgesetztem Schallkopf wird das Pfannendach entsprechend der anatomischen Situation am Monitor abgebildet

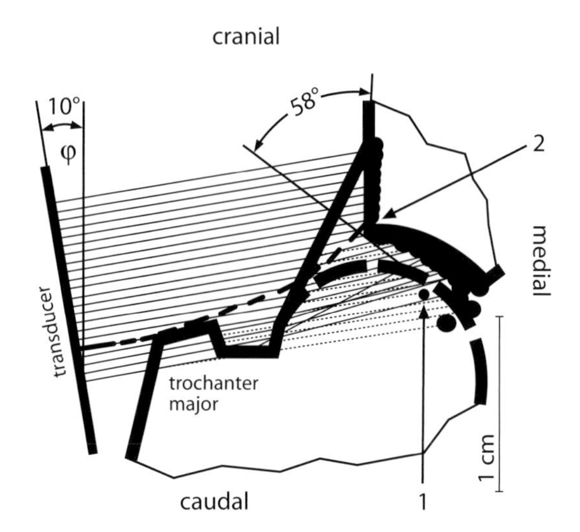

Abb. 3.4.7. Computeranimation bei kaudokranialer Schallkopfkippung um 10°. Durch Beugung und Brechung werden anatomische Bildpunkte (2) am Monitor verzerrt dargestellt (1)

3.5 Verschiedene Kippfehler

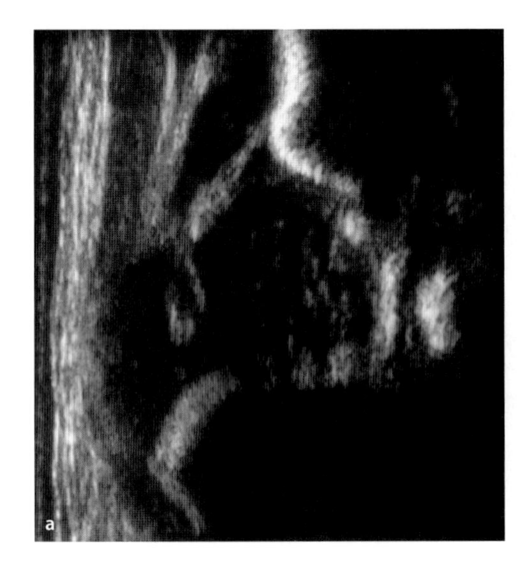

Abb. 3.5.1a. 6 Wochen, rechtes Hüftgelenk
1.) Anatomische Identifizierung?
2.) Brauchbarkeitsprüfung?
3.) Kippfehler?

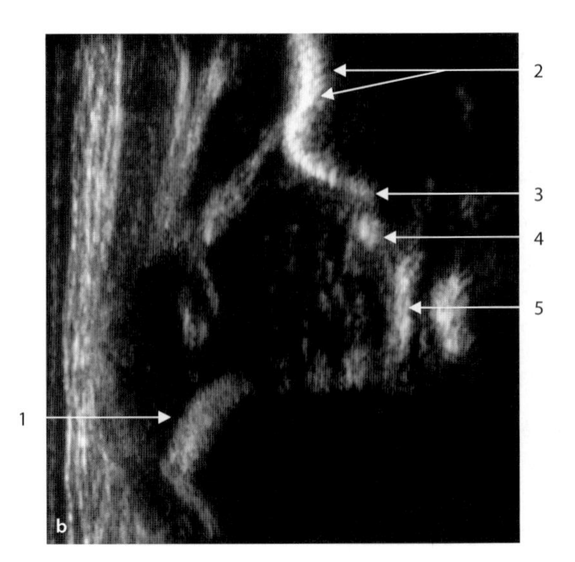

Abb. 3.5.1b. Dorsoventraler Kippfehler
1 Knorpel-Knochen-Grenze (verzogen)
2 Konkavität der Fossa glutealis (Vortäuschung einer dorsalen Schnittebene)
3 Unterrand Os ilium (»verflattert«)
4 Ligamentum capitis femoris
5 Gewebe der Fossa acetabuli
Das Sonogramm ist unbrauchbar

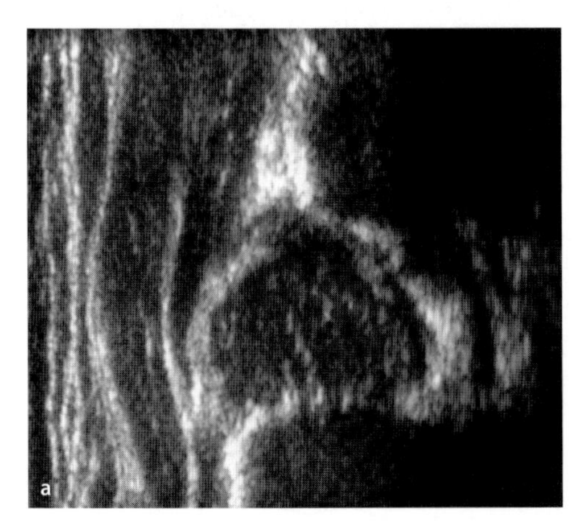

Abb. 3.5.2a. 10 Wochen, linkes Hüftgelenk
1.) Anatomische Identifizierung?
2.) Brauchbarkeitsprüfung?
3.) Kippfehler?

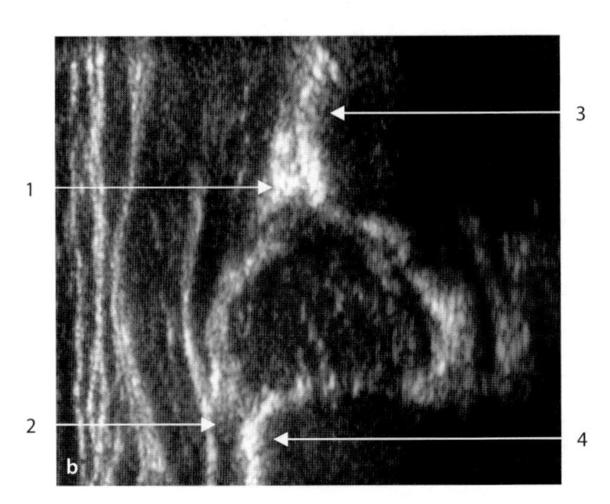

Abb. 3.5.2b. Ventro-dorsaler Kippfehler
1 Verbreitertes proximales Perichondrium
2 hyaliner Teil des Schenkelhalses
3 verbreiterte »unscharfe« Darmbeinsilhouette
4 Knorpel-Knochen-Grenze
Das Sonogramm ist unbrauchbar

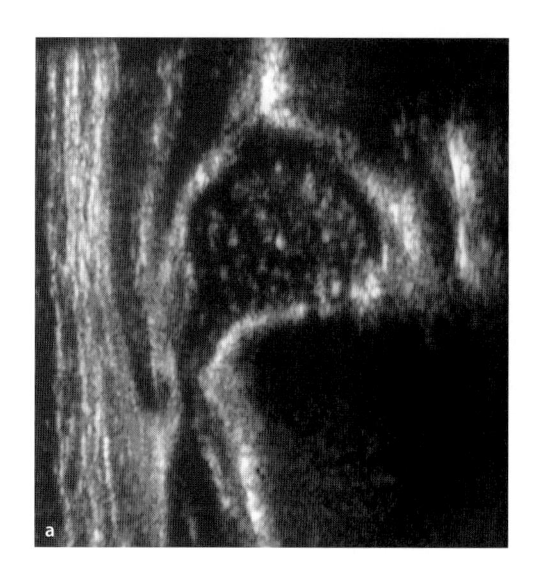

Abb. 3.5.3a. 10 Wochen, linkes Hüftgelenk
1.) Anatomische Identifizierung?
2.) Brauchbarkeitsprüfung?
3.) Kippfehler?

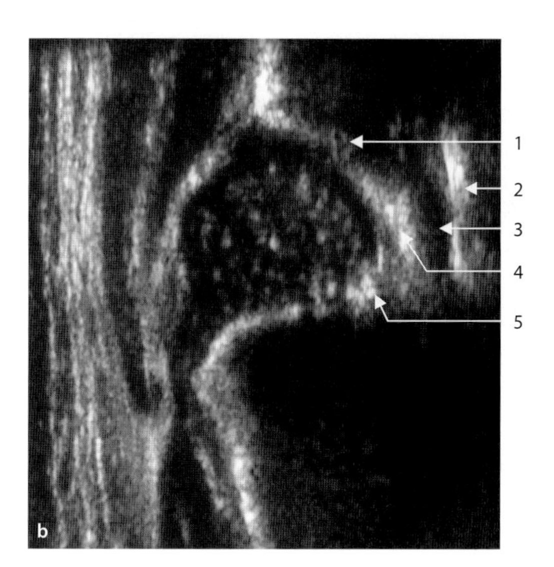

Abb. 3.5.3b. Kaniokudaler Kippfehler (vgl. Abb 3.5.4a, b)
1 Unterrand Os ilium nicht sicher identifizierbar
2 Perichondrium an der Beckeninnenseite
3 Y-Fuge
4 Fett und Bindegewebe der Fossa acetabuli
5 Ligamentum transversum

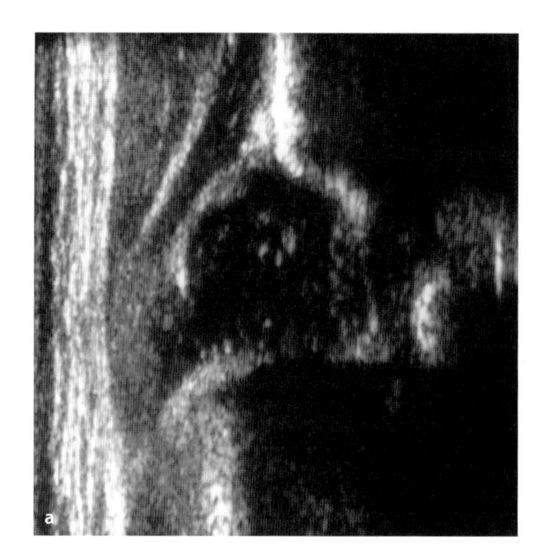

Abb. 3.5.4a. 10 Wochen, linkes Hüftgelenk
1.) Anatomische Identifizierung?
2.) Brauchbarkeitsprüfung?
3.) Kippfehler?

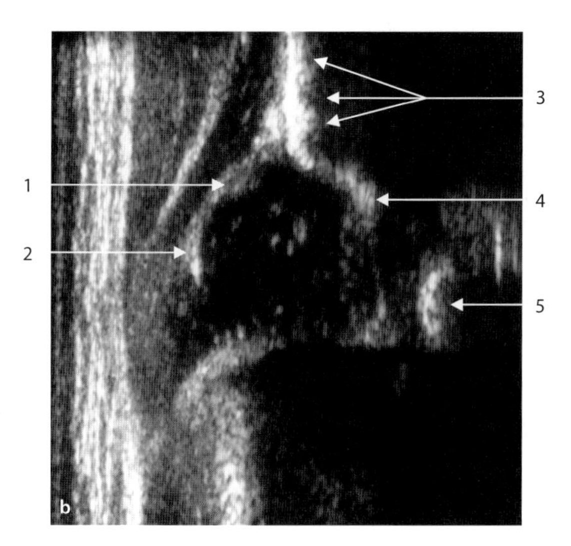

Abb. 3.5.4b. Korrektes Sonogramm
1 Labrum acetabulare
2 Umschlagfalte der Gelenkkapsel
3 Korrekte Schnittebene(mittleres Pfannendach)
4 Unterrand Os ilium
5 Os ischii

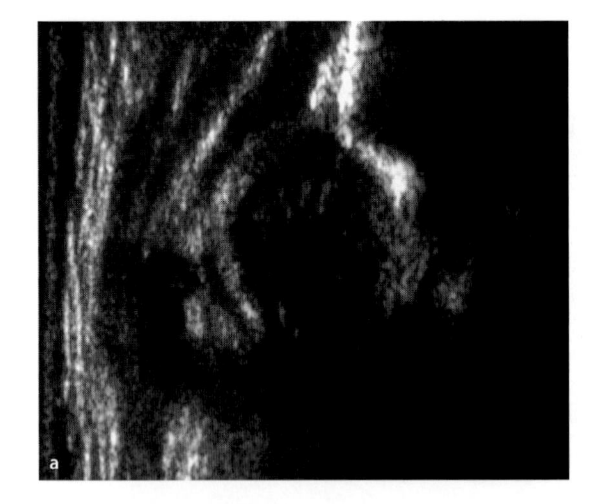

◘ Abb. 3.5.5a. 10 Wochen, linkes Hüftgelenk
1.) Anatomische Identifizierung?
2.) Brauchbarkeitsprüfung?
3.) Kippfehler?

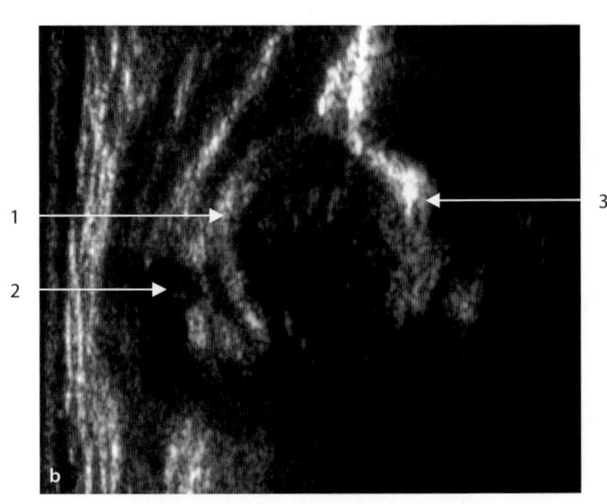

◘ Abb. 3.5.5b. Kaudokanialer Kippfehler (vgl. Abb. 3.5.4a, b)
1 Umschlagfalte
2 Trochanter major
3 Unterrand Os ilium
Knorpel-Knochen-Grenze fehlt
Das Sonogramm ist unbrauchbar

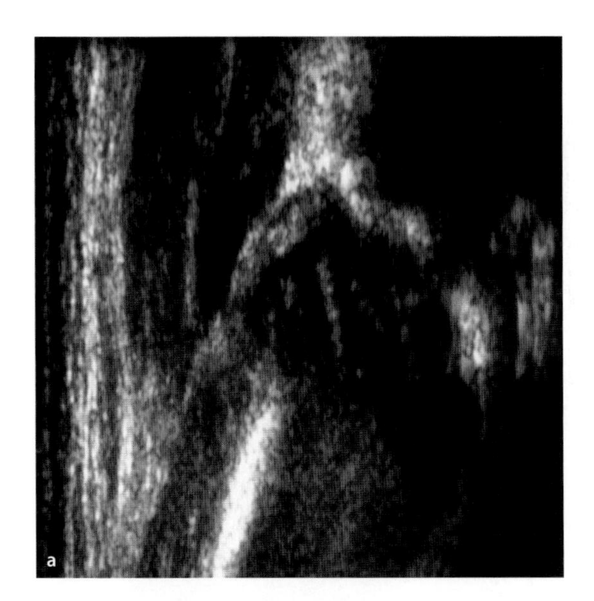

◘ Abb. 3.5.6a. 10 Wochen, linkes Hüftgelenk
1.) Anatomische Identifizierung?
2.) Brauchbarkeitsprüfung?
3.) Kippfehler?

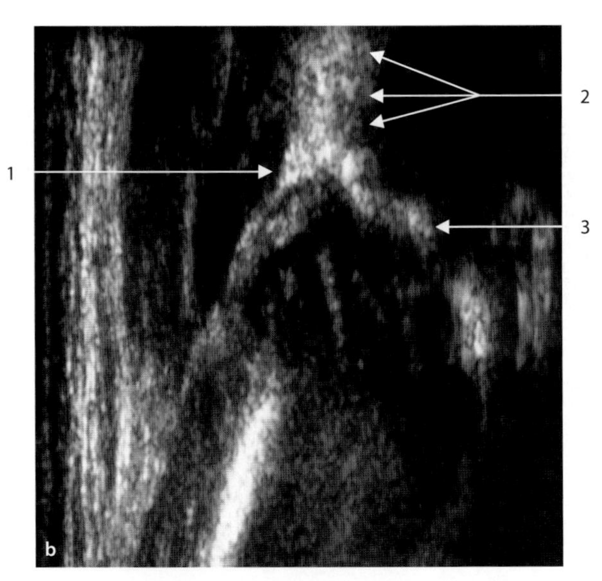

◘ Abb. 3.5.6b. Ventrodorsaler Kippfehler (vgl. Abb. 3.5.4a, b)
1 Verbreitertes Perichondrium
2 verbreiterte »unscharfe« Darmbeinsilhouette
3 Unterrand Os ilium (nicht sicher identifizierbar)
Das Sonogramm ist unbrauchbar

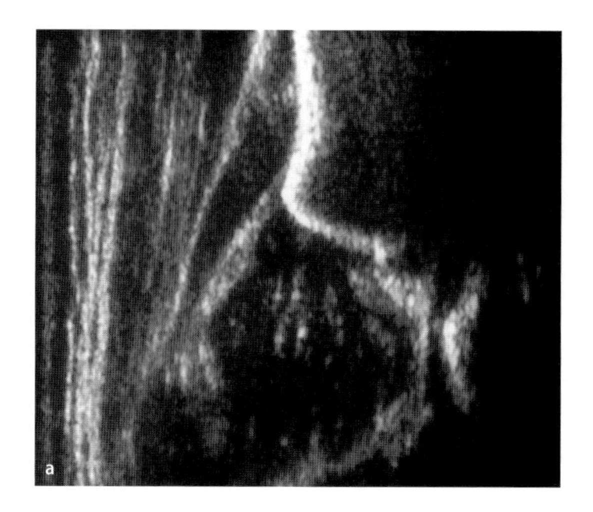

Abb. 3.5.7a. 4 Wochen, linkes Hüftgelenk
1.) Anatomische Identifizierung?
2.) Brauchbarkeitsprüfung?
3.) Kippfehler?

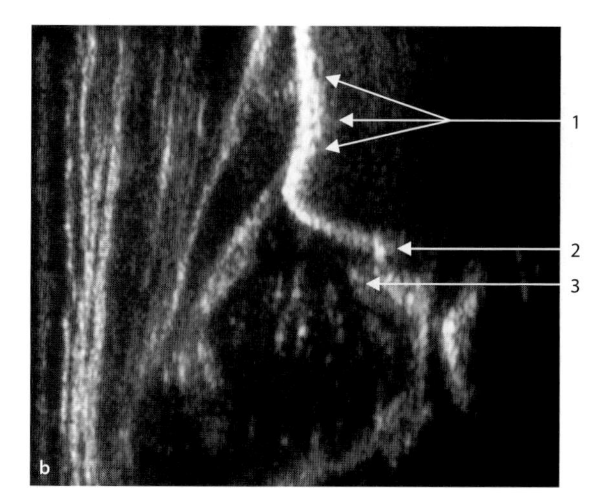

Abb. 3.5.7b. Dorsoventraler Kippfehler (vgl. Abb. 3.5.10 a, b)
1 Konkavität der Fossa glutealis (Vortäuschung einer dorsalen Schnittebene)
2 Unterrand Os ilium
3 Ligamentum capitis femoris

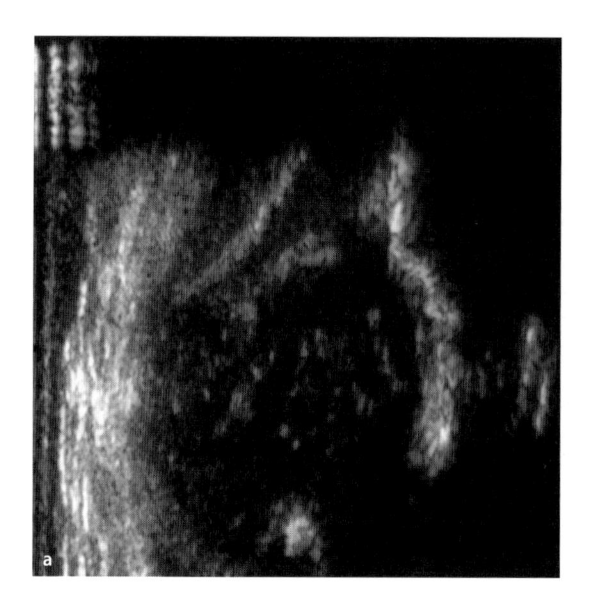

Abb. 3.5.8a. 4 Wochen, linkes Hüftgelenk
1.) Anatomische Identifizierung?
2.) Brauchbarkeitsprüfung?
3.) Kippfehler?

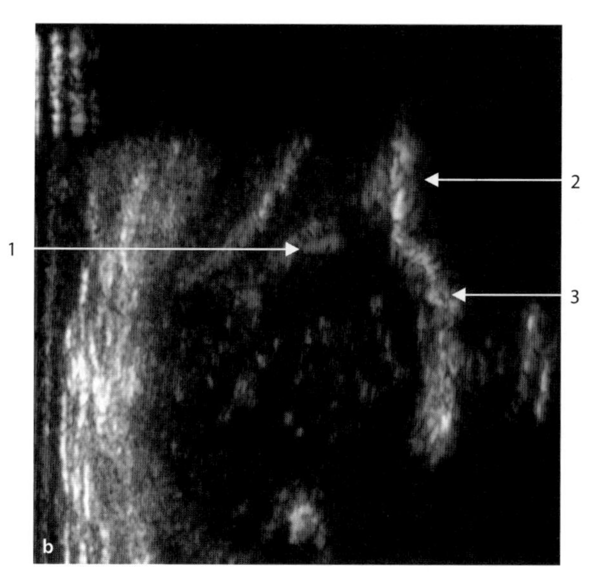

Abb. 3.5.8b. Kaudokranialer Kippfehler, Knorpel-Knochen-Grenze am proximalen Femurende nicht identifizierbar. Das Sonogramm imponiert im Bereich des Hüftkopfes und Trochanters elongiert, »verzogen« (vgl. Abb. 3.5.10a, b)
1 Labrum
2 korrekte Schnittebene wird vorgetäuscht
3 Unterrand Os ilium nicht sicher identifizierbar
Das Sonogramm ist unbrauchbar

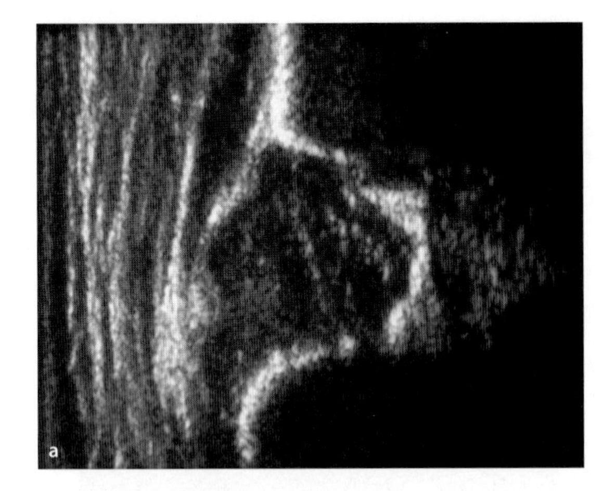

Abb. 3.5.9a. 4 Wochen, linkes Hüftgelenk
1.) Anatomische Identifizierung?
2.) Brauchbarkeitsprüfung?
3.) Kippfehler?

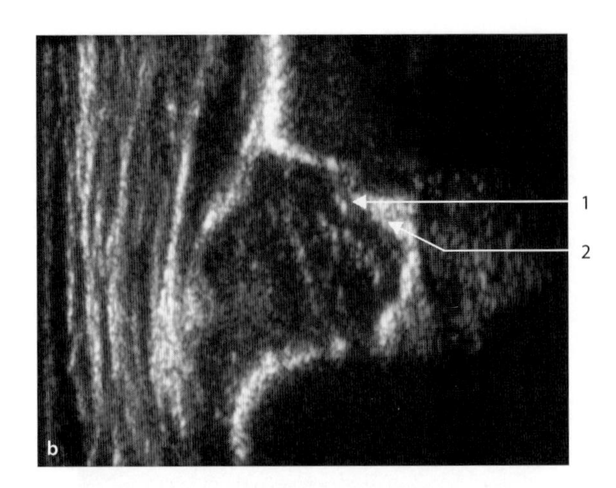

Abb. 3.5.9b. Kraniokaudaler Kippfehler. Der Unterrand des Os ilium ist nicht abgebildet (»verflattert«; vgl. Abb. 3.5.10a, b).
1 Ligamentum capitis femoris
2 Fettgewebe

! »Unterrandaplasien« sind sehr selten!

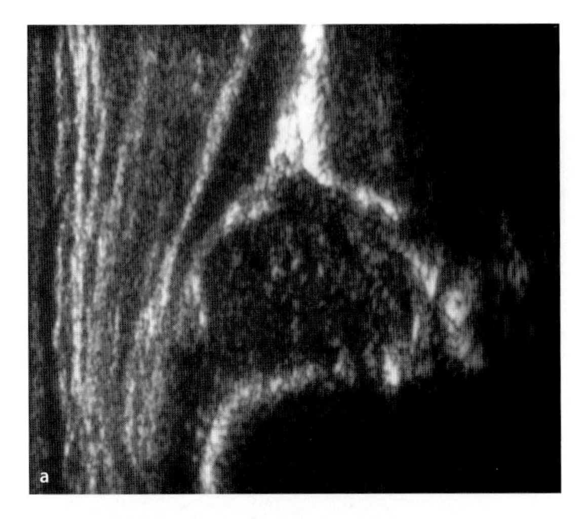

Abb. 3.5.10a. 4 Wochen, linkes Hüftgelenk
1.) Anatomische Identifizierung?
2.) Brauchbarkeitsprüfung?
3.) Kippfehler?

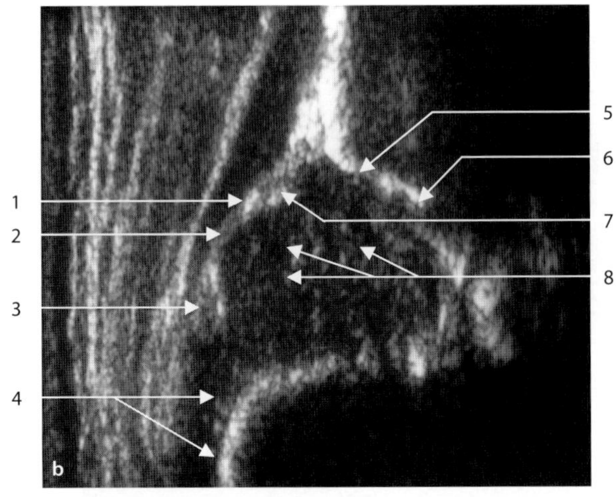

Abb. 3.5.10b. Korrektes Sonogramm
1 Ligamentum ischiofemorale
2 Gelenkkapsel
3 Umschlagfalte
4 Knorpel-Knochen-Grenze
5 Umschlagpunkt von Konkavität in Konvexität (knöcherner Erker)
6 Unterrand Os ilium
7 Labrum acetabulare
8 Hüftkopf

Abtasttechnik

Vorbemerkungen

Es müssen gleichzeitig die 3 bildwichtigen Landmarks, nämlich Unterrand des Os ilium, die korrekte Schnittebene und das Labrum acetabulare dargestellt werden. Alle 3 Landmarks befinden sich in ihrer Größe im Millimeterbereich. Um sie gleichzeitig darzustellen, ist eine optimale Lagerung und eine ganz spezielle Abtasttechnik, am wenigsten Geschicklichkeit (!) notwendig. Eine entsprechende Lagerungsschale (Bezugsadresse s. unten) und eine Schallkopfführungsapparatur (Bezugsadresse s. unten) zur verkippungsfreien Führung des Schallkopfes sind obligat. Die Mutter wird in den Untersuchungsvorgang mit einbezogen.

Die Untersuchung sollte nicht im Sitzen, sondern im Stehen durchgeführt werden. Die Höhe des Tisches ist so zu wählen, dass der Untersucher bequem beide Unterarme auf dem Polster der Lagerungsschale abstützen kann. Die Lagerungsschale ist so konstruiert, dass in der Regel vom Neugeborenen bis zum Ende des 1. Lebensjahres alle Säuglinge nach dem Prinzip der elastischen Einklemmung bequem gelagert werden können. In der Regel weinen die Kinder bei der Untersuchung nicht, wenn sie stressfrei entsprechend den Richtlinien positioniert werden.

! Alle Kinder beginnen zu weinen, wenn die Untersuchung zu lange dauert. Weitere Gründe, die Säuglinge irritieren: »grober« Untersucher, kalte Hände, nasse Unterlage.

Zusammenfassung

1.) Ein streng standardisiertes Handling des Säuglings (und der Mutter?) sowie des Schallkopfes liefert ein brauchbares Sonogramm in adäquater Zeit. Die Untersuchungstechnik ist unabhängig vom Geschick und der Erfahrung des Untersuchers.
2.) Notwendiges Equipment:
   - Lagerungsschale (Sonofix)
   - Schallkopfführung (Sonoguide)

Die Ausrüstung minimiert Fehldiagnosen durch Lagerungsfehler und Schallkopfkippung.

3 Dringende Empfehlungen:
   - Untersuchung im Stehen, beide Handgelenke liegen auf der Lagerungsschale.
   - Standardisierte Lagerung des Säuglings und beidhändiges Führen des Schallkopfes.
   - Rechte Hand kopfnah, linke Hand in Beinnähe.
   - Die Mutter steht gegenüber dem Untersucher, ihre rechte Hand liegt auf der Schulter des Kindes.
   - Unnötige Aktivitäten vermeiden:
   - Füttern Sie das Kind nicht während der Untersuchung.
   - Angewärmtes Gel ist nicht notwendig.

Wie erkennt man mangelhafte Untersuchungstechniken?

1. An langen Untersuchungszeiten:
   Unsystematisches Herumsuchen an den Landmarks ist kein Zeichen von sorgfältiger Untersuchung, sondern von Ratlosigkeit.
2. Füttern während der Untersuchung:
   Bei langen Untersuchungsvorgängen wird das Kind unruhig. Durch Füttern versucht man, dieses Manko zu kompensieren.
3. Angewärmtes Gel:
   Nicht angewärmtes Gel wird für die Unruhe des Kindes verantwortlich gemacht. Diese Unruhe entsteht jedoch durch mangelndes Handling mit konsekutiv langen Untersuchungszeiten.
4. Durch eine Vielzahl von Sonogrammen:
   Mangelnde Qualität, v. a. hinsichtlich der Landmarks inklusive Kippfehler, wird versucht, durch Quantität wettzumachen. Motto: 1 Sonogramm von den 10 angefertigten Sonogrammen wird schon annähernd passen.

Bezugsadresse für Lagerungsschale und Schallkopfführung

Barbara Leban
Panoramaweg 12
A-8061 Rinnegg/St. Radegund
Telefon/Fax: 0043-3132-4685
E-Mail: johannleban@tele2at

4.1 Untersuchung des rechten Hüftgelenkes

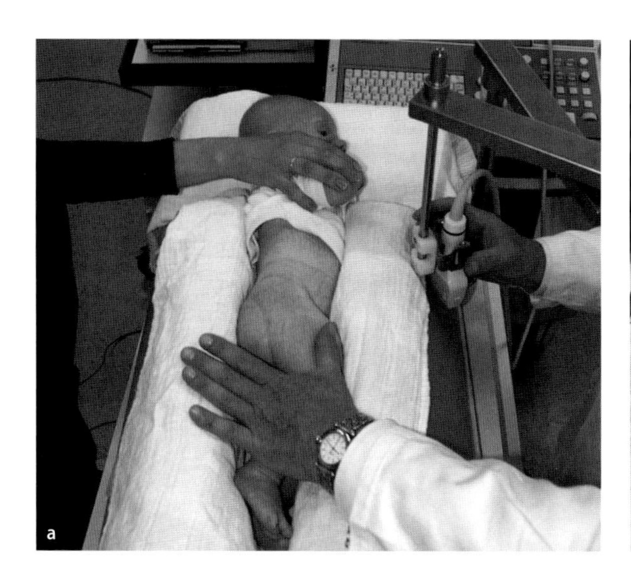

Abb. 4.1.1a. Vorbereitung für eine korrekte Abtasttechnik. Untersuchungsanordnung: Die Untersuchung erfolgt im Stehen. Der Säugling liegt in einer Lagerungsschale. Die Schallkopfführung befindet sich am rechten oberen Rand des Untersuchungstisches. Der Untersucher steht rechts, die rechte Hand ist kopfnah. Die Mutter steht links und hält die Hand auf die Schulter des Kindes

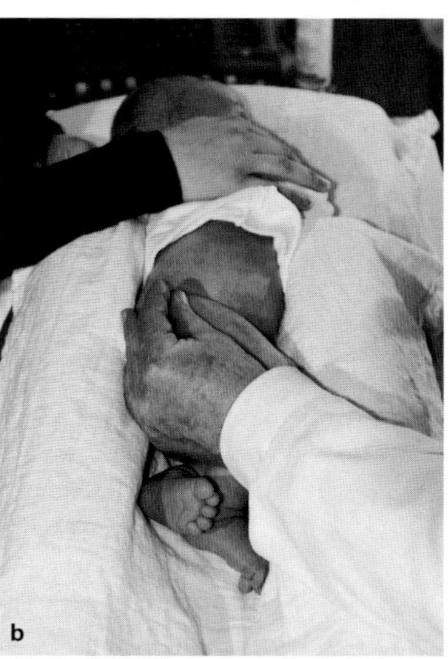

Abb. 4.1.1b. Korrekte Abtasttechnik. *Fingergriff:* Mittel- bzw. Zeigefinger und Daumen der linken Hand werden in geschlossener Position auf den Trochanter major gelegt, ohne Druck auszuüben

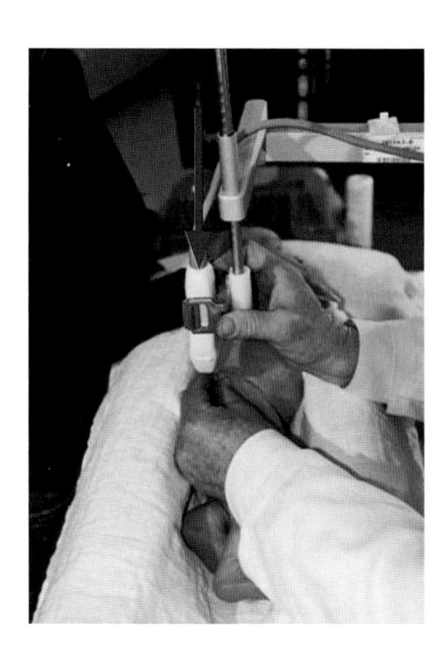

Abb. 4.1.2. Korrekte Abtasttechnik. Nach der korrekten Fingerpositionierung der linken Hand wird der Schallkopf unter Zuhilfenahme der Schallkopfführung von oben her kommend auf die geschlossenen Finger augfesetzt, diese werden durch den Schallkopf auseinandergedrängt, sodass mit dem Schallkopf der nötige Hautkontakt entsteht

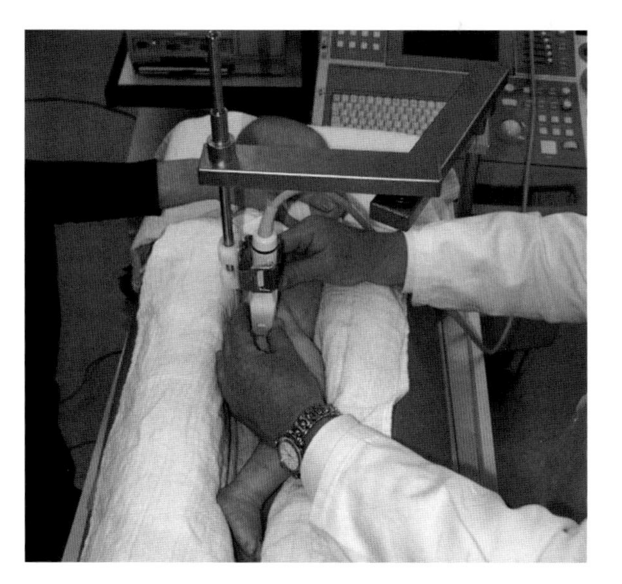

Abb. 4.1.3. Korrekte Abtasttechnik. Der Schallkopf hat die Finger auseinandergedrängt, liegt auf dem Trochanter major auf und ist parallel zu den Polstern der Lagerungsschale (nicht in Richtung der Wirbelsäule!) ausgerichtet. Beide Unterarme liegen auf dem Polster der Lagerungsschale

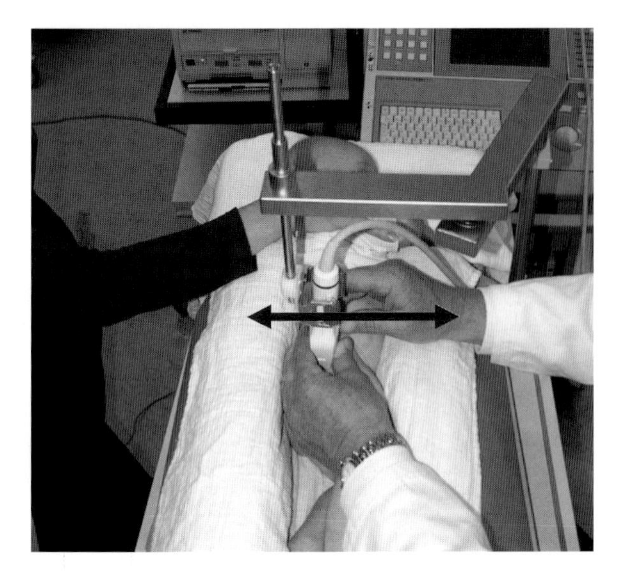

Abb. 4.1.4. Korrekte Abtasttechnik. *1. Untersuchungsschritt:* Durch Parallelbewegungen des Transducers entsprechend den *Pfeilrichtungen* wird das Hüftgelenk als rundes Gebilde lokalisiert und im nächsten Schritt durch kleine Millimeterbewegungen der Unterrand des Os ilium dargestellt. Stichworte:
vor – zurück – vor – zurück (Aufsuchen des Hüftgelenkes)
kleiner – kleiner – kleiner – Stopp (Aufsuchen des Unterrandes des Os ilium und Einfrieren, wenn der Unterrand des Os ilium am Monitor sichtbar ist)

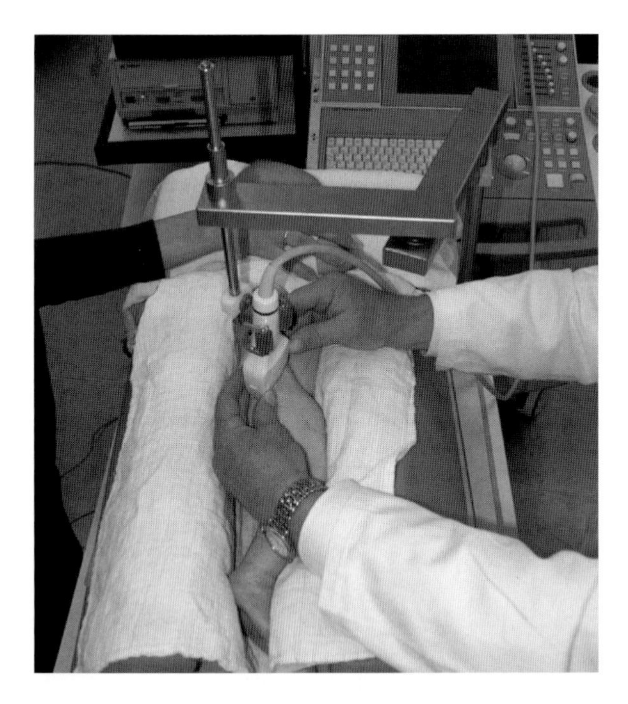

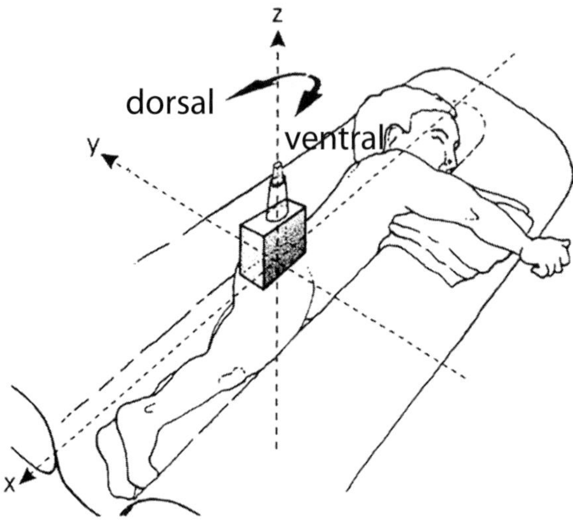

Abb. 4.1.5. *2. Schritt:* Korrektur der Schnittebene. Bei eingefrorenem Sonogramm erfolgt die Orientierung hinsichtlich der Schnittebene (korrekt, zu weit ventral, zu weit dorsal). Es erfolgt die Schnittebenenkorrektur durch Drehen des Schallkopfes entlang der zentralen Transducerachse (Z-Achse in der Skizze; s. Abb. 4.1.6)

Anmerkung: Durch das Rotieren des Schallkopfes geht der Unterrand des Os ilium meist verloren, da es so gut wie unmöglich ist, die Achse des Transducers über den Unterrand des Os ilium zu zentrieren. Daher erfolgt der nächste Schritt: Aufsuchen des Unterrandes (vor – zurück – vor – zurück – kleiner – kleiner – kleiner – Stopp) und neuerliche Überprüfung der Schnittebene

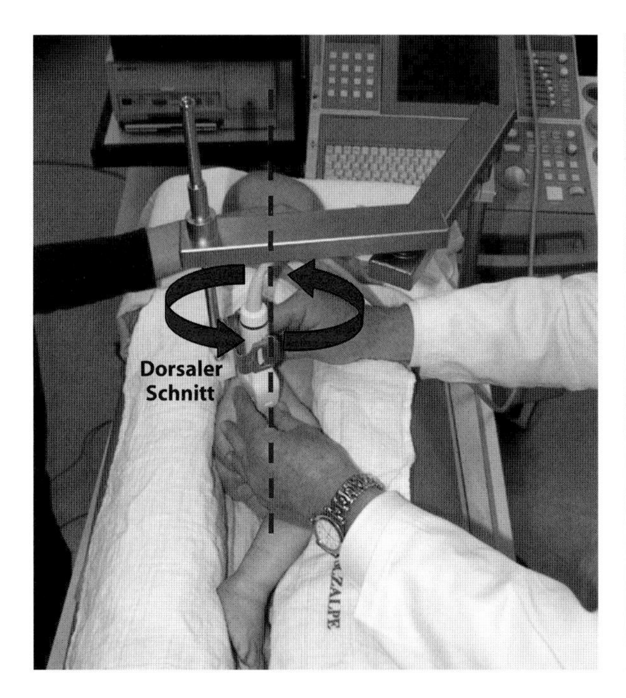

■ **Abb. 4.1.6.** Beispielhaftes Einstellen einer dorsalen Schnittebene: Der Schallkopf wird, ohne ihn zu verkippen, um die Längsachse rotiert, d. h. die dorsale Schnittebene wird »von außen« durch die Stellung des Transducers vorgegeben, durch die Vor- und Zurückbewegungen wird der Unterrand des Os ilium aufgesucht.

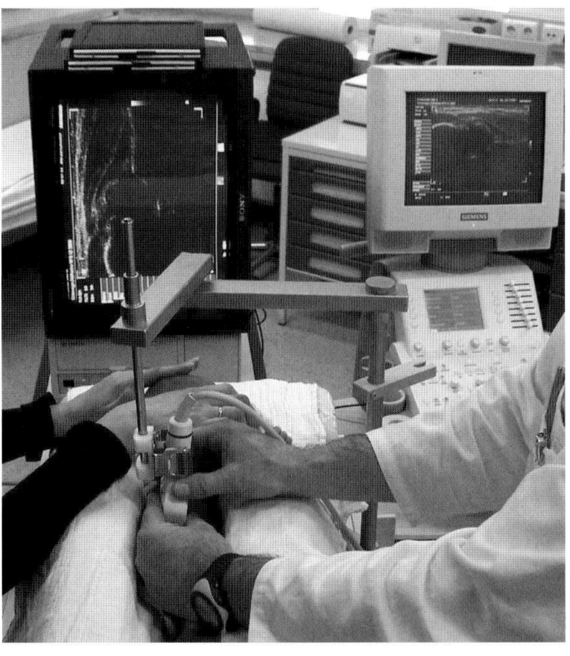

■ **Abb. 4.1.7.** Korrekte Abtasttechnik und Untersuchungsanordnung. Am Zusatzmonitor ist die empfohlene »rechtsstehende Bildprojektion« zu sehen

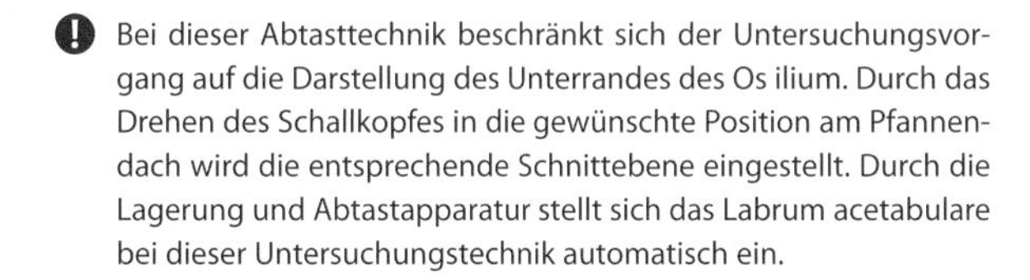

Bei dieser Abtasttechnik beschränkt sich der Untersuchungsvorgang auf die Darstellung des Unterrandes des Os ilium. Durch das Drehen des Schallkopfes in die gewünschte Position am Pfannendach wird die entsprechende Schnittebene eingestellt. Durch die Lagerung und Abtastapparatur stellt sich das Labrum acetabulare bei dieser Untersuchungstechnik automatisch ein.

Zusammenfassung des Abtastvorganges

1. *Vor – zurück – vor – zurück:* Darstellung des Hüftgelenkes in toto.
2. *Kleiner – kleiner – kleiner:* Darstellung und Aufsuchen des meist nur millimetergroßen Unterrandes des Os ilium.
3. *Stopp:* Einfrieren, wenn der Unterrand des Os ilium gut sichtbar ist.
4. *Nachdrehen* (wenn notwendig): Es erfolgt bei eingefrorenem Bild unter Blickkontrolle die Rotation des Transducers und das Einstellen der voraussichtlichen bzw. gewünschten Schnittebene am Pfannendach.
5. *Vor – zurück – vor – zurück – kleiner – kleiner – kleiner – Stopp:* Wiederum Aufsuchen des Gelenkes und des Unterrandes des Os ilium.
6. Neuerliche Überprüfung der nun erzielten Schnittebene und ggf. Nachrotation.
7. *Achtung:* Der Schallkopf wird immer nur parallel und verkippungsfrei über das Hüftgelenk bewegt. Die Schnittebene wird von außen durch die Position des Transducers vorgegeben. Das Labrum acetabulare kommt automatisch nach.

4.2 Umdrehvorgang

Es wird empfohlen, dass nicht die Mutter, sondern dass der Untersucher in einer speziellen Technik das Kind auf die andere Seite dreht:

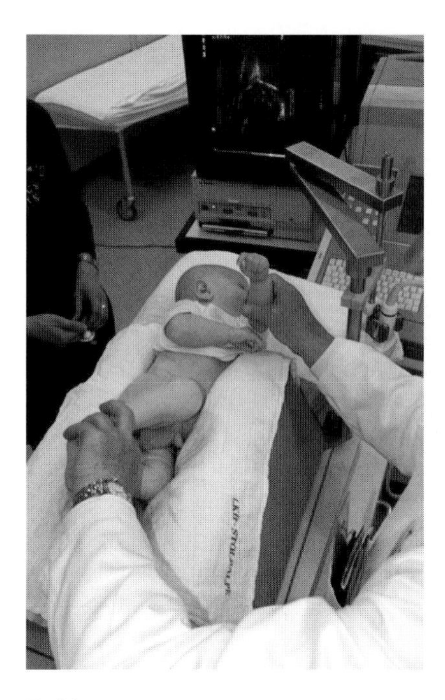

Abb. 4.2.1

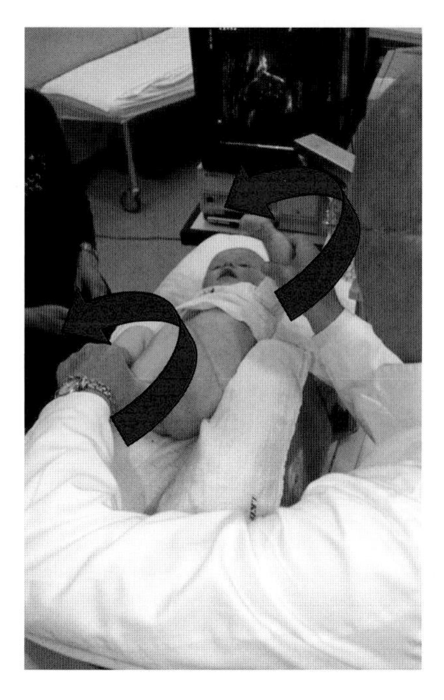

Abb. 4.2.2

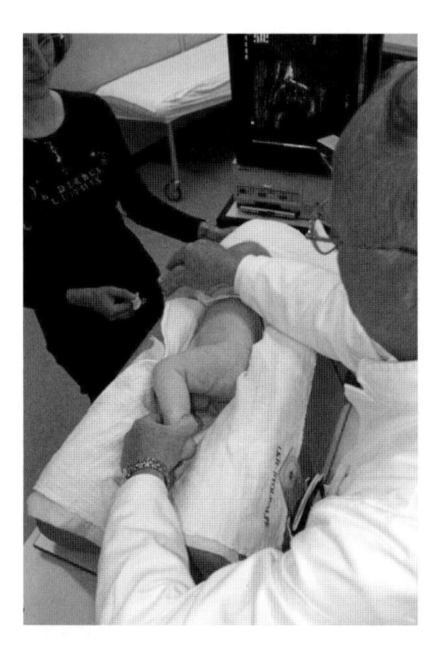

Abb. 4.2.3

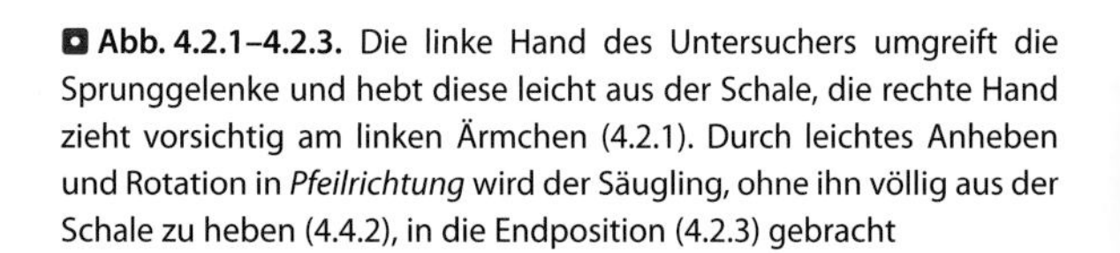

Abb. 4.2.1–4.2.3. Die linke Hand des Untersuchers umgreift die Sprunggelenke und hebt diese leicht aus der Schale, die rechte Hand zieht vorsichtig am linken Ärmchen (4.2.1). Durch leichtes Anheben und Rotation in *Pfeilrichtung* wird der Säugling, ohne ihn völlig aus der Schale zu heben (4.4.2), in die Endposition (4.2.3) gebracht

4.3 Untersuchung des linken Hüftgelenkes

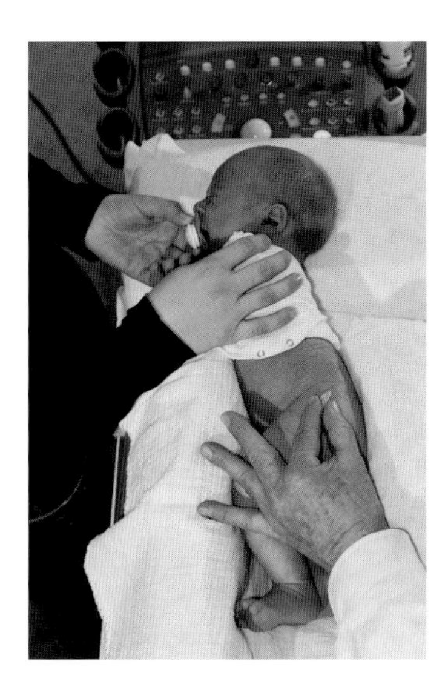

Abb. 4.3.1. liegt auf der Schulter des Kindes. Daumen und Zeigefinger der linken Hand des Untersuchers liegen in geschlossener Position am Trochanter major, die flache Hand mit den restlichen gespreizten Fingern provozieren eine leichte Innenrotation und verhindern das Herausgleiten des Kniegelenkes aus der Lagerungsschale

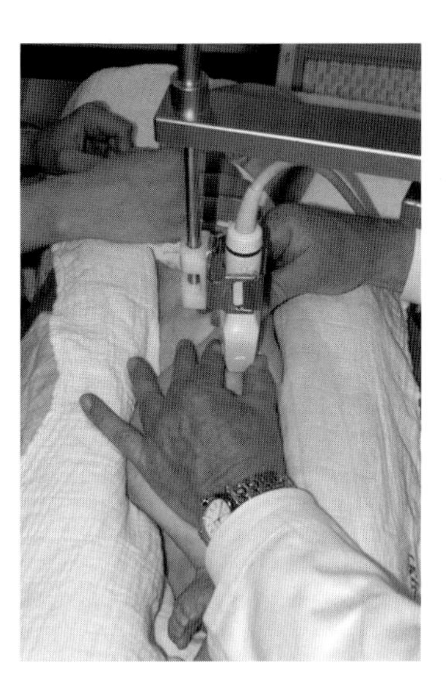

Abb. 4.3.2. Korrekte Ausgangsposition. Der Schallkopf wird zwischen Daumen und Zeigefinger am Trochanter major mit der linken Hand fixiert. Beide Hände stützen sich auf dem Randpolster ab. Der Schallkopf ist parallel zu den Randpolstern der Lagerungsschale ausgerichtet

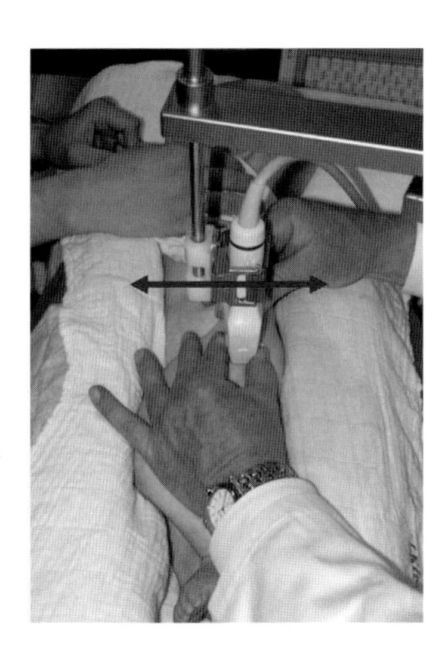

Abb. 4.3.3. Durch Parallelverschieben des Schallkopfes *in Pfeilrichtung* über dem Trochanter wird zuerst das Hüftgelenk, anschließend der Unterrand des Os ilium aufgesucht und bei Sichtbarwerden des Unterrandes des Os ilium das Sonogramm eingefroren

Vor-zurück-vor-zurück-kleiner-kleiner-kleiner-Stopp.

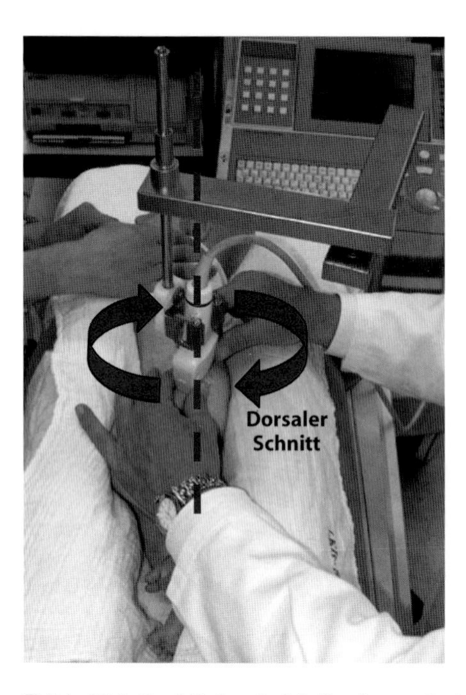

■ **Abb. 4.3.4.** Durch Drehen des Schallkopfes um seine Längsachse wird die gewünschte Ebene eingestellt. In diesem Fall wird exemplarisch der dorsale Schnitt eingestellt. Anschließend wird durch Parallelverschieben des Schallkopfes wieder der Unterrand des Os ilium nachjustiert

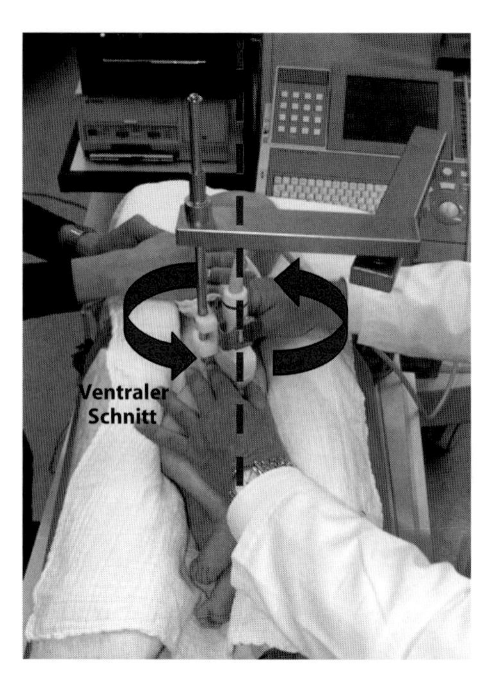

■ **Abb. 4.3.5.** Beispiel der Einstellung einer ventralen Schnittebene durch Rotation des Schallkopfes am Pfannendach nach ventral

4.4 Fehlerhafte Abtasttechnik des rechten Hüftgelenkes

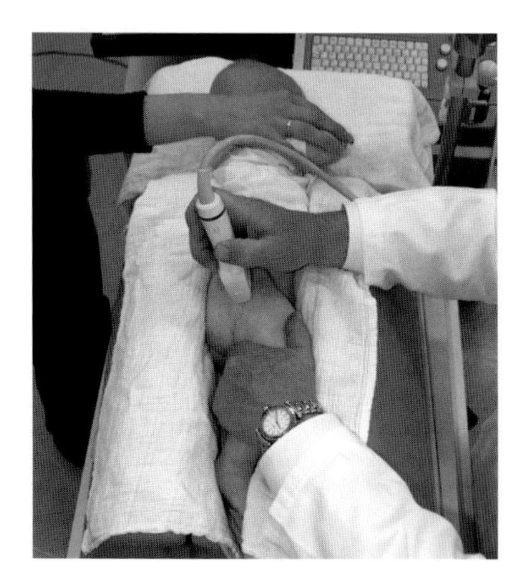

■ **Abb. 4.4.1.** Der Schallkopf wird nicht mit beiden Händen geführt. Der Schallkopf ist gekippt aufgesetzt. Die linke Hand zieht am Beinchen und irritiert dadurch den Säugling

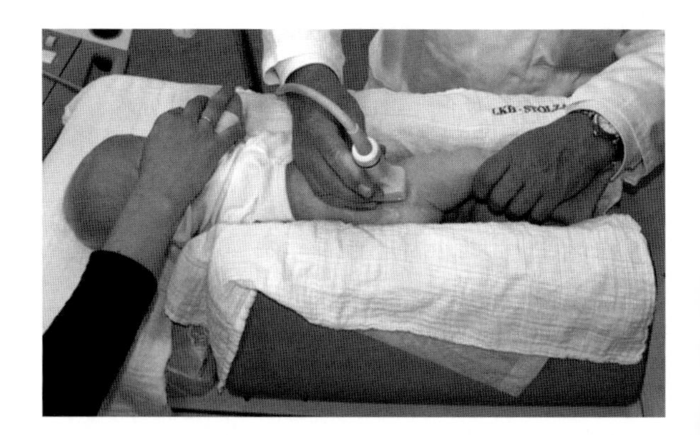

■ **Abb. 4.4.2.** Fehlerhafte Abtasttechnik. Durch den Zug am Beinchen erfolgt eine Streckung im Hüftgelenk. Dadurch werden Abwehrbewegungen provoziert

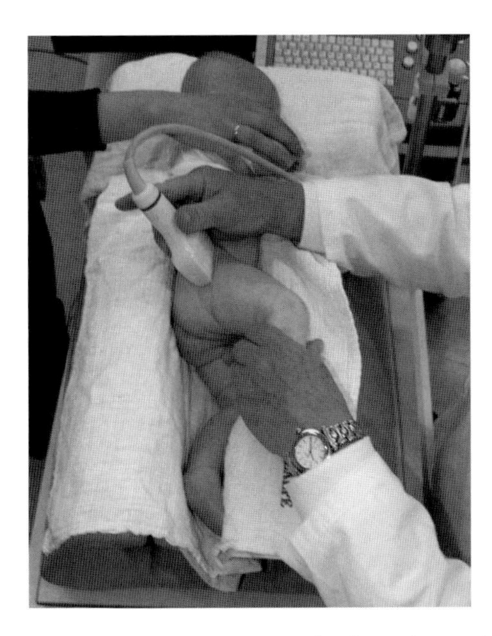

Abb. 4.4.3. Der Transducer wird völlig verkippt aufgesetzt. Das Beinchen schlüpft aus der Lagerungsschale. Dadurch entsteht eine Außenrotation im Hüftgelenk, sodass der Schallkopf nicht mehr am Trochanter major angedockt werden kann

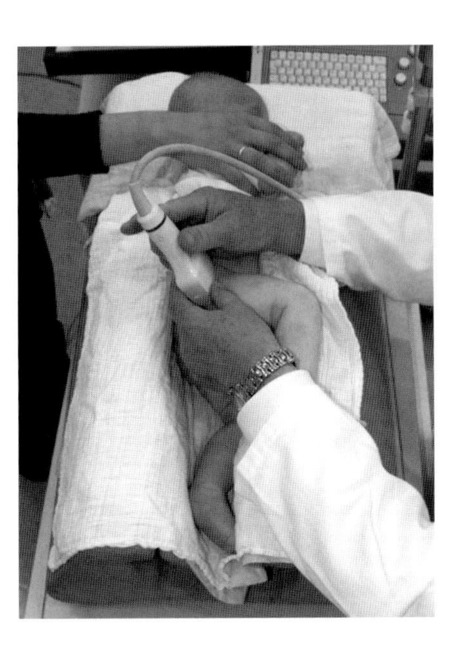

Abb. 4.4.4. Der Transducer wird zwar mit beiden Händen gehalten, jedoch völlig verkippt aufgesetzt. Das Beinchen schlüpft aus der Lagerungsschale. Dadurch entsteht eine Außenrotation im Hüftgelenk mit erschwerter Abtasttechnik

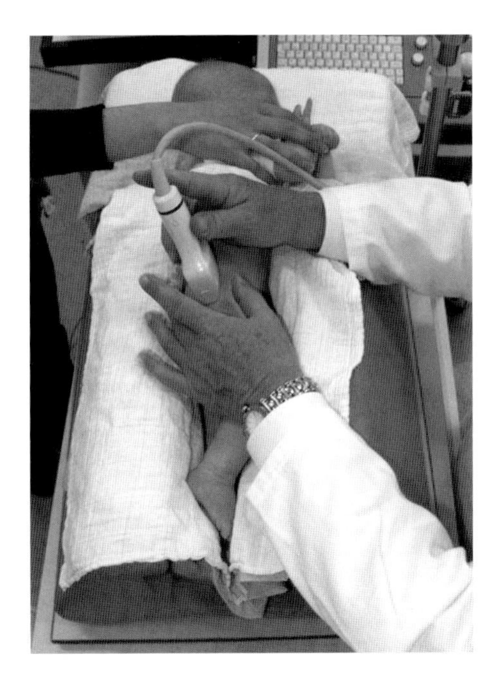

Abb. 4.4.5. Der Schallkopf wird nicht im Zangengriff durch die linke Hand geführt, sondern völlig verkippt durch die rechte Hand zwischen den Fingern der linken vor- und zurückbewegt. Durch die schlüpfrige Oberfläche kann der Schallkopf nicht millimetergenau geführt werden

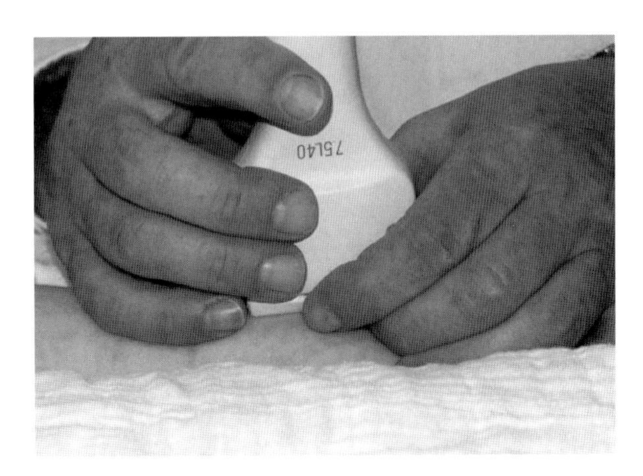

Abb. 4.4.6. Falsche Fingerposition. Durch die Flexion des linken Zeige- und Mittelfingers drückt der Fingernagel auf die Haut des Kindes und führt zu konsekutiven Abwehrbewegungen und Unruhe des Säuglings

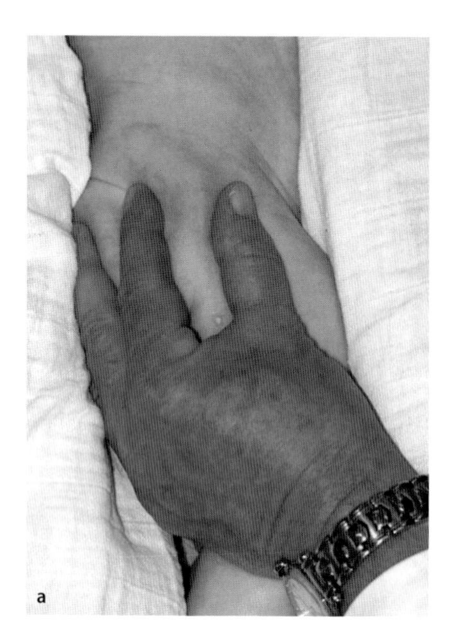

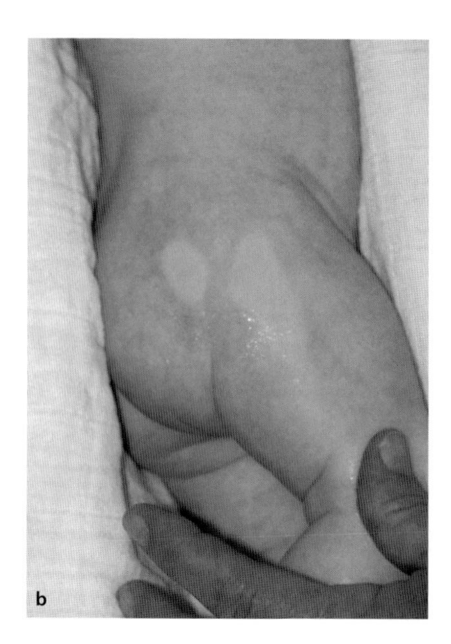

Abb. 4.4.7a, b. Die Fingerposition ist falsch (Daumen und Zeigefinger sind nicht geschlossen, der Mittelfinger sollte unter dem Zeigefinger zu liegen kommen). Druck statt Berührung (**a**)! Die Druckmarken sind an der Haut deutlich durch den Kneifeffekt sichtbar (**b**)

4.5 Fehlerhafte Abtasttechnik des linken Hüftgelenkes

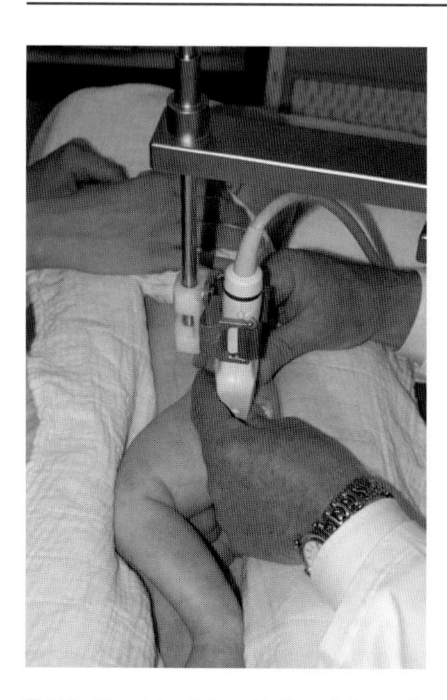

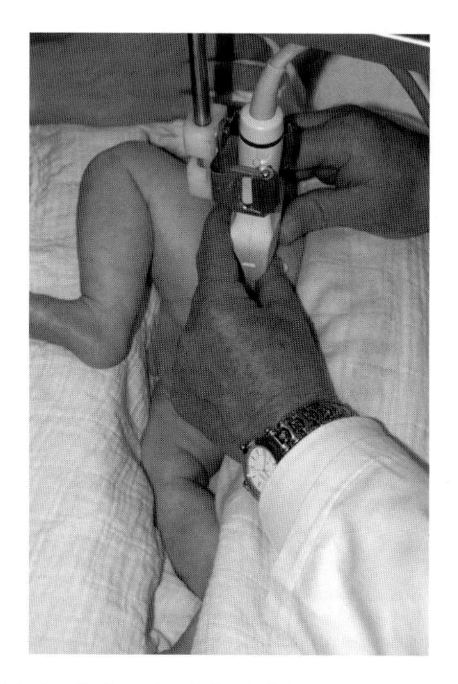

Abb. 4.5.1–4.5.2. Inkorrekte Fingerhaltung: Die Fingerposition ist diejenige für das rechte Hüftgelenk (4.5.1)! Wird sie am linken Hüftgelenk verwendet, schlüpft das Beinchen aus der Lagerungsschale, weil es nicht mit der flachen Hand fixiert wird (4.5.2)

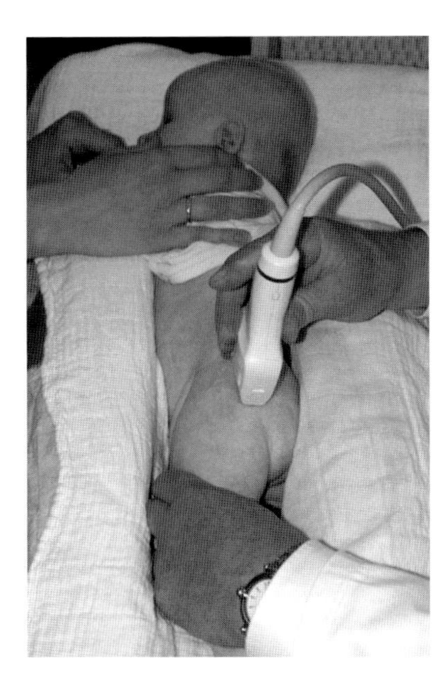

Abb. 4.5.3. Fehlerhafte Abtasttechnik des linken Hüftgelenkes. Verkippung des Transducers. Zug am Beinchen. Das einhändige Fixieren des Schallkopfes führt zu Verkippungen: Der Unterrand des Os ilium kann meistens auch nicht zum richtigen Zeitpunkt eingefroren werden

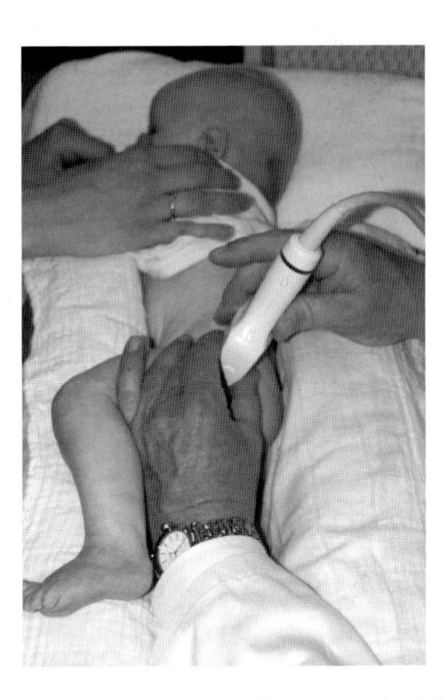

Abb. 4.5.4. Ungenügende Fixierung des linken Beinchens durch fehlerhafte Handhaltung. Zusätzlich Verkippung des Schallkopfes

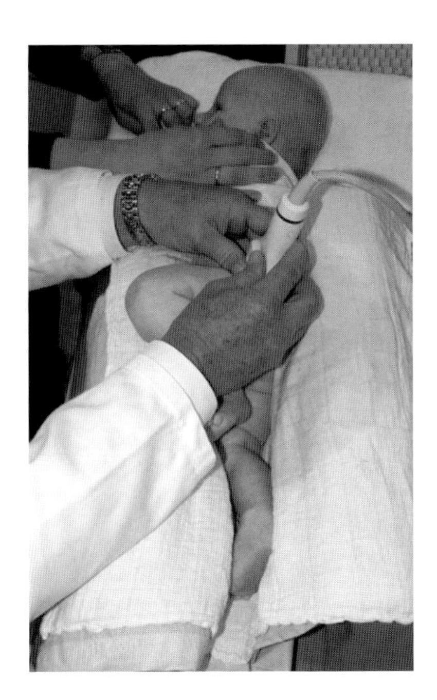

Abb. 4.5.5. Fehlerhafte Abtasttechnik: Der Untersucher steht auf der falschen Seite, der Schallkopf wird verkippt aufgesetzt, das Beinchen ist nicht fixiert und schlüpft aus der Schale, die Außenrotation ermöglicht kein korrektes Aufsetzen des Schallkopfes am Trochanter major

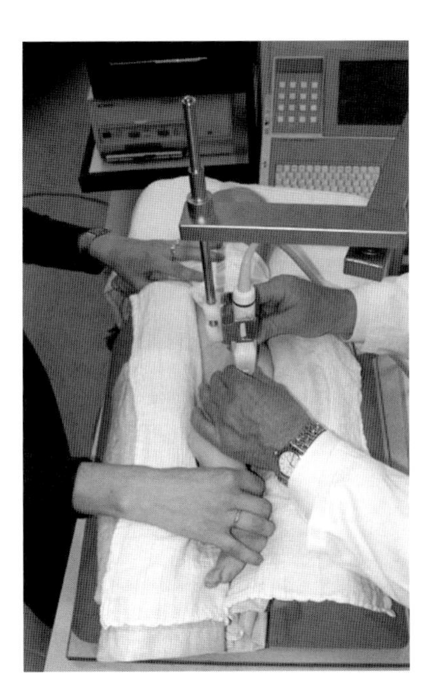

Abb. 4.5.6. Fehlerhafte Abtasttechnik: Die rechte Hand der Mutter zieht am Beinchen, dies provoziert den Säugling in der Regel zu Abwehrbewegungen. Die rechte Hand der Mutter gehört auf die Schulter des Säuglings!

4.6 Nicht empfohlene Untersuchungspositionen

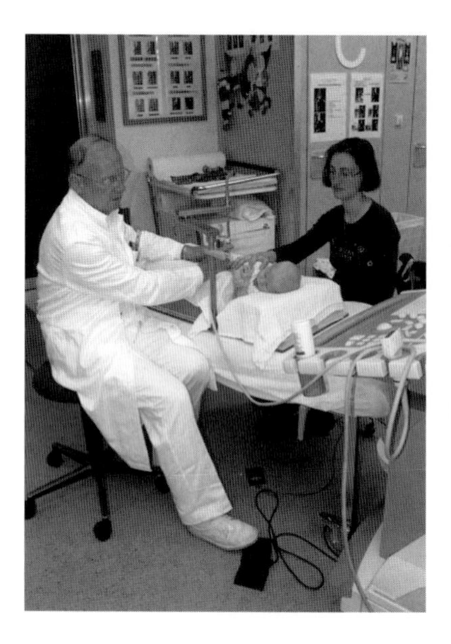

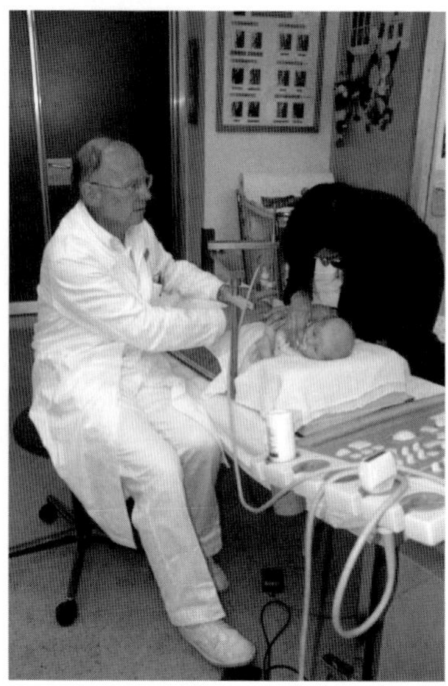

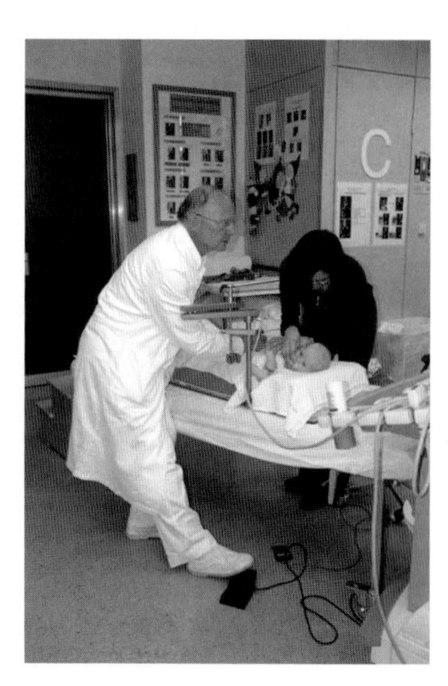

Abb. 4.6.1–4.6.3. Wird die Untersuchung im Sitzen auf einer Liege durchgeführt, muss sich der Untersucher verdrehen, weil er mit den Beinen nicht unter die Untersuchungsliege kommt. Dadurch erfolgt auch eine mangelhafte Abstützung der Unterarme auf der Lagerungsschale (4.6.1). Beginnt das Kind zu weinen, steht die Mutter auf, um es zu beruhigen und behindert dadurch den Untersuchungsvorgang (4.6.2). Durch die Sichtbehinderung muss der Arzt aufstehen und kann durch mangelnde Abstützung der Unterarme den Schallkopf nicht mehr korrekt führen (4.6.3)

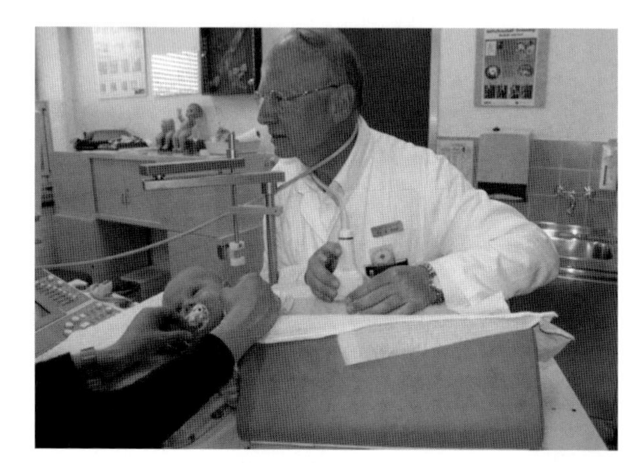

Abb. 4.6.4. Fehlerhafte Abtasttechnik: Suizidversuch des Sonographen bei nicht gelingendem Bild (Kabel!)

Typeneinteilung

Vorbemerkungen

1. Grundsätzlich ist zwischen zentrierten und dezentrierten Gelenken zu unterscheiden. Typ I und Typ II sind zentrierte, Typ III und Typ IV sind pathoanatomisch differente Ausbildungsformen von dezentrierten Gelenken.
2. Die weitere Typenfeindifferenzierung erfolgt anhand der Messtechnik mit Hilfe des Sonometers (▶ Kap. 6) unter Berücksichtigung des Alters.
3. Die morphologische Beschreibung der knöchernen Pfanne, der Erkerform (früher als »Knochenerker« bezeichnet) und des knorpeligen Pfannendaches ist eine semiquantitative Einschätzung der Überdachungsverhältnisse und muss in sich kongruent sein. Die Deskription zwingt zur nochmaligen Kontrolle der anatomischen Bezugspunkte!
4. Deskription und Messtechnik müssen ebenfalls denselben Typ ergeben (kongruente Befundung!). Widersprüche müssen nochmals zur Überprüfung der anatomischen Identifizierung bzw. zur Überprüfung der Messtechnik führen.

5.1 Die 4 Grundtypen

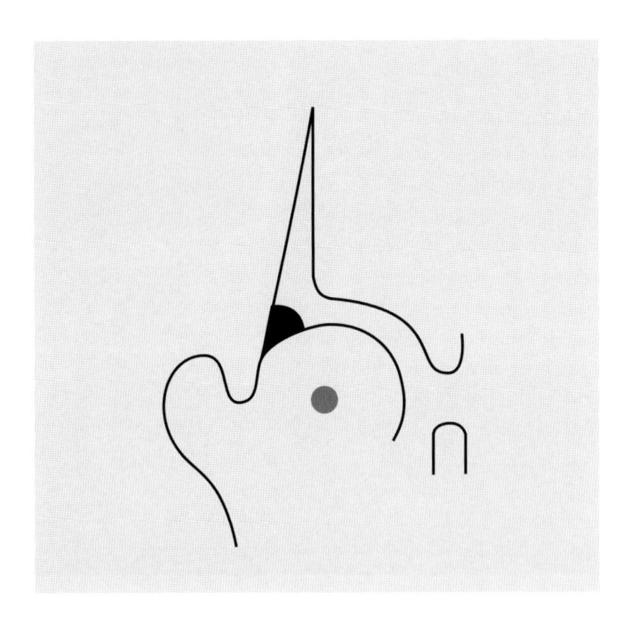

Abb. 5.1.1. Schematische Zeichnung eines Hüftgelenkes Typ I mit guter knöcherner Formgebung, stumpfer Erkerform und übergreifendem knorpeligem Pfannendach

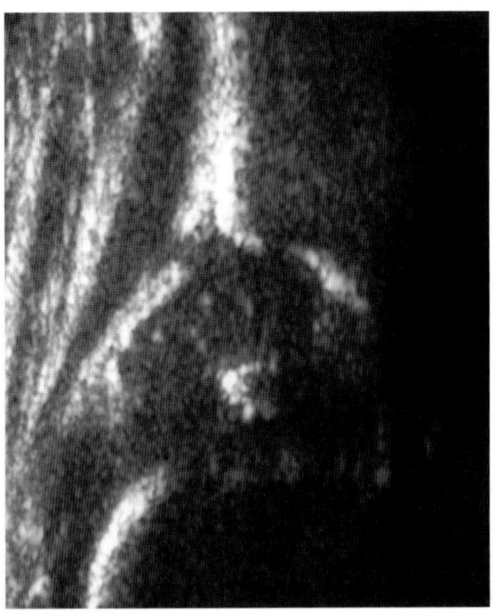

Abb. 5.1.2. 12 Wochen, linkes Hüftgelenk. Der Hüftgelenktyp I im Sonogramm ist gekennzeichnet durch eine gute knöcherne Formgebung, eine stumpfe Erkerform und übergreifendes Knorpeldach

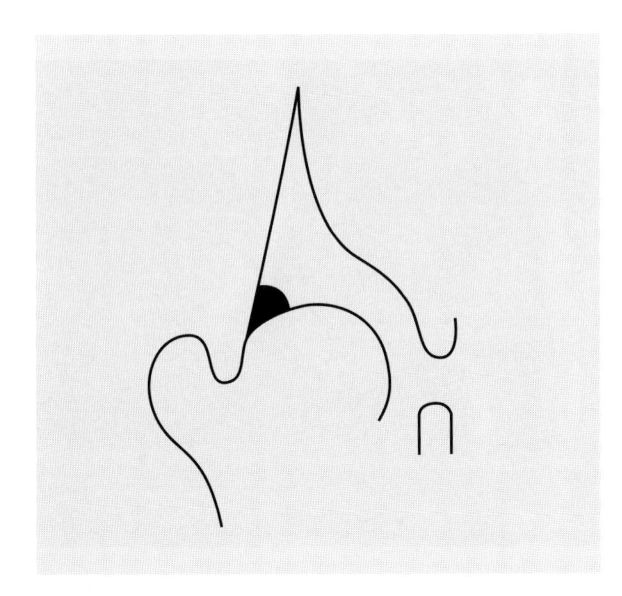

Abb. 5.1.3. Schematische Zeichnung eines Typs II mit mangelhafter knöcherner Formgebung, runder Erkerform und übergreifendem knorpeligem Pfannendach. Das Verhältnis zwischen Knorpeldach zu knöcherner Überdachung ist zugunsten des Knorpels verschoben

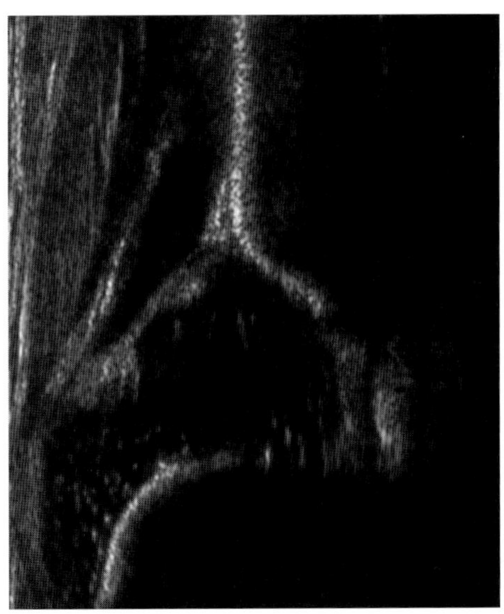

Abb. 5.1.4. 3 Wochen, rechtes Hüftgelenk. Der Typ II im Sonogramm zeigt eine mangelhafte (ausreichende) knöcherne Formgebung, eine runde Erkerform und ein übergreifendes Knorpeldach

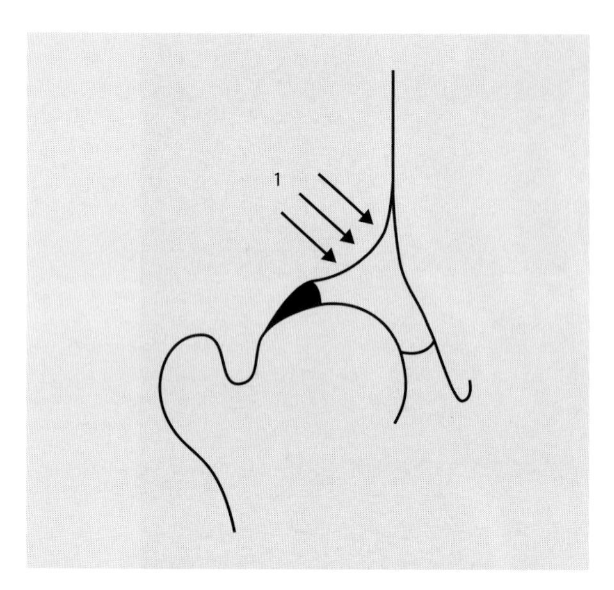

Abb. 5.1.5. Schematische Zeichnung eines Typs III. Die knöcherne Formgebung ist schlecht, die Erkerform flach und das knorpelige Pfannendach vom Hüftkopf nach oben verdrängt (das nach oben ziehende Perichondrium ist mit *Pfeilen* markiert). In diesem Beispiel liegt keine histologische Gefügestörung im hyalinem Pfannendachknorpel vor, daher ist dieser auch echofrei gezeichnet. Sonographisch Typ IIIa

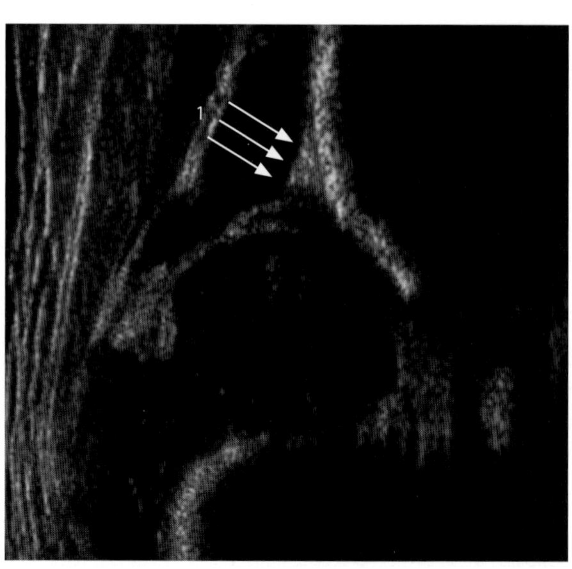

Abb. 5.1.6. 3 Wochen, rechtes Hüftgelenk, Typ IIIa. Die knöcherne Formgebung ist schlecht, die Erkerform flach, das knorpelige Pfannendach nach oben verdrängt. Dass der Knorpel nach oben verdrängt ist, sieht man sonographisch am aufsteigenden Perichondrium (1). Das knorpelige Pfannendach ist echofrei, daher liegt ein Typ IIIa vor

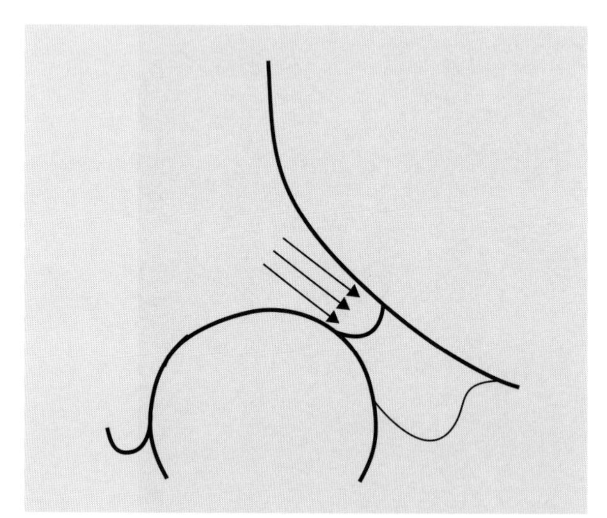

Abb. 5.1.7. Hüfttyp IV, schematisch. Der Hüftkopf hat das hyaline Pfannendach zwischen sich und der knöchernen Pfanne komprimiert. Typ IV unterscheidet sich vom Typ III sonographisch durch den Verlauf des Perichondriums. Typ III aufsteigend (Abb. 5.1.5), Typ IV absteigend oder muldenförmig *(Pfeile)*

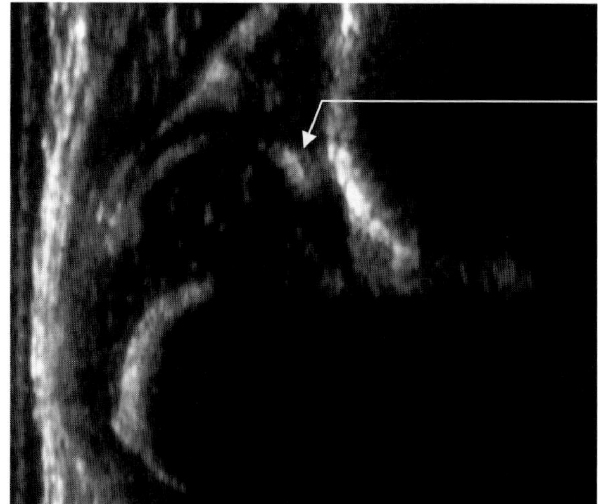

Abb. 5.1.8. 4 Wochen, rechtes Hüftgelenk, Typ IV. Das Sonogramm korrespondiert mit Abb. 5.1.7. Der Hüftkopf ist deutlich dezentriert, das Knorpeldach zwischen Hüftkopf und Knochenlamelle komprimiert. Der Perichondriumstreifen zieht vom Hüftkopf muldenförmig (1) zum Knochen

5.2 Beschreibung

Tabelle 5.2.1. Beschreibung der Hüfttypen

Hüfttyp	Knöcherne Formgebung	Knöcherne Erkerfom	Knorpeliger Erker	Knochenwinkel α	Knorpelwinkel β
Ia reife Hüfte (jedes Alter)	gut	eckig/stumpf	übergreifend	60° oder größer	kleiner 55°
Ib reife Hüfte (jedes Alter)	gut	eckig/stumpf	übergreifend	60° oder größer	größer 55°
IIa (+) physiologisch unreife Hüfte altersentsprechend unter 12. LWo	ausreichend	rund	übergreifend	50–59° lt. Sonometer altersentsprechend	Anmerkung: plus/minus Einteilung in der Praxis erst ab der 6. Lebenswoche
IIa (–) unreife Hüfte mit Reifungsdefizit unter 12. Lebenswoche	mangelhaft	rund	übergreifend	50–59° lt. Sonometer nicht altersentsprechend	Anmerkung: plus/minus Einteilung in der Praxis erst ab der 6. Lebenswoche
IIb Verknöcherungsverzögerung über 12. Lebenswoche	mangelhaft	rund	übergreifend	50–59°	
IIc gefährdete oder kritische Hüfte (jedes Alter)	hochgradig mangelhaft	rund bis flach	noch übergreifend	43–49°	kleiner 77°
D Hüfte am Dezentrieren (jedes Alter)	hochgradig mangelhaft	rund bis flach	verdrängt	43–49°	größer 77°
IIIa Dezentrierte Hüfte (jedes Alter)	schlecht	flach	nach kranial verdrängt – ohne Strukturstörung	kleiner 43°	
IIIb Dezentrierte Hüfte (jedes Alter)	schlecht	flach	nach cranial verdrängt – mit Strukturstörung	kleiner 43°	
IV Dezentrierte Hüfte (jedes Alter)	schlecht	flach	nach mediokaudal verdrängt	kleiner 43°	
***Ausnahme:** Typ II mit Nachver knöcherung (jedes Alter)*	mangelhaft bzw. ausreichend	eckig als Zeichen der Nachreifung	*übergreifend*	50–59°	

Knöcherne Formgebung:
gut

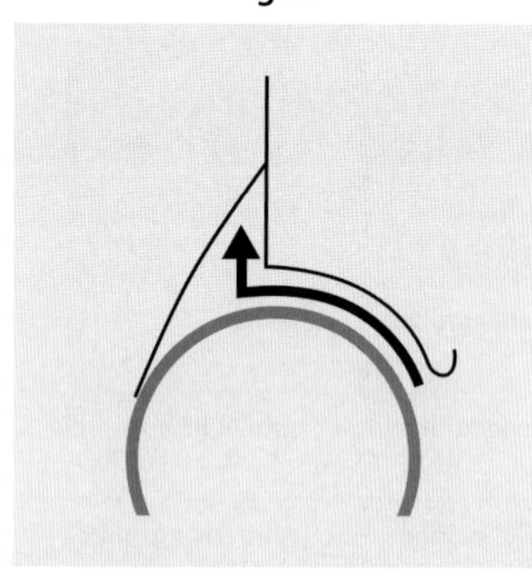

Knöcherne Formgebung:
mangelhaft

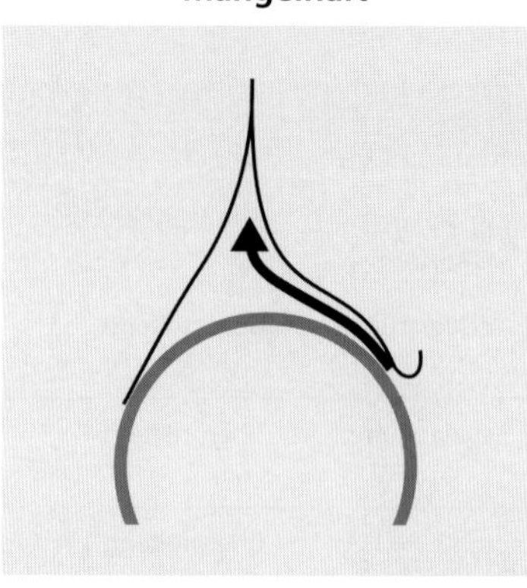

Knöcherne Formgebung:
schlecht

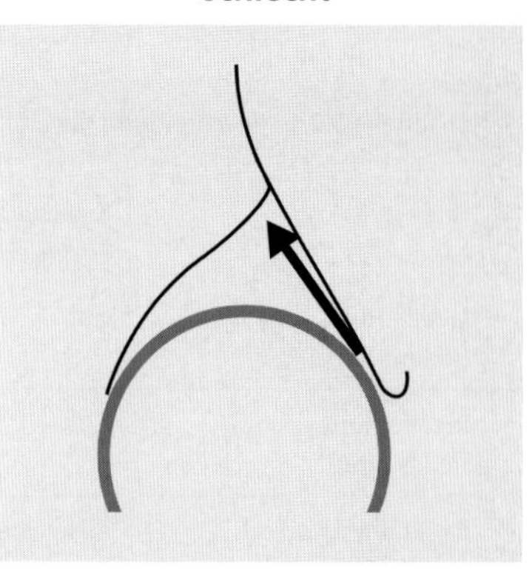

Abb. 5.2.2–5.2.4. Schematische Zeichnungen der verschiedenen Formen der knöchernen Formgebung

Knöcherne Erkerform:
eckig

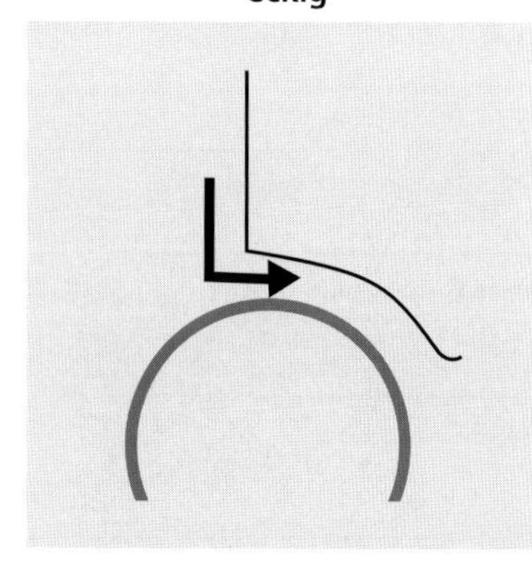

Knöcherne Erkerform:
stumpf

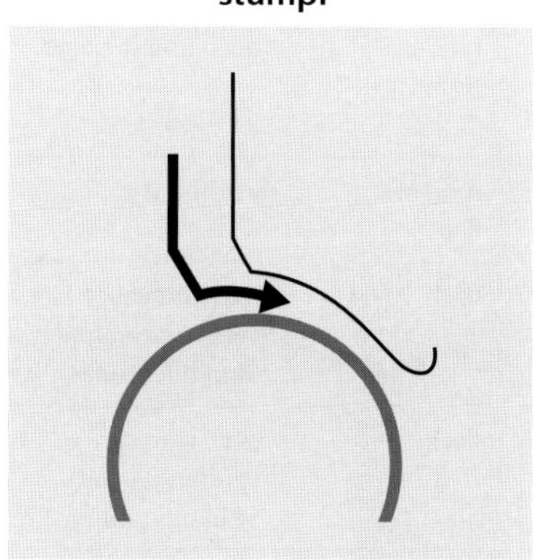

Knöcherne Erkerform:
rund

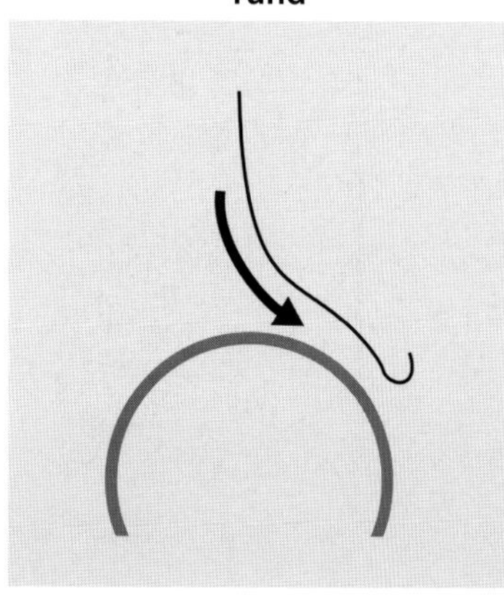

Knöcherne Erkerform:
flach

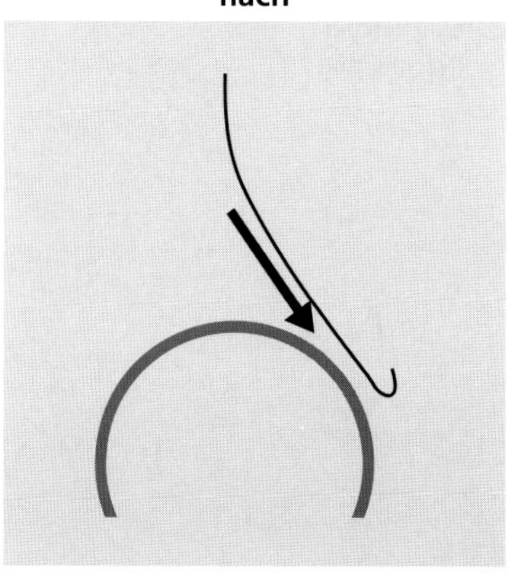

Abb. 5.2.5–5.2.8. Schematische Zeichnung der knöchernen Erkerformen

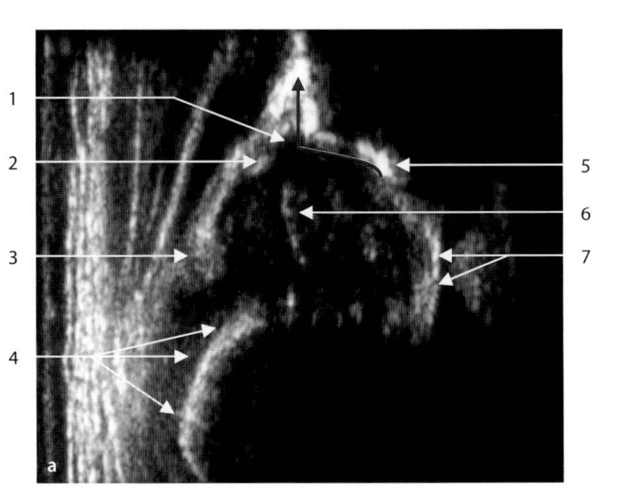

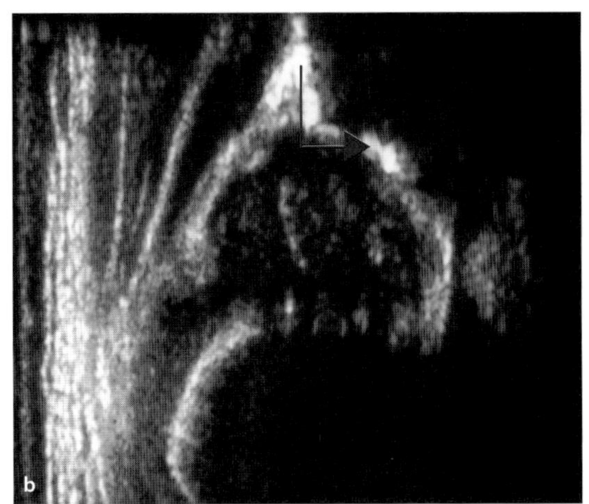

Abb. 5.2.9a, b. 3 Monate, rechtes Hüftgelenk. Die knöcherne Formgebung *(Pfeil in Abb. 5.2.9a)* ist gut, die Erkerform *(Pfeil in Abb. 5.2.9b)* ist eckig, und das knorpelige Pfannendach ist übergreifend. Typ I
1 Knorpeldach
2 Labrum
3 Umschlagfalte
4 Knorpel-Knochen-Grenze
5 Unterrand Os ilium
6 Hüftkopf
7 Gewebe der Fossa acetabuli

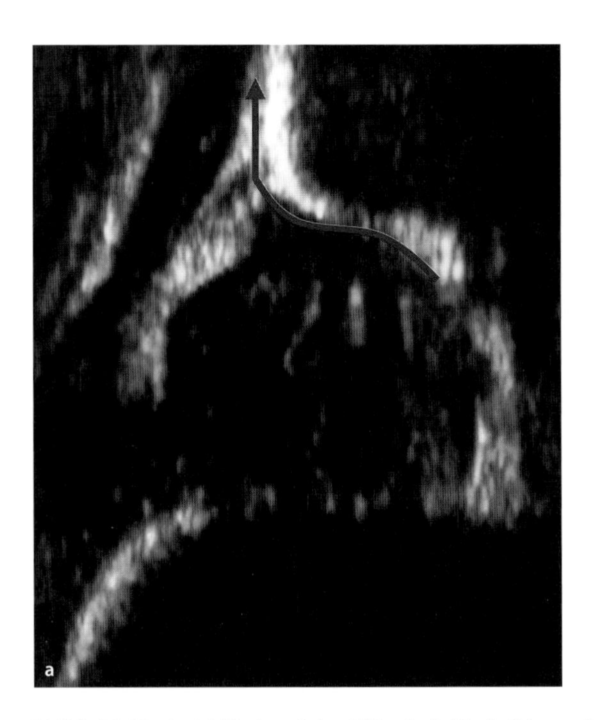

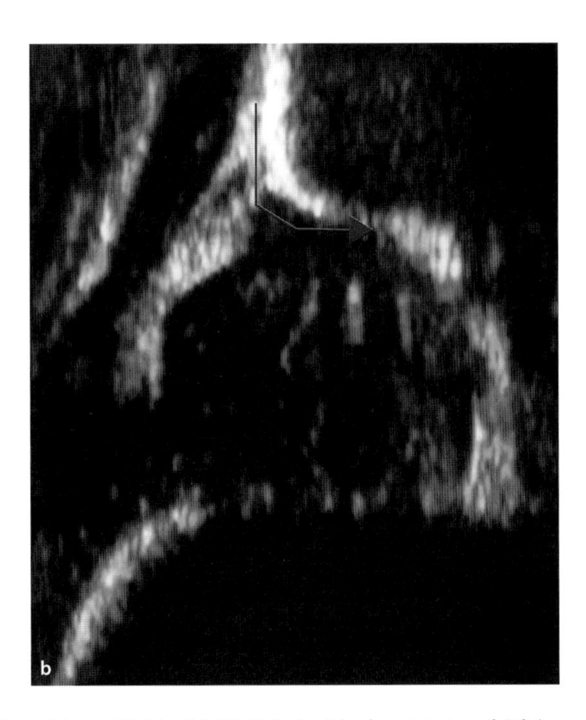

Abb. 5.2.10a, b. 12 Wochen, linkes Hüftgelenk. Die knöcherne Pfanne ist gut *(Pfeil in Abb 5.2.10a)*, die Erkerform ist stumpf *(Pfeil in Abb. 5.2.10b)*, das knorpelige Pfannendach übergreifend. Typ I

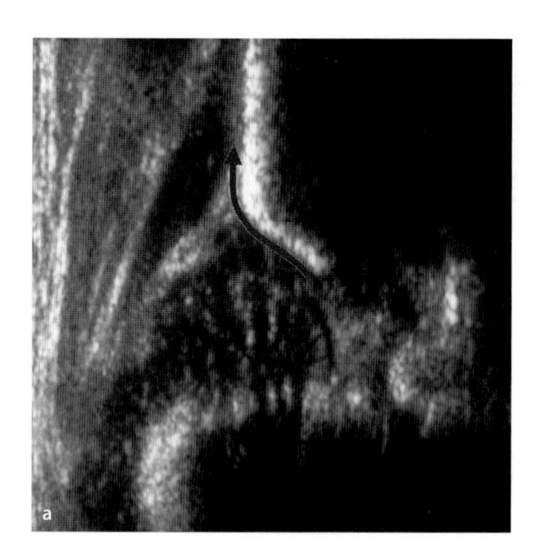

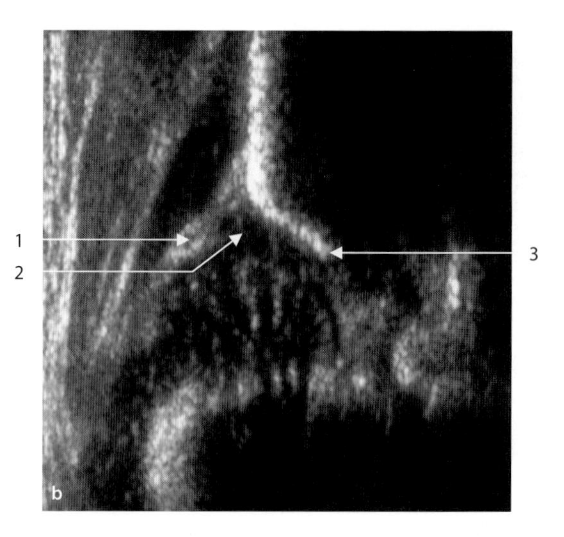

Abb. 5.2.11 a, b. 4 Wochen, rechtes Hüftgelenk. Knöcherne Formgebung ausreichend *(Pfeil in Abb. 5.2.11a)*, die Erkerform rund *(Pfeil in Abb. 5.2.11b)*, das knorpelige Pfannendach übergreifend

1 Labrum acetabulare
2 knorpeliges Pfannendach
3 Unterrand des Os ilium

Tipps für die Praxis

1.) Von einem übergreifenden knorpeligen Pfannendach spricht man immer, wenn das Labrum acetabulare tiefer (distal-lateral) als der knöcherne Erker steht.

2.) Bei gleicher Höhe Vorsicht (Grenzfälle zwischen IIc, D, III).

3.) Den Begriff verdrängtes Knorpeldach verwendet man dann, wenn das Labrum acetabulare durch die Dezentrierung des Hüftkopfes höher steht als der knöcherne Erker.
Übergreifend: **bedeutet immer zentrierte Hüfte!**
Verdrängt: **bedeutet dezentrierte Hüfte!**

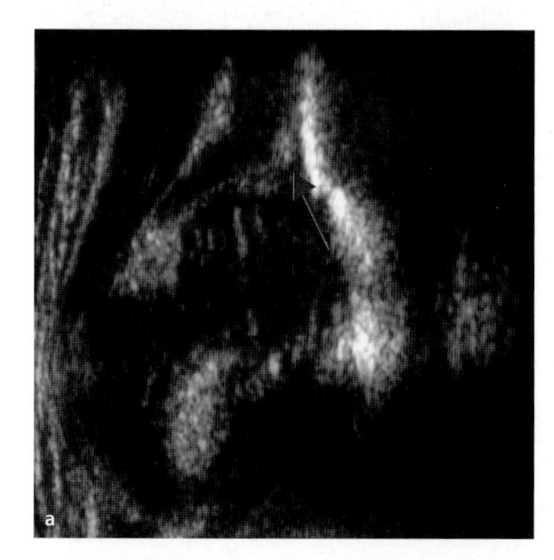

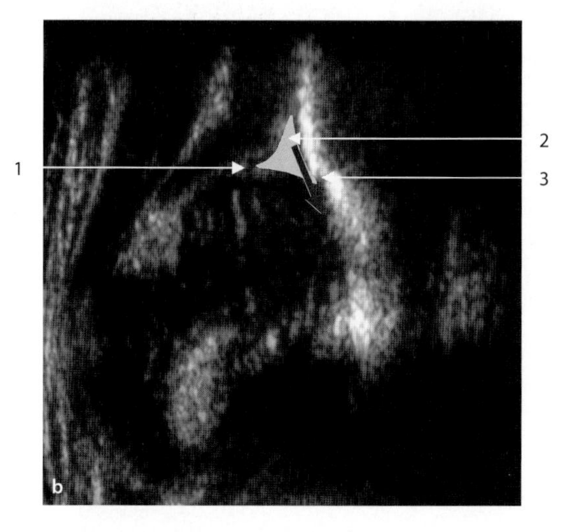

Abb. 5.2.12 a, b. 6 Tage, linkes Hüftgelenk. Die knöcherne Formgebung ist schlecht *(Pfeil in Abb. 5.2.12a)*, die Erkerform flach *(Pfeil in Abb. 5.2.12b)*, das knorpelige Pfannendach (2) nach kranial verdrängt, ohne Strukturstörung. Typ IIIa

1 Labrum acetabulare
3 knöcherner Erker

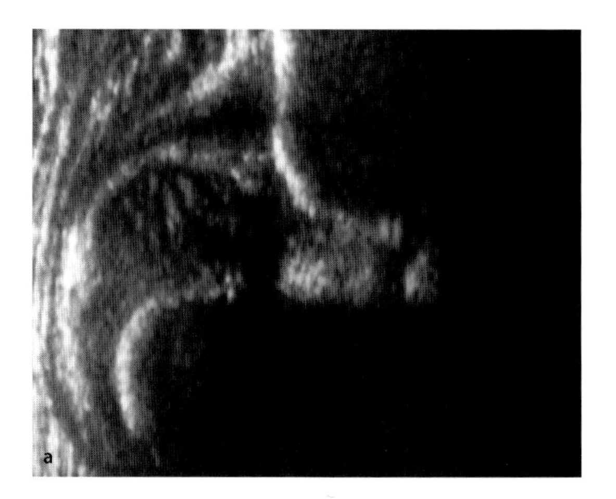

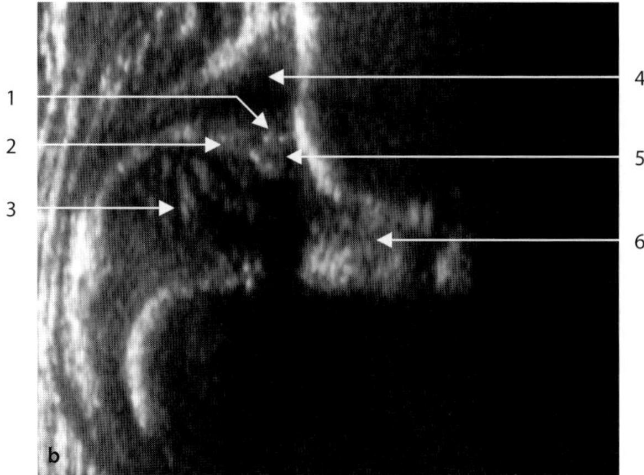

■ **Abb. 5.2.13a, b.** 2 Wochen, rechtes Hüftgelenk. Typ IV. Der Unterrand vom Os ilium ist nicht identifizierbar, das knorpelige Pfannendach ist nach unten verdrängt.
1 muldenförmiges Perichondrium
2 Labrum acetabulare
3 Hüftkopf
4 Gluteus minimus
5 hyalin präformiertes Pfannendach
6 Fettgewebe in der Fossa acetabuli

5.3 Nachreifung

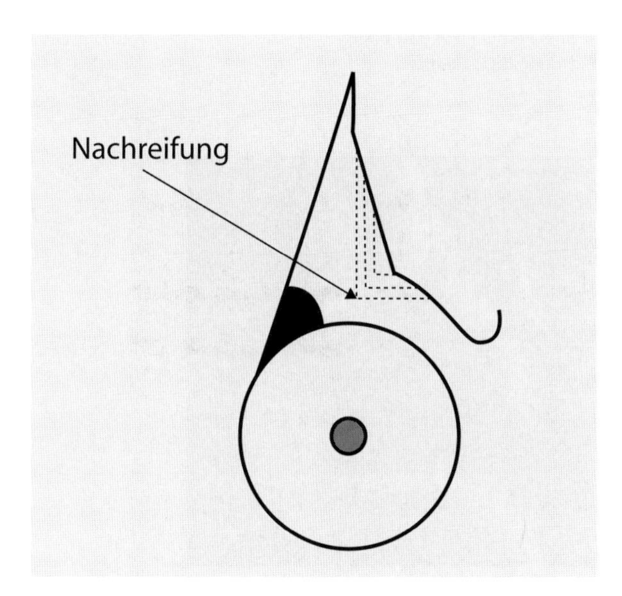

■ **Abb. 5.3.1.** Schema der Nachreifung: Von proximal nach distal zunehmende sonographische Echogenität. Zunehmende Konturierung und Übergang der runden in eine eckige Erkerform = Ossifizierung des Knorpeldaches

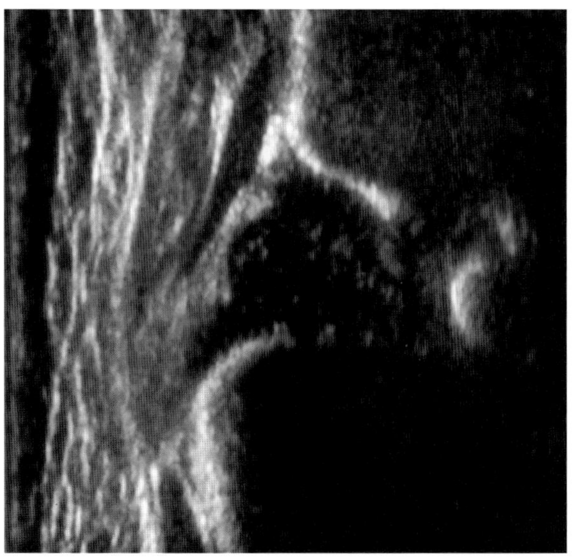

■ **Abb. 5.3.2.** 10 Wochen, rechtes Hüftgelenk. Die knöcherne Formgebung ist mangelhaft, die Erkerform rund, das knorpelige Pfannendach übergreifend. Typ IIa

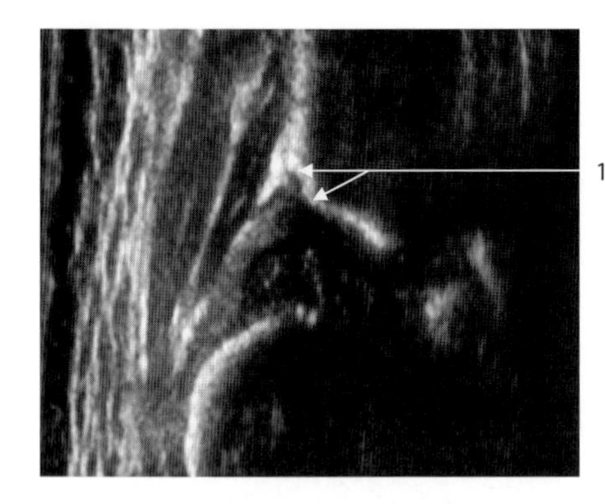

Abb. 5.3.3. Derselbe Patient wie in Abb. 5.3.2, jedoch nach 4 Wochen Spreizhosenbehandlung. Es ist zwar die knöcherne Formgebung nach wie vor mangelhaft, jedoch ist die Nachreifung (1), welche als prognostisch günstiges Zeichen zu werten ist, im Vergleich zu Abb. 5.3.2 deutlich sichtbar

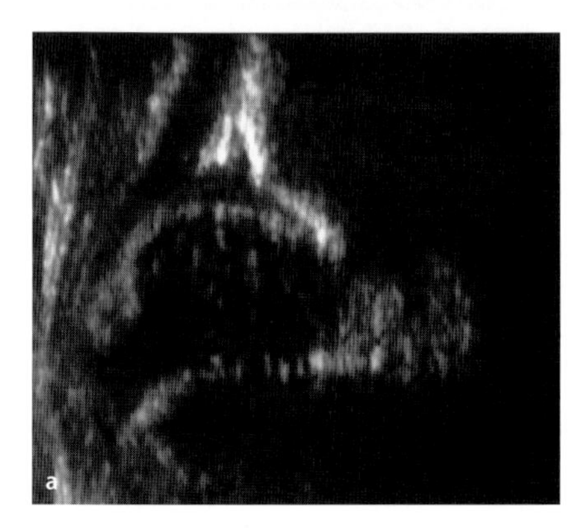

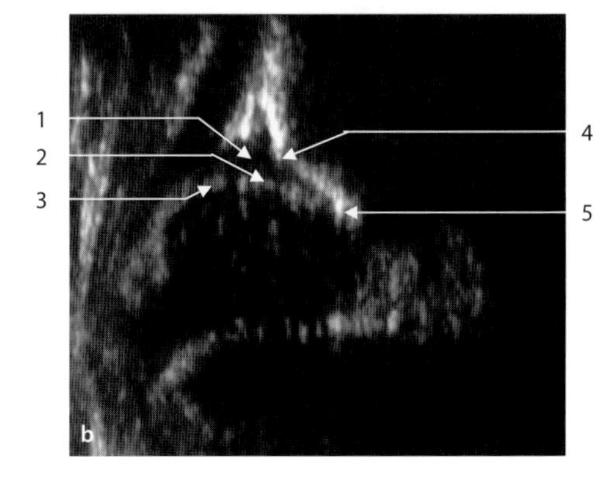

Abb. 5.3.4a, b. 11 Wochen, linkes Hüftgelenk. Die knöcherne Formgebung ist, bei bereits relativ gut konturierter Erkerform, mangelhaft. Das knorpelige Pfannendachg übergreifend. Typ IIa. Ob IIa (+) oder IIa (–), entscheidet die Messung

1 hyalin präformiertes Pfannendach
2 Grenzflächenartefakt (»Flüssigkeitsfilm«)
3 Labrum
4 knöcherner Erker (fast eckig)
5 Unterrand Os ilium

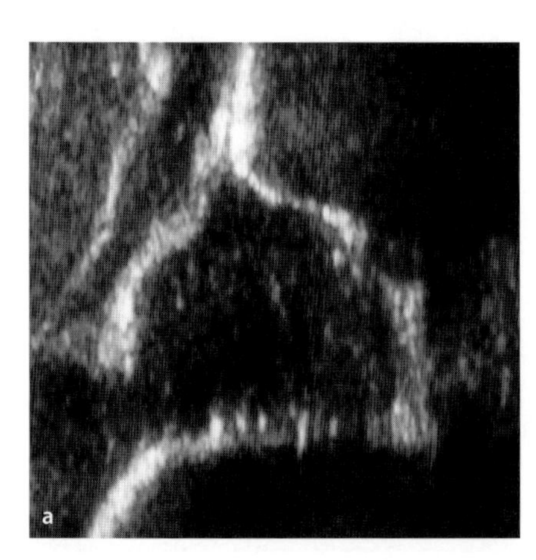

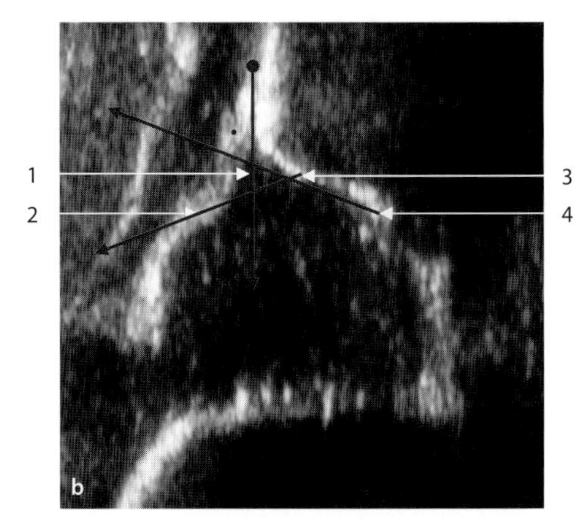

Abb. 5.3.5a, b. 4 Monate, rechtes Hüftgelenk. Die knöcherne Formgebung ist gut, die Erkerform stumpf, das knorpelige Pfannendach übergreifend. Es besteht jedoch noch ein leichter Erkerdefekt

1 hyalin präformiertes Pfannendach
2 Labrum acetabulare
3 Nachreifung mit bereits stumpfer Erkerform
4 Unterrand Os ilium
Winkel α: 69°, β: 70°, Typ Ib

Messtechnik

Vorbemerkungen

Achten Sie auf die richtige strategische Vorgangsweise:

Zuerst:

1.) Anatomische Identifizierung.
2. Brauchbarkeitsprüfung inklusive Kippfehlercheck.
3.) Deskription. Die Deskription ergibt den vorläufigen Typ.

Dann:

4.) Messung: Sie ergibt den messtechnischen Typ, der mit dem deskriptiven Typ übereinstimmen muss. Anderenfalls nochmalige Prüfung.
   - Jede Messlinie hat ihre eigenen 2 anatomischen Messpunkte. Keine Messlinie baut auf der anderen Messlinie auf. Messfehler können dadurch in Grenzen gehalten werden.
   - Der Winkel α ist ein Maß für die Ausformung der knöchernen Pfanne und liegt zwischen Pfannendach- und Grundlinie. Der Winkel β ist ein Maß für die Ausformung des knorpeligen Pfannendaches und wird zwischen Grund- und Ausstelllinie (Knorpeldachlinie) gemessen.

Wichtiger Hinweis

Die Messlinien schneiden sich nur selten in einem Punkt! Dies ist nur bei Typ-I-Gelenken mit eckiger Erkerform der Fall. Dieser Hüfttyp ist eher selten!

6.1 Pfannendachlinie

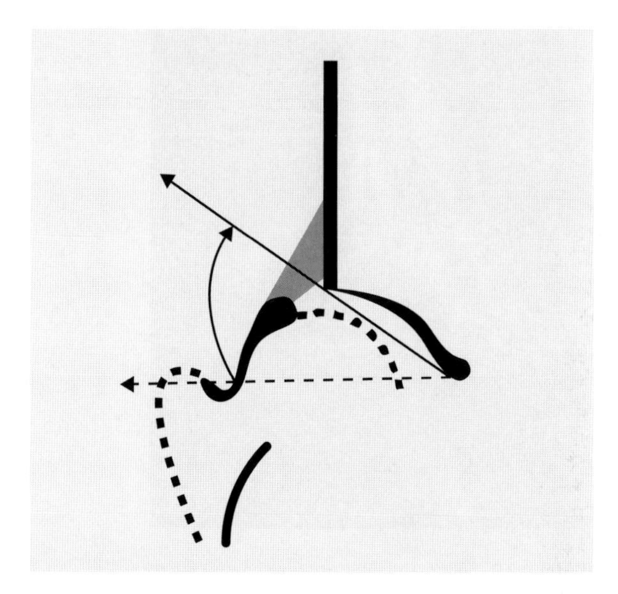

Abb. 6.1.1. Schema zum Einzeichnen der Pfannendachlinie: Ausgehend vom Unterrand des Os ilium, der als Drehpunkt dient, wird eine Linie von lateral her an die knöcherne Pfanne (nicht »Erker«) angelegt (»tangential« an die knöcherne Pfanne)

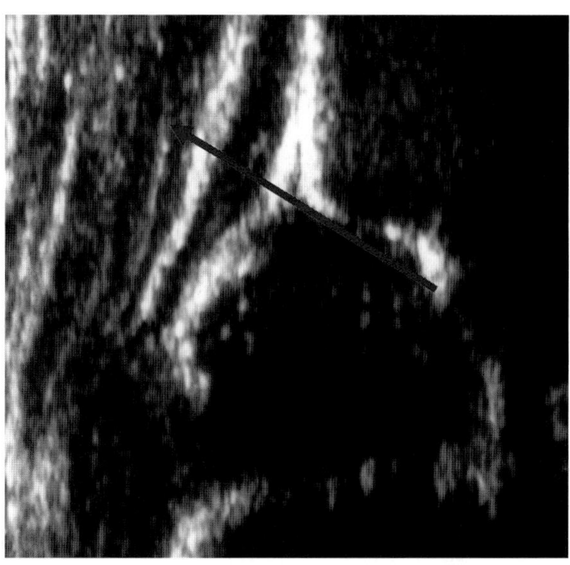

Abb. 6.1.2. Sonogramm einer rechten Hüfte. Vom Unterrand des Os ilium wird eine Linie tangential (berührend) an die knöcherne Pfanne angelegt

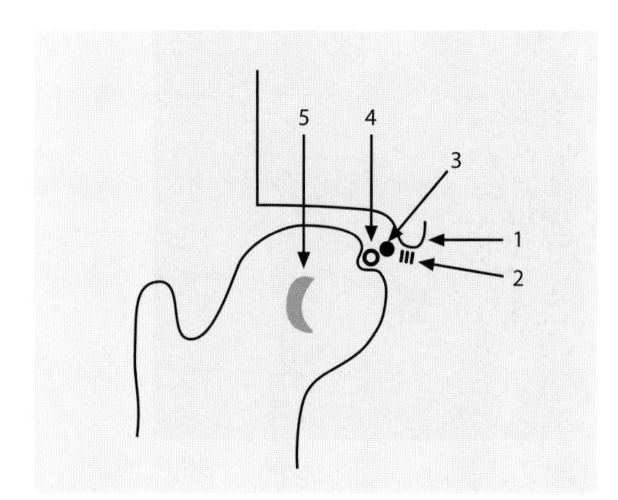

Abb. 6.1.3. Schematische Darstellung der Echos am Unterrand des Os ilium

1 Unterrand Os ilium
2 Sinusoide vom Y-Knorpel
3 Gewebe der Fossa acetabuli
4 Ligamentum capitis femoris (Fovea centralis)
5 Hüftkopfkern

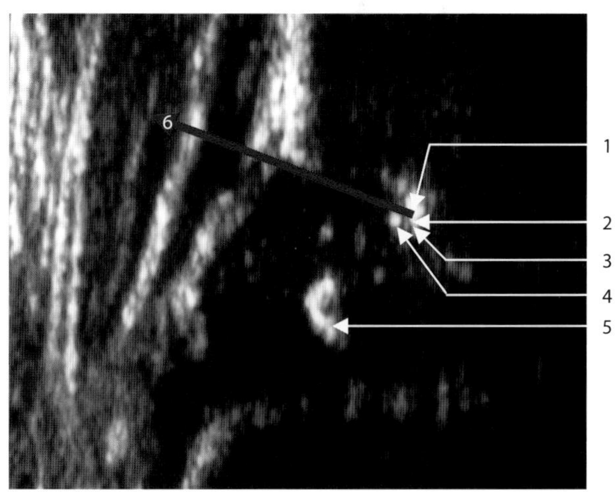

Abb. 6.1.4. Sonogramm entsprechend dem Schema in Abb. 6.1.3, mit eingezeichneter Pfannendachlinie (6)

1 Unterrand Os ilium
2 Sinusoide vom Y-Knorpel
3 Gewebe der Fossa acetabuli
4 Ligamentum capitis femoris
5 Hüftkopfkern

6.2 Grundlinie

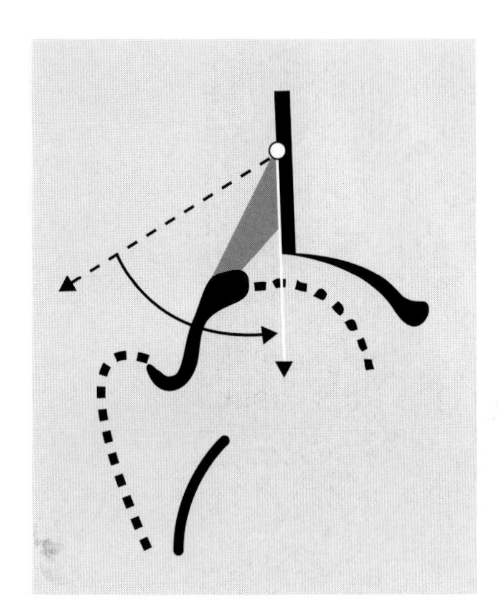

■ **Abb. 6.2.1.** Die Grundlinie wird vom obersten Erkerpunkt (Ansatz der Rektussehne), die Darmbeinsilhouette berührend (tangential), nach distal gezogen

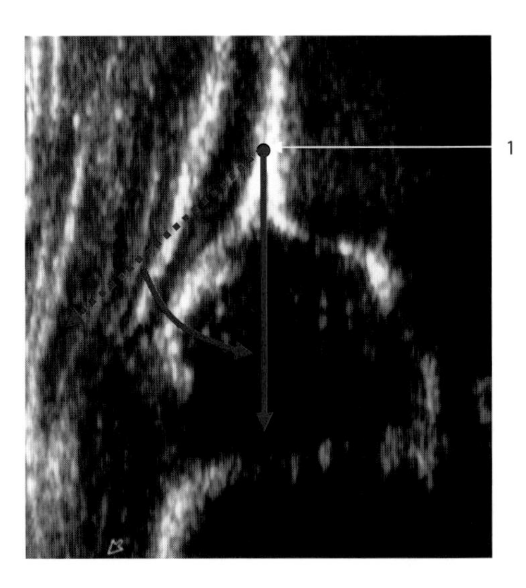

■ **Abb. 6.2.2.** Sonogramm mit eingezeichneter Grundlinie
1 oberster Erkerpunkt

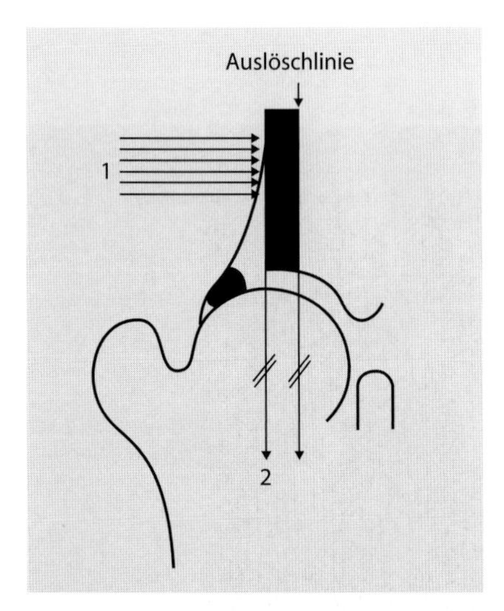

■ **Abb. 6.2.3.** Manchmal kann die Auffindung des oberen Erkerpunktes Probleme bereiten. Dieses Problem kann mit der Grundlinienhilfslinie gelöst werden. Durch die Schallblockade an der lateralen Seite des Os ilium entsteht eine Artefaktlinie (Auslöschlinie = Grundlinienhilfslinie). Durch Winkelparallelität kann α sowohl zwischen Grund- und Pfannendachlinie gemessen werden, als auch zwischen der Hilfs- und Pfannendachlinie
1 Schallstrahlen
2 Grundlinie

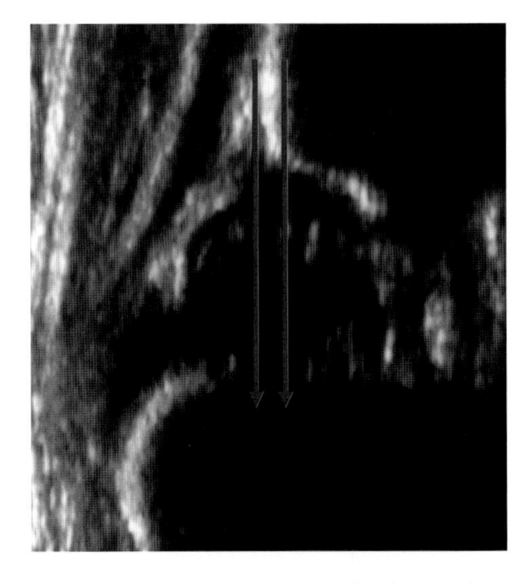

■ **Abb. 6.2.4.** Sonogramm (entsprechend dem Schema in Abb. 6.2.3) mit eingezeichneter Hilfs- und Grundlinie

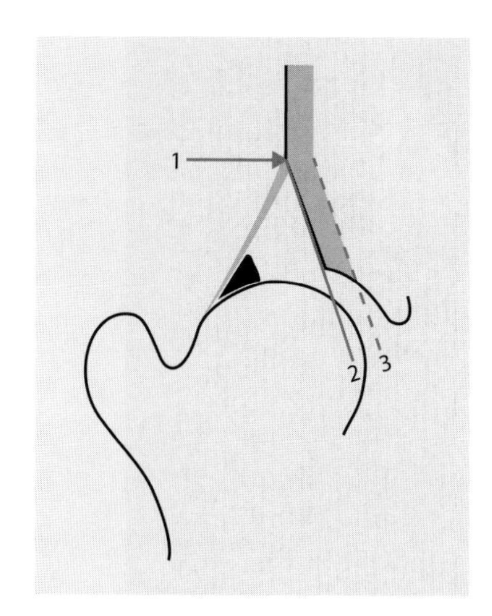

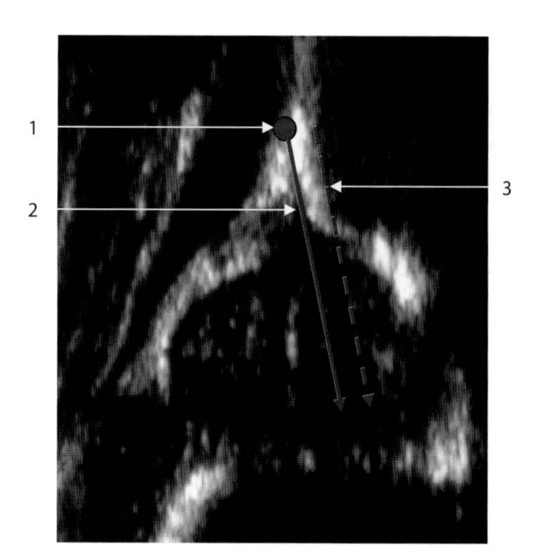

Abb. 6.2.5. *Achtung:* Die Grundlinie ist nicht immer senkrecht bzw. parallel zum Bildrand! Beispiel einer schrägen Grundlinie: Vom obersten Erkerpunkt (1) zieht die Grundlinie (2) berührend nach distal

Abb. 6.2.6. Sonogramm entsprechend dem Schema in Abb. 6.2.5
1 oberster Erkerpunkt
2 Grundlinie
3 Hilfslinie

Tipp für die Praxis

Bei Verwendung der Hilfslinie (3 in Abb. 6.2.5) muss man die hintere Schallauslöschung vom obersten Erkerpunkt nach kaudal verwenden.

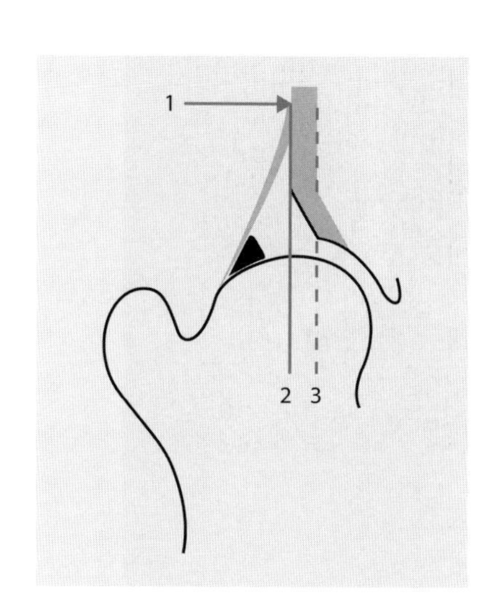

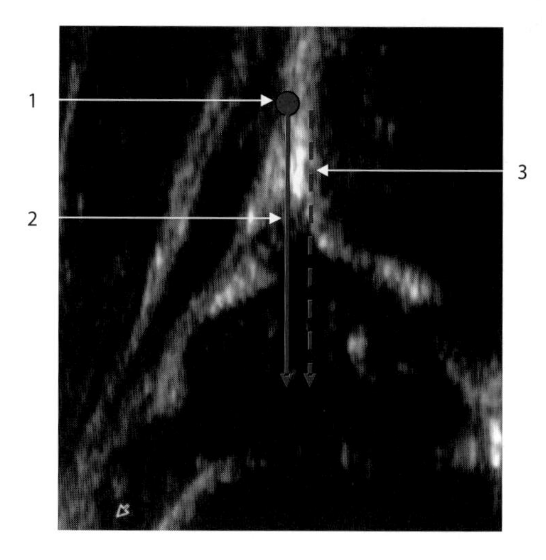

Abb. 6.2.7/8. Skizze und Sonogramm für die Grundlinie
1 oberster Erkerpunkt
2 Grundlinie
3 Hilfslinie
Diese Situation kann bei der Nachreifung vorkommen

Abb. 6.2.8

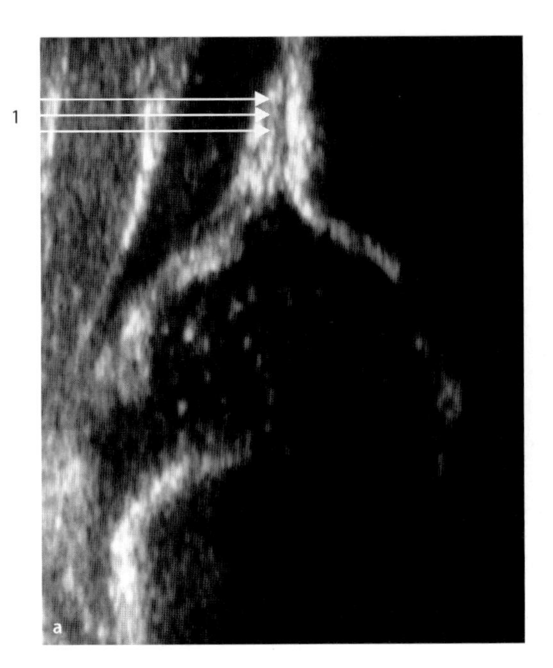

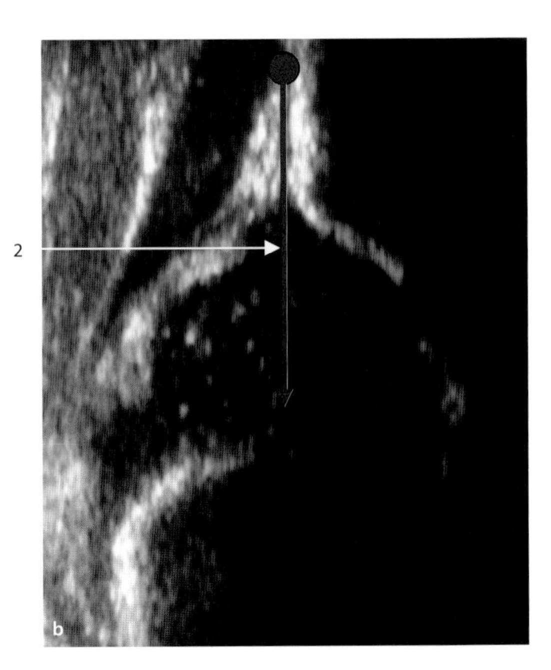

Abb. 6.2.9a, b. 6 Wochen, rechtes Hüftgelenk. Die Kontaktstelle (1) in Abb. 6.2.9a der Rektussehne mit der knöchernen Lamelle des Os ilium ist deutlich sichtbar. Das Einzeichnen der Grundlinie (2) in Abb. 6.2.9b ist problemlos

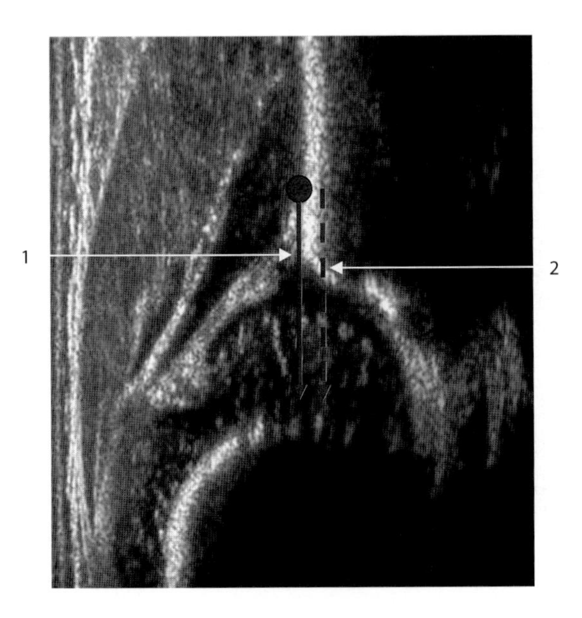

Abb. 6.2.10. 4 Wochen, linkes Hüftgelenk
1 Grundlinie
2 Hilfslinie

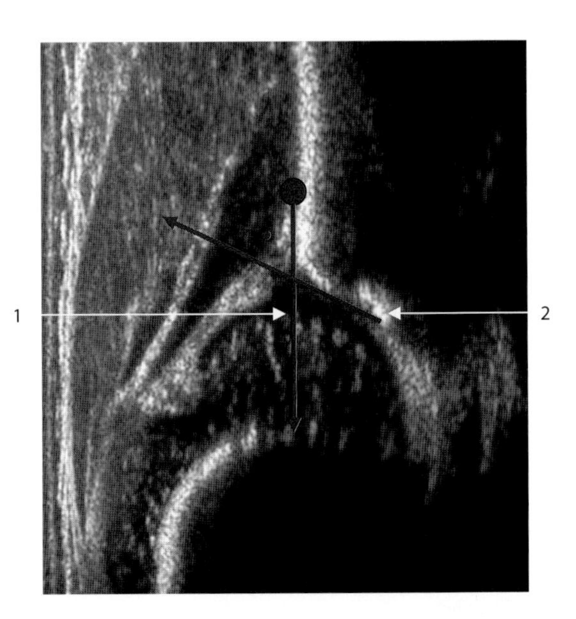

Abb. 6.2.11. Dasselbe Hüftgelenk wie in Abb. 6.2.10. Zwischen der Pfannendachlinie (2) und der Grundlinie (1) befindet sich der Knochenwinkel α, der ein Maß für die Ausformung der knöchernen Pfanne ist

6.3 Ausstelllinie

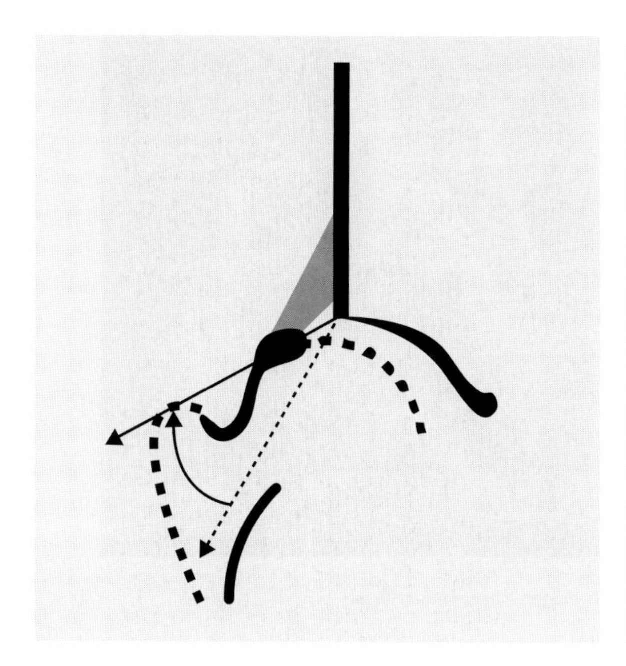

Abb. 6.3.1. Die Ausstelllinie (Knorpeldachlinie) ist die Verbindung von knöchernem Erker (Umschlagpunkt) mit der Mitte des Labrum acetabulare

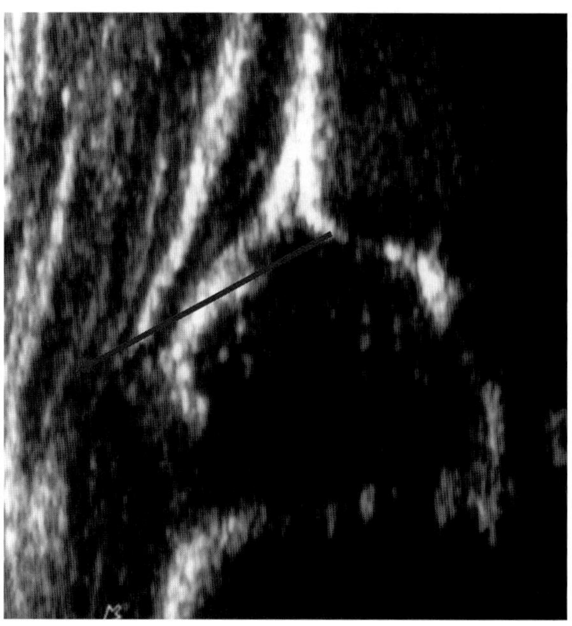

Abb. 6.3.2. Sonogramm mit eingezeichneter Ausstelllinie

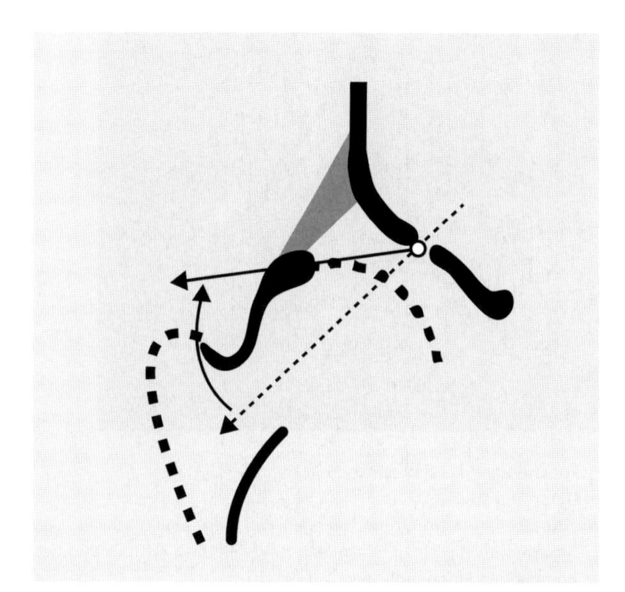

Abb. 6.3.3. Der Umschlagpunkt (metrischer knöcherner Erker, Messpunkt) von Konkavität in Konvexität ist häufig durch einen Echosprung markiert

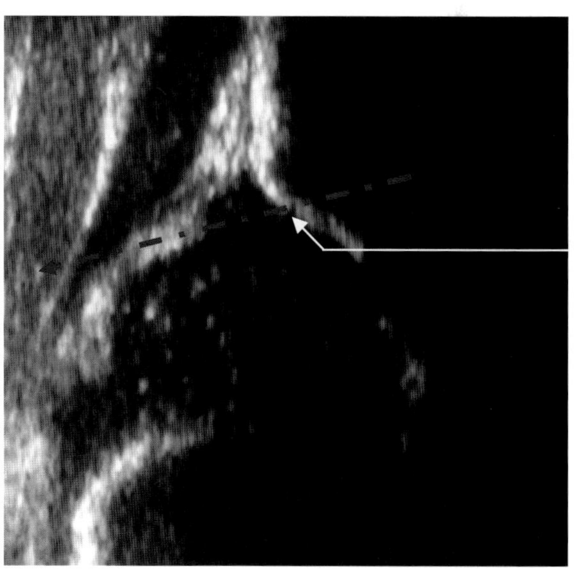

Abb. 6.3.4. 4 Wochen, rechtes Hüftgelenk. Korrekt eingezeichnete Ausstelllinie. Der Umschlagpunkt (1) ist durch Echosprung gekennzeichnet

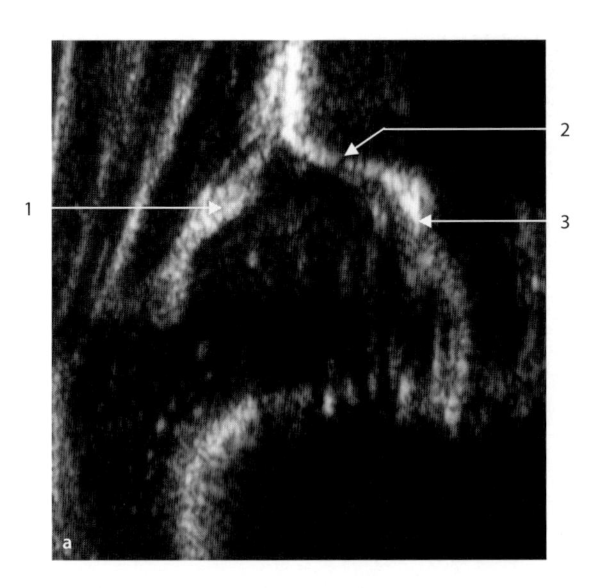

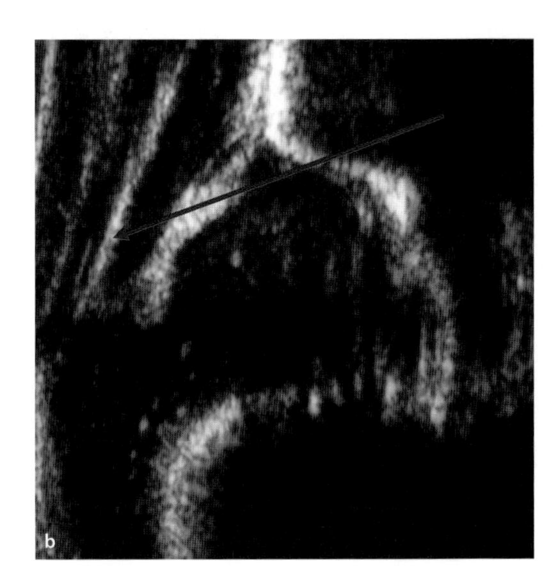

Abb. 6.3.5a, b. 7 Wochen, rechtes Hüftgelenk.
a
1 Labrum acetabulare
2 Umschlagpunkt von Konkavität in Konvexität (Echosprung)
3 Unterrand Os ilium
b eingezeichnete Ausstelllinie

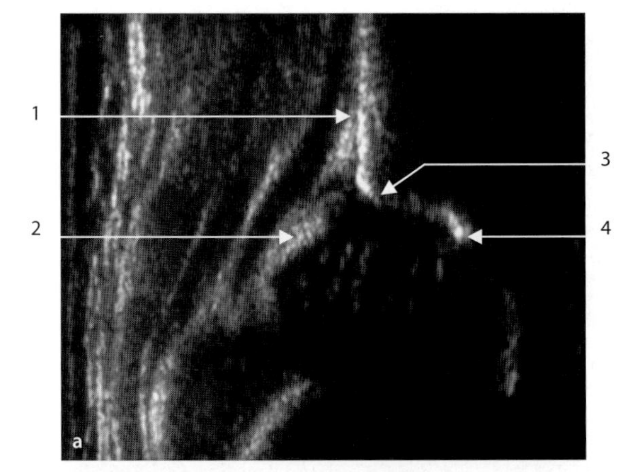

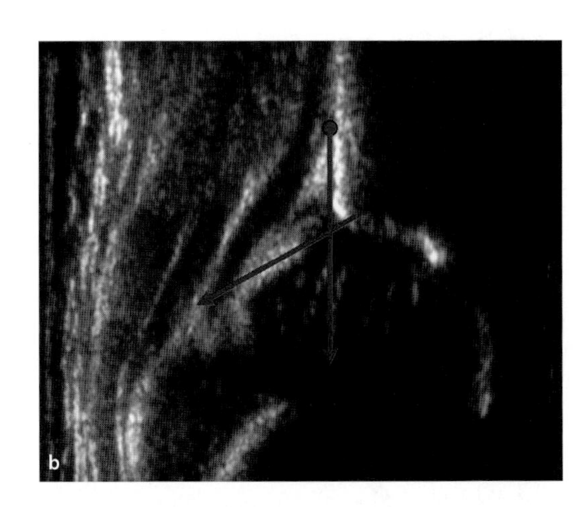

Abb. 6.3.6a, b. 5 Wochen, linkes Hüftgelenk.
a knöcherne Formgebung gut, Erkerform stumpf, knorpeliges Pfannendach übergreifend. Typ I
1 oberster Erkerpunkt
2 Labrum acetabulare
3 knöcherner Erker (Umschlagpunkt)
4 Unterrand Os ilium
b eingezeichnete Grund- und Ausstelllinie. Diese Linien schließt den Knorpelwinkel β ein. β ist ein Maß für Größe und Ausformung des knorpeligen Pfannendaches

6.4 Typische Fehler

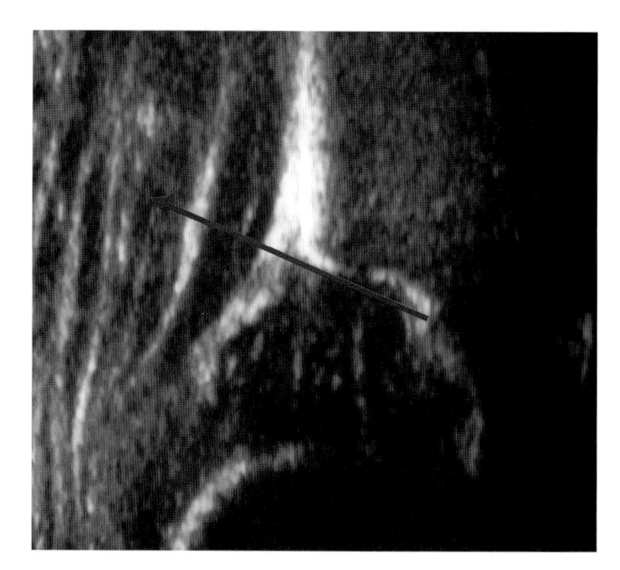

Abb. 6.4.1. 14 Wochen, rechtes Hüftgelenk mit eingezeichneter Pfannendachlinie. Die knöcherne Formgebung ist gut, die Erkerform stumpf, das knorpelig Pfannendach den Hüftkopf übergreifend. Entsprechend der Deskription Typ I

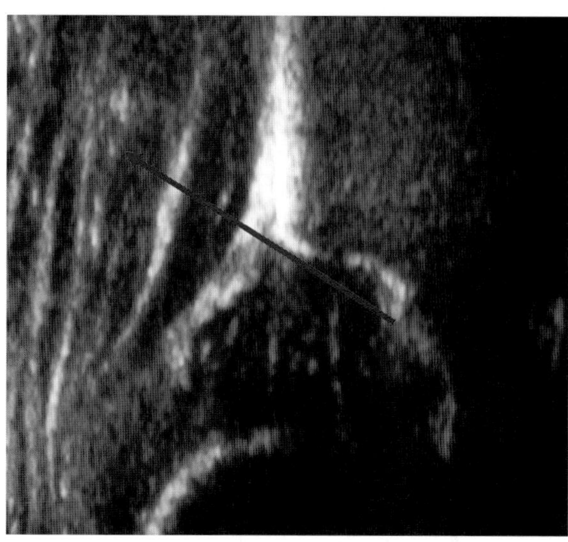

Abb. 6.4.2. Der Unterrand vom Os ilium ist nicht richtig identifiziert, daher ist die Pfannendachlinie falsch eingezeichnet (vgl. Pfannendachlinie in Abb. 6.4.1). Fälschlich wurde das Fettgewebe mitgemessen.

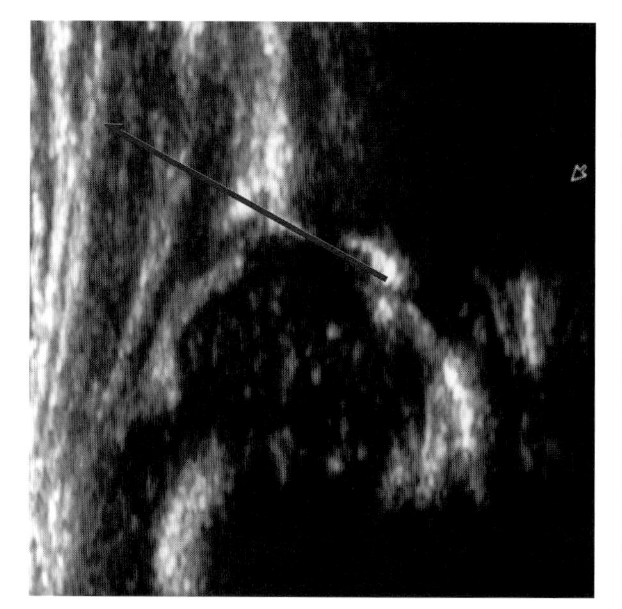

Abb. 6.4.3. Falsch eingezeichnete Pfannendachlinie.

Achtung: Am Pfannendach nichts abschneiden! »Tangential«!

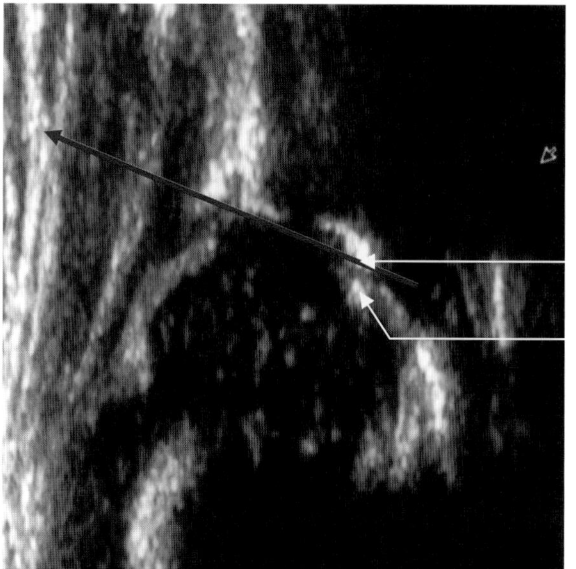

Abb. 6.4.4. Richtige Pfannendachlinie
1 Unterrand Os ilium
2 Ligamentum capitis femoris

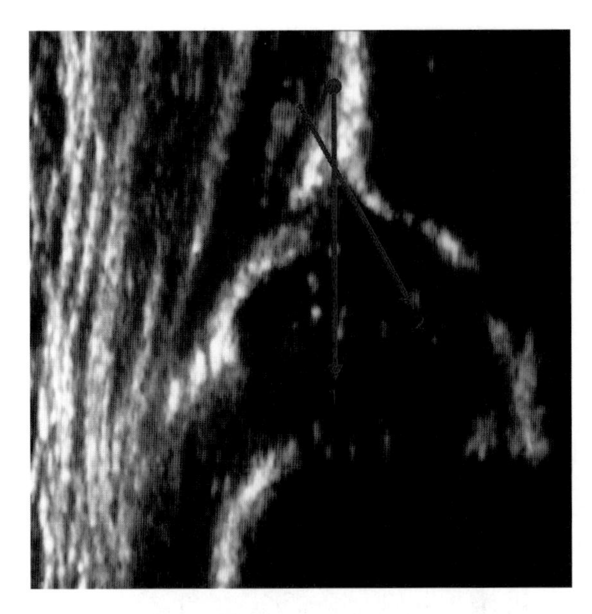

Abb. 6.4.5. Richtig und falsch eingezeichnete Grundlinie
1 richtig (oberster Erkerpunkt)
2 falsch

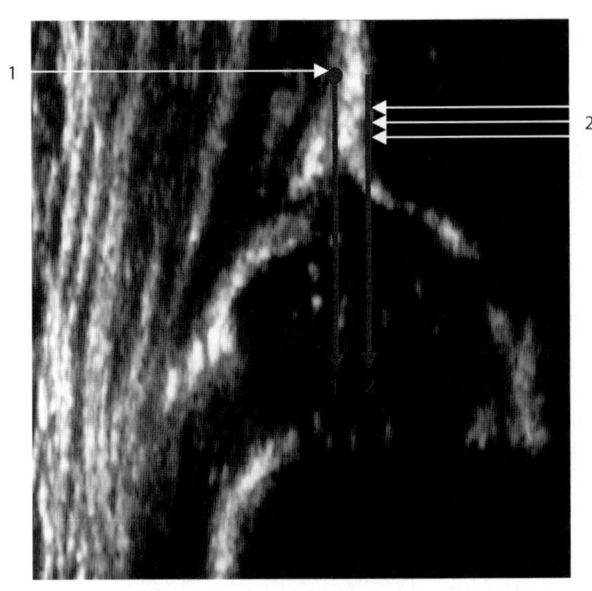

Abb. 6.4.6. Dasselbe Hüftgelenk wie Abb. 6.4.5. mit Hilfslinie
1 oberster Erkerpunkt
2 hintere Schallauslöschung = Hilfsgrundlinie

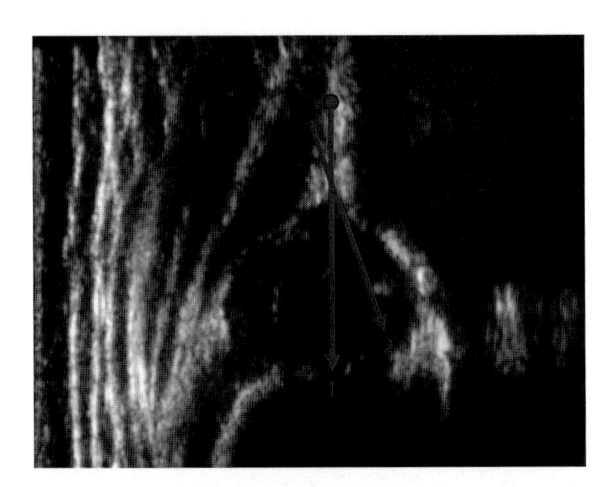

Abb. 6.4.7. Falsche und richtige Grundlinie
1 richtig (oberster Erkerpunkt!)
2 falsch

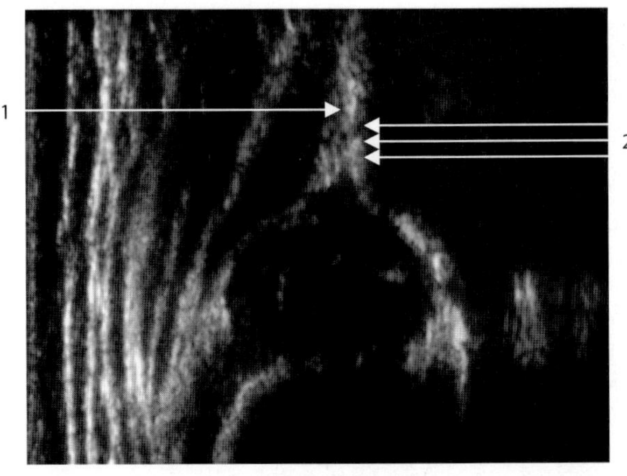

Abb. 6.4.8.
1 oberster Erkerpunkt
2 hintere Schallauslöschung

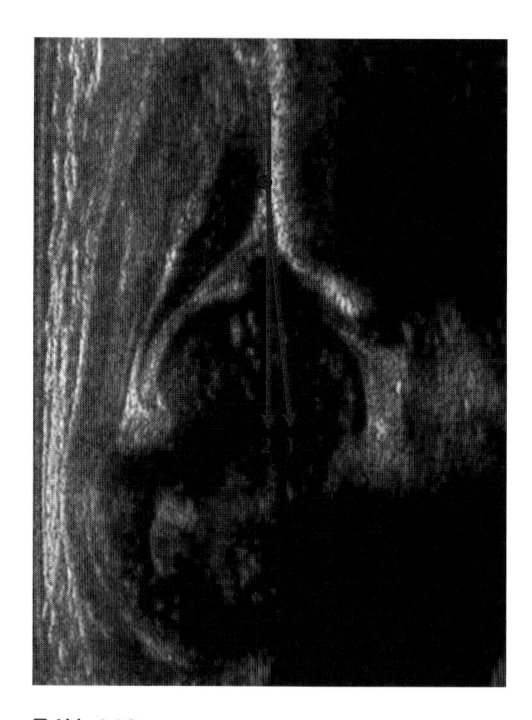

Abb. 6.4.9.
1 richtige Grundlinie
2 falsche Grundlinie

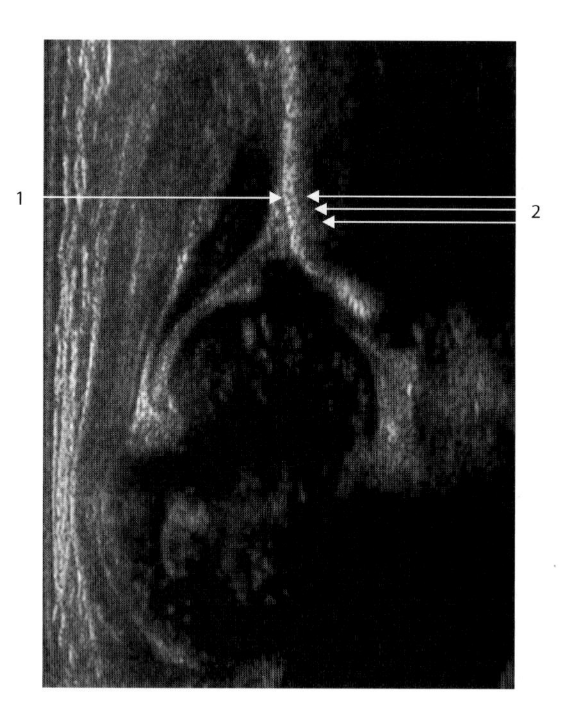

Abb. 6.4.10.
1 oberster Erkerpunkt
2 hintere Schallauslöschung
Definition der Grundlinie: Vom obersten Erkerpunkt eine Linie (tangential) die Iliumwand nach distal (s. Grundlinie 1 in Abb. 6.4.9.) berührend

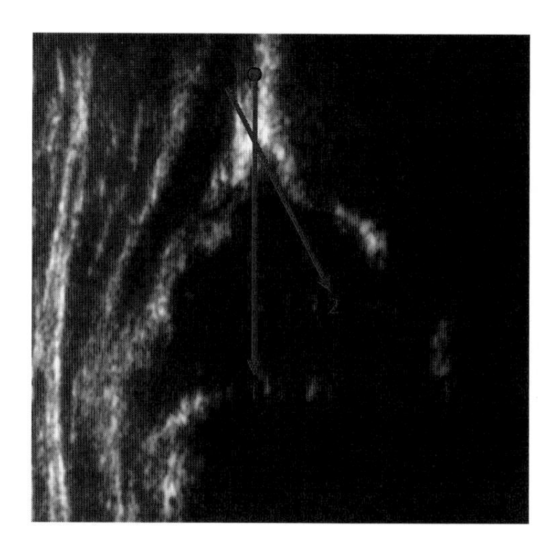

Abb. 6.4.11.
1 richtige Grundlinie
2 falsche Grundlinie

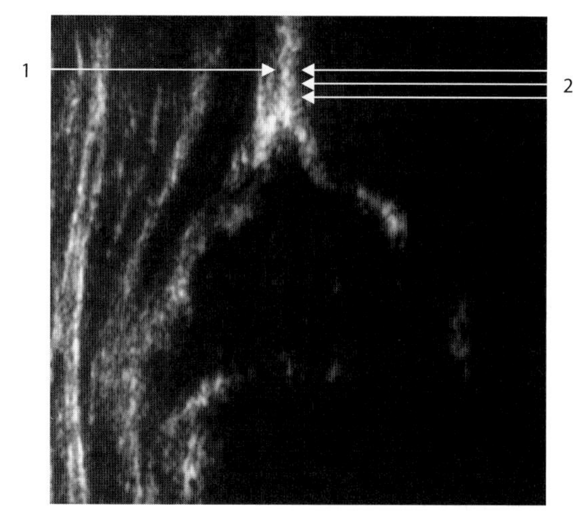

Abb. 6.4.12.
1 oberster Erkerpunkt
2 hintere Schallauslöschung (senkrecht im oberen Erkerbereich; häufig bei der Nachverknöcherung)

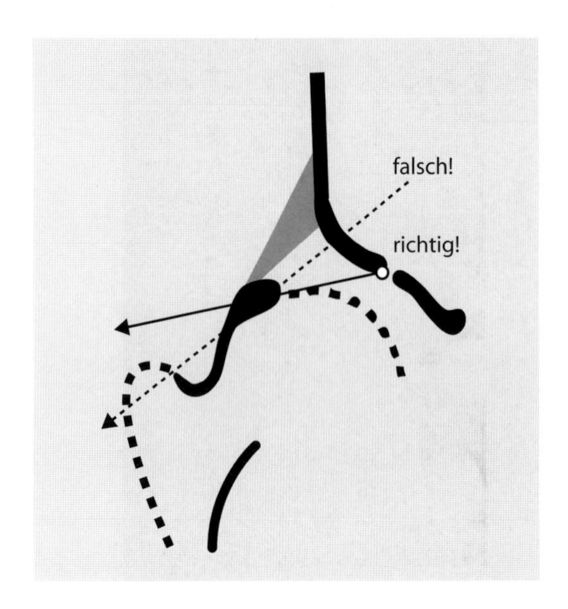

■ **Abb. 6.4.13.** Beispiel mit richtig und falsch eingezeichneter Ausstelllinie

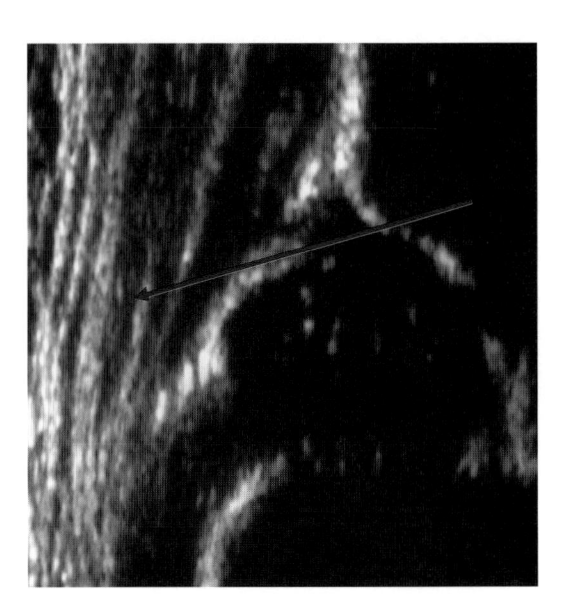

■ **Abb. 6.4.14.** Richtig eingezeichnete Ausstelllinie. Umschlagpunkt »Konkavität« der Pfanne in »Konvexität« (Gegenkrümmung)

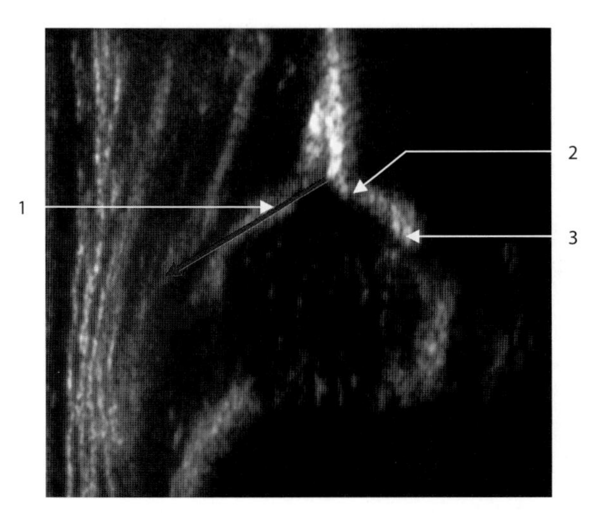

■ **Abb. 6.4.15.** Falsch eingezeichnete Ausstelllinie. Ursache: knöcherner Erker zu hoch angelegt (häufigster Fehler von »geübten« Schallern)
1 Labrum acetabulare
2 knöcherner Erker (Messpunkt, Umschlagpunkt)
3 Unterrand Os ilium

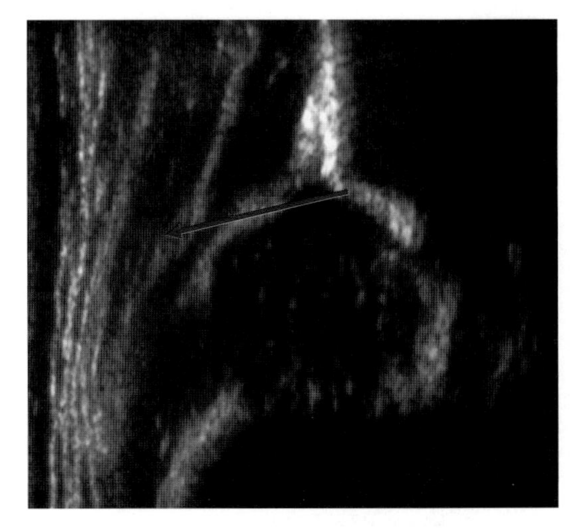

■ **Abb. 6.4.16.** Korrekt eingezeichnete Ausstelllinie

6.5 α und β

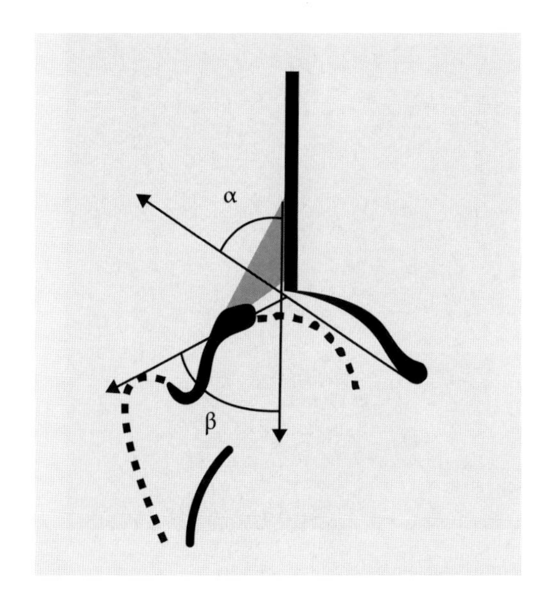

Abb. 6.5.1 Die 3 Messlinien mit dem Knochenwinkel α und dem Knorpelwinkel β sind eingezeichnet. Alle 3 Linien schneiden sich nur bei einem eckigen knöchernen Erker in einem Punkt

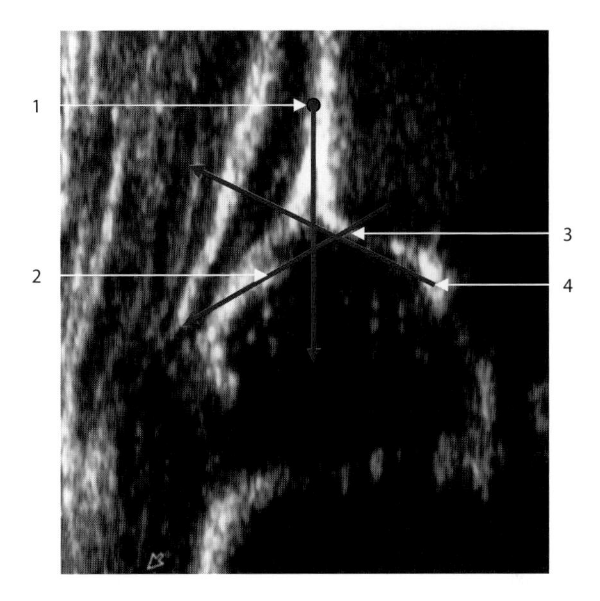

Abb. 6.5.2. Sonogramm mit den 3 Messlinien (die 3 Linien schneiden sich nicht in einem Punkt)
1 oberster Erkerpunkt
2 Labrum acetabulare
3 knöcherner Erker
4 Unterrand Os ilium

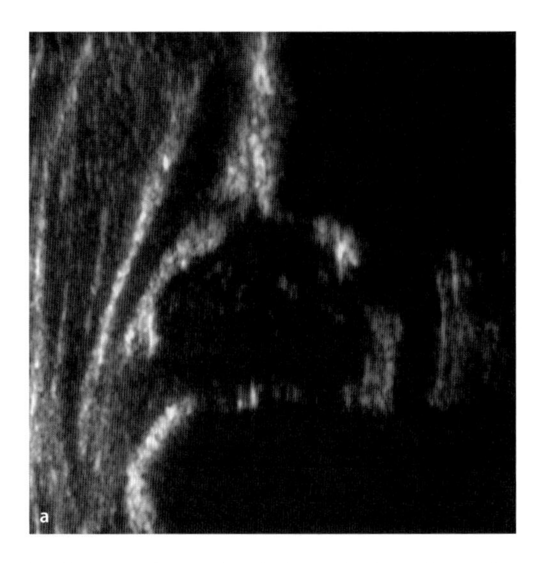

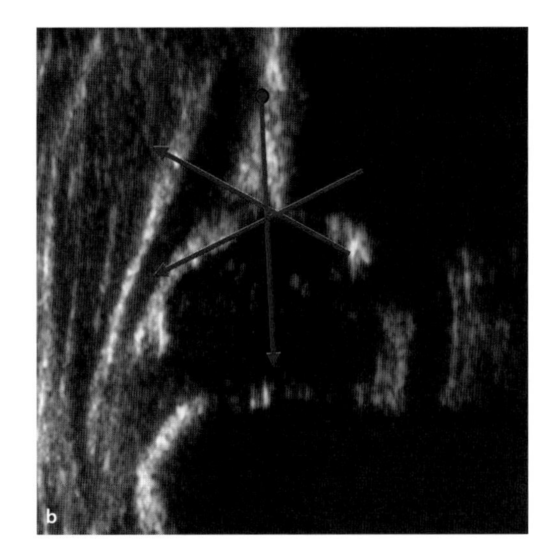

Abb. 6.5.3a, b 9 Wochen, linkes Hüftgelenk. Die knöcherne Formgebung ist gut, die Erkerform eckig, das knorpelige Pfannendach übergreifend. Typ I

α: 60°
β: 68°
Typ Ib: Beschreibende Befundung und Messung müssen zu kongruenter Typisierung führen!

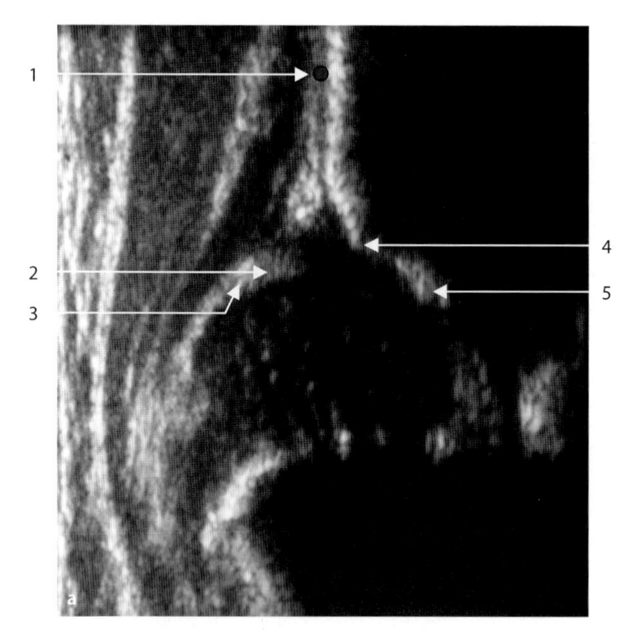

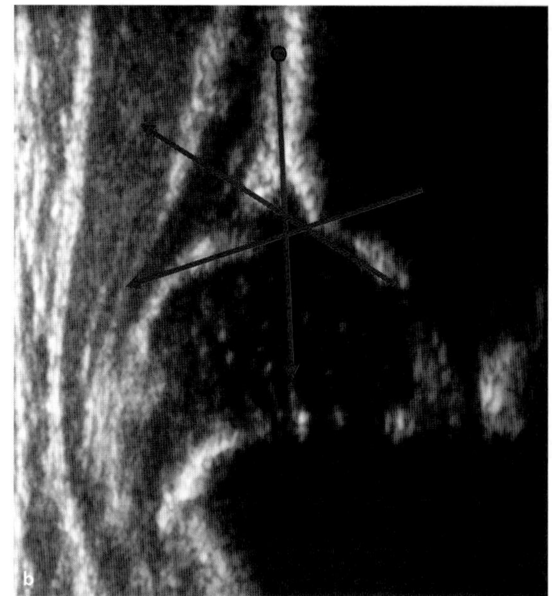

Abb. 6.5.4a, b. 11 Wochen, rechtes Hüftgelenk
a
1 oberster Erkerpunkt
2 Labrum acetabulare
3 Ligamentum ischiofemorale
4 knöcherner Erkerumschlagpunkt
5 Unterrand Os ilium
b α: 56°, β: 75°. Typ: IIa (–)

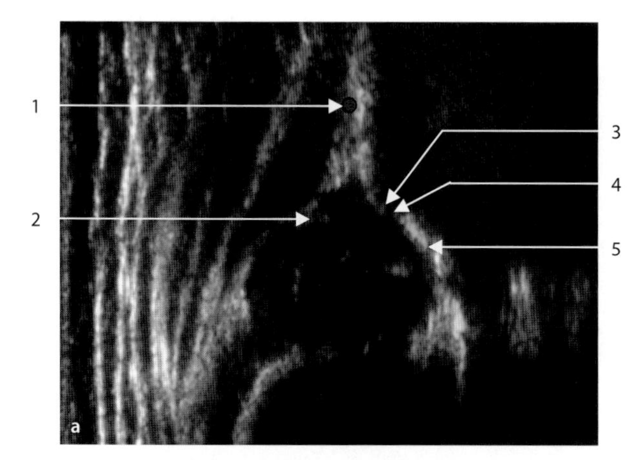

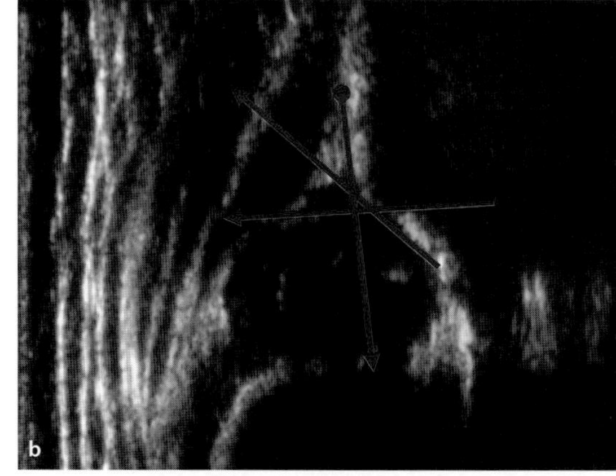

Abb. 6.5.5a, b. 5 Wochen, linkes Hüftgelenk
a
1 oberster Erkerpunkt
2 Labrum acetabulare
3 knöcherner Erker
4 Echosprung (Schallschatten am Messpunkt)
5 Unterrand Os ilium
b α: 45°, β: 94°
Hüfttyp D

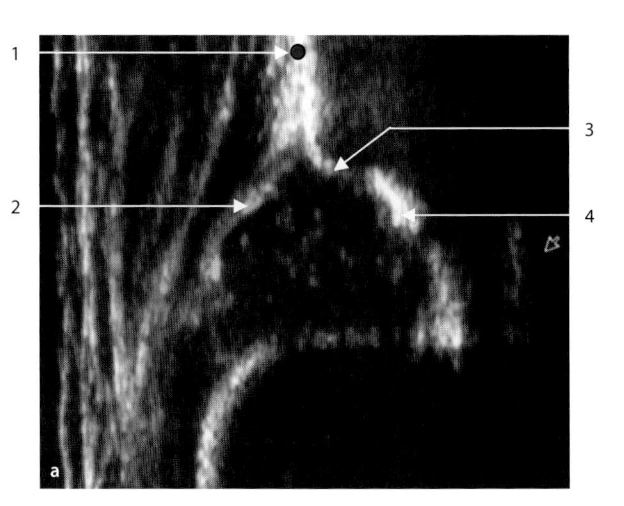

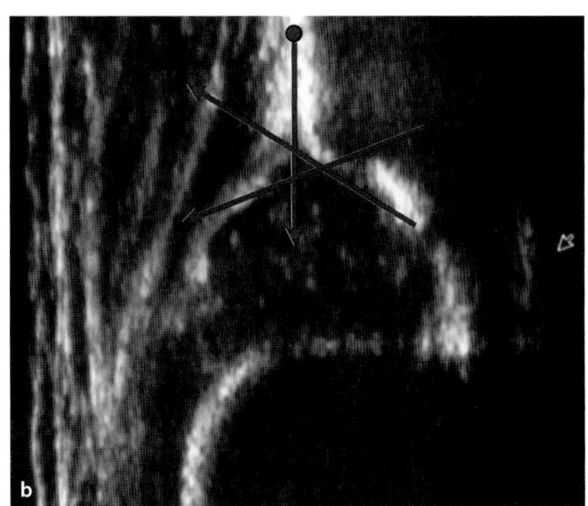

Abb. 6.5.6a, b. 4 Wochen, linkes Hüftgelenk
a
1 oberster Erkerpunkt
2 Labrum acetabulare
3 knöcherner Erker
4 Unterrand Os ilium
b α: 57°, β: 72°. Typ: IIa

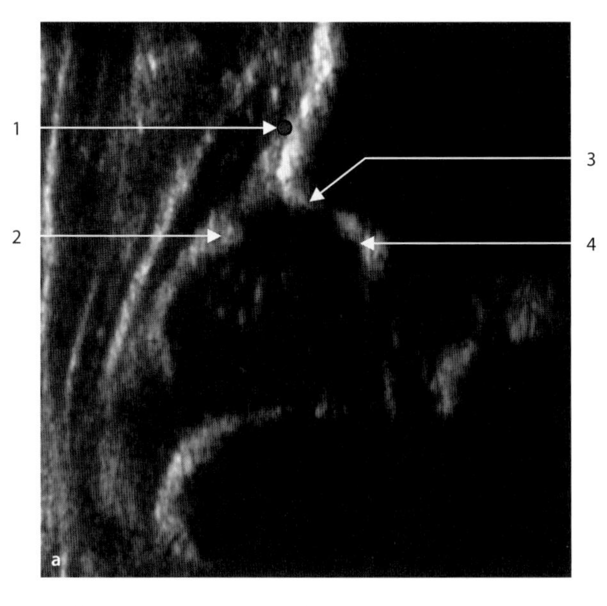

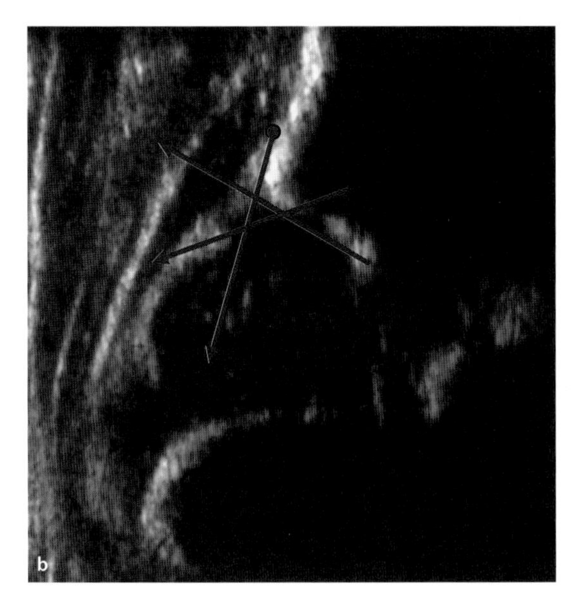

Abb. 6.5.7a, b. 5 Wochen, rechtes Hüftgelenk
a
1 oberster Erkerpunkt
2 Labrum acetabulare
3 knöcherner Erker
4 Unterrand Os ilium
b α: 76°, β: 52°

Achtung: Dieses Bild darf weder ausgemessen noch befundet werden, da die Schnittebene zu weit dorsal ist!
Die Grundlinie kann senkrecht oder nach ventral geneigt verlaufen. Verläuft sie von der Senkrechten nach rechts geneigt, so ist immer die Schnittführung zu weit dorsal.

Befundentwicklung

Vorbemerkungen

1. Sollten Sie die richtige Strategie vergessen haben, nochmals:
   1.1 Anatomische Identifizierung
   1.2 Brauchbarkeitsprüfung inklusive Kippfehlercheck
   1.3 Deskription
   1.4 Messtechnik
2. Vermeiden Sie es, ohne den unter Punkt 1 genannten Check sofort Messlinien einzuzeichnen!
3. Es *müssen* beide Winkel, sowohl α als auch β, eingezeichnet werden.
   3.1. Wird der Winkel β nicht eingezeichnet, können u. a. der wichtige Typ IIc stabil, Typ IIc instabil und der HüfttypD nicht klassifiziert werden. Unter diesen Umständen kann die Instabilität nicht klassifiziert werden!
   3.2. Wird der Winkel β nicht angegeben, haben Sie die Ausstelllinie ebenfalls nicht eingezeichnet, und folgerichtig sind Sie die Dokumentation der korrekten Zuordnung des metrischen knöchernen Erkers und des Labrum acetabulare schuldig geblieben, die Sie letzten Endes für die Ausstelllinie benötigen!
4. Der fertig dokumentierte Befund muss neben Namen evtl. Patientencode und Seitenbezeichnung enthalten:
   - Alter,
   - 2 Sonogramme im Standardbereich pro Gelenk,
   - Vergrößerungsmaßstab 1 : 1,7,
   - Deskription,
   - Messlinien mit Angabe von α und β,
   - 1 Bild messlinienfrei,
   - 1 Bild mit eingezeichneten Messlinien,
   - finalen Typ,
   - therapeutische Konsequenz.

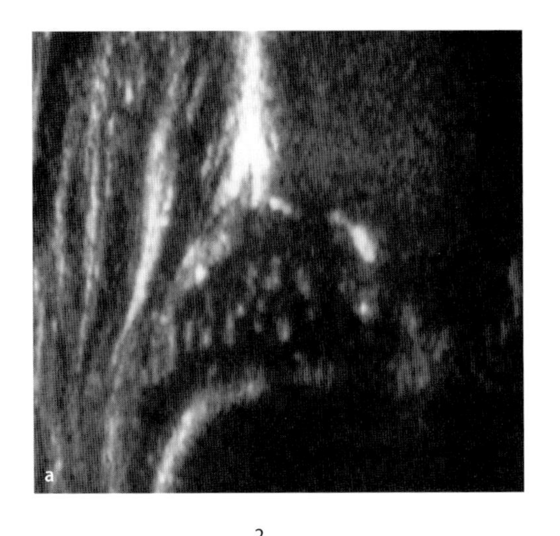

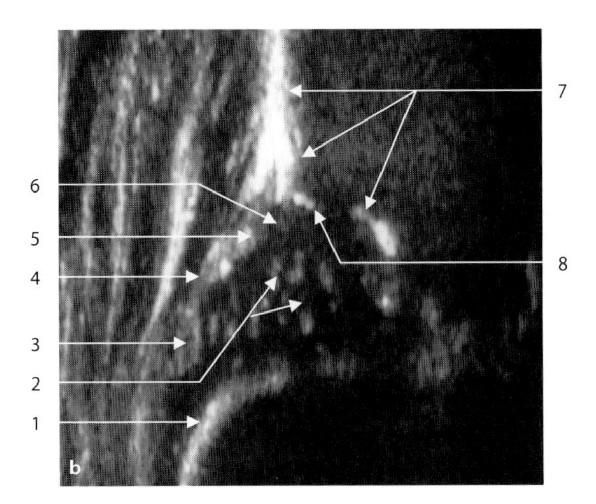

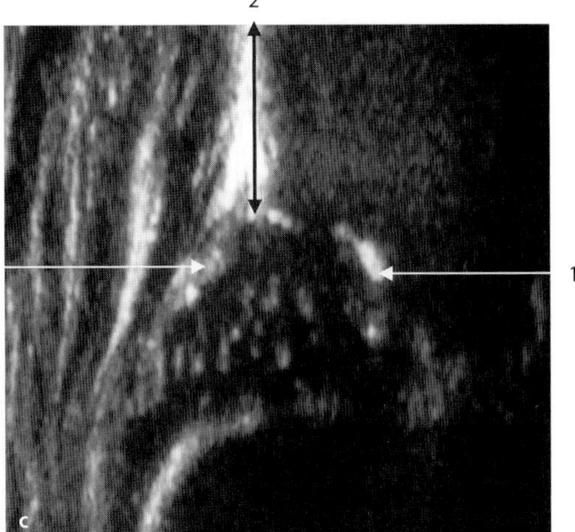

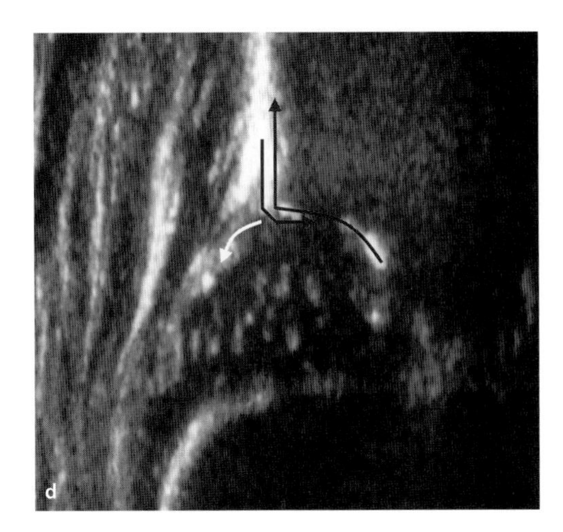

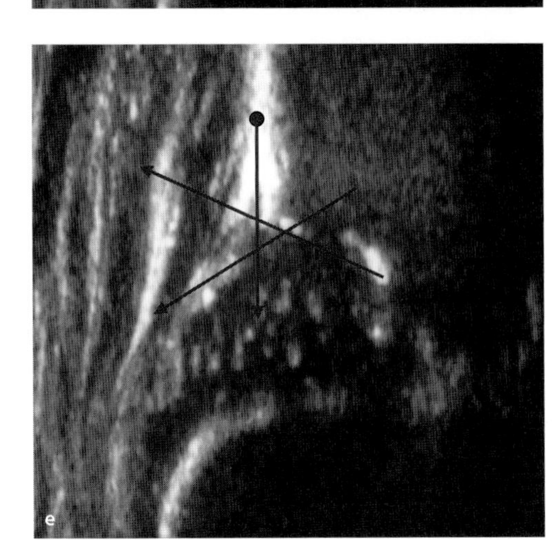

Abb. 7.1a–e. 4 Monate, rechtes Hüftgelenk

a Nativ

b Anatomische Identifizierung:

1 Knorpel-Knochen-Grenze
2 Hüftkopf
3 Umschlagfalte
4 Gelenkkapsel
5 Labrum acetabulare
6 Knorpel
7 Knochen
8 Umschlagpunkt (Konkavität – Konvexität)

c Brauchbarkeitsprüfung:

1 Unterrand Os ilium
2 Schnittebene
3 Labrum acetabulare

Kein Kippfehler, das Sonogramm ist brauchbar

d Beschreibung: knöcherne Formgebung *(rot)* gut, Erkerform stumpf *(rosa)*, knorpeliges Pfannendach übergreifend *(weiß)*. Vorläufiger Typ: I

e α: 65°, β: 60°. Typ Ib

Beschreibende Befundung und messtechnische Typisierung sind kongruent

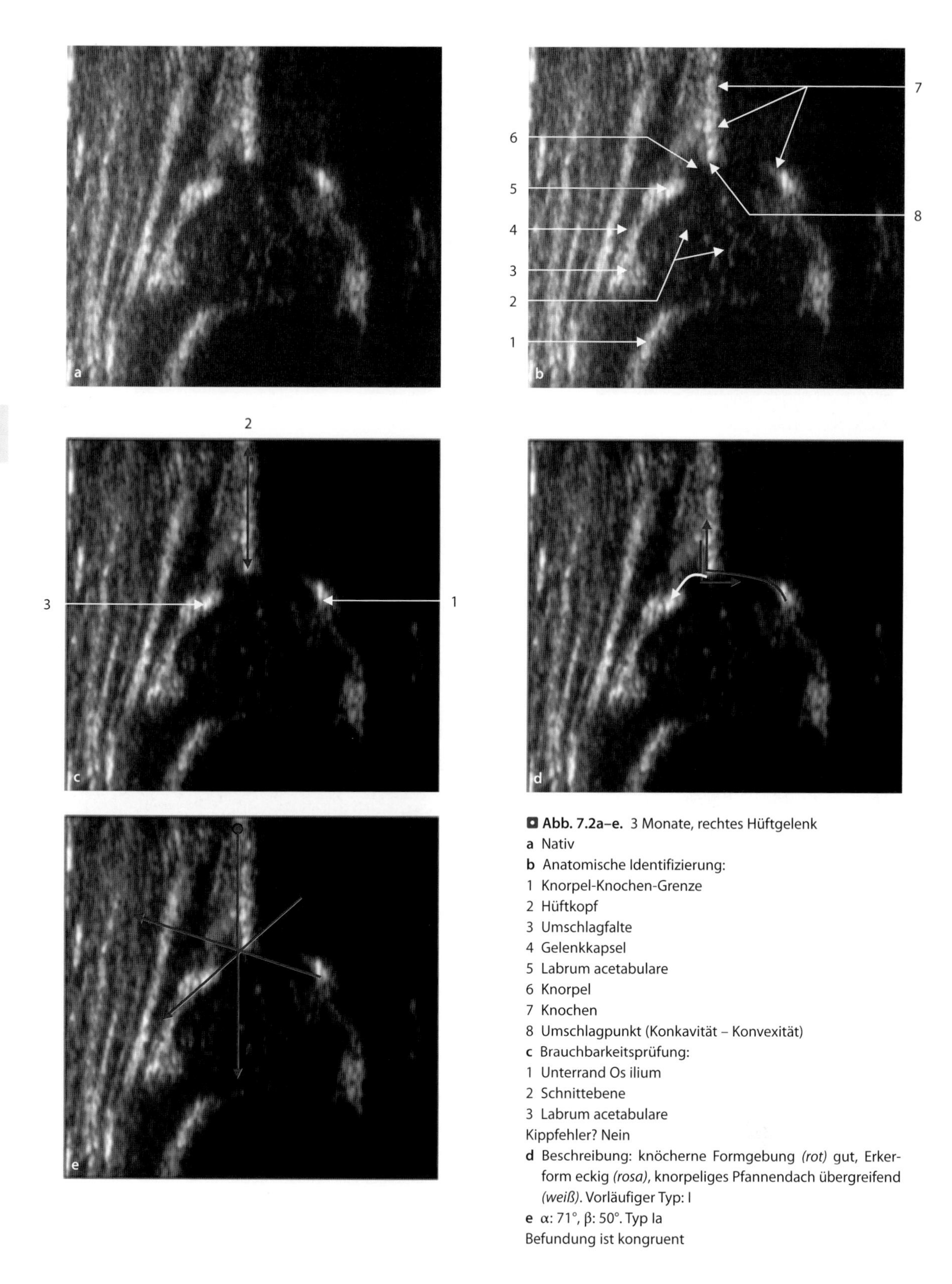

Abb. 7.2a–e. 3 Monate, rechtes Hüftgelenk
a Nativ
b Anatomische Identifizierung:
1 Knorpel-Knochen-Grenze
2 Hüftkopf
3 Umschlagfalte
4 Gelenkkapsel
5 Labrum acetabulare
6 Knorpel
7 Knochen
8 Umschlagpunkt (Konkavität – Konvexität)
c Brauchbarkeitsprüfung:
1 Unterrand Os ilium
2 Schnittebene
3 Labrum acetabulare
Kippfehler? Nein
d Beschreibung: knöcherne Formgebung *(rot)* gut, Erkerform eckig *(rosa)*, knorpeliges Pfannendach übergreifend *(weiß)*. Vorläufiger Typ: I
e α: 71°, β: 50°. Typ Ia
Befundung ist kongruent

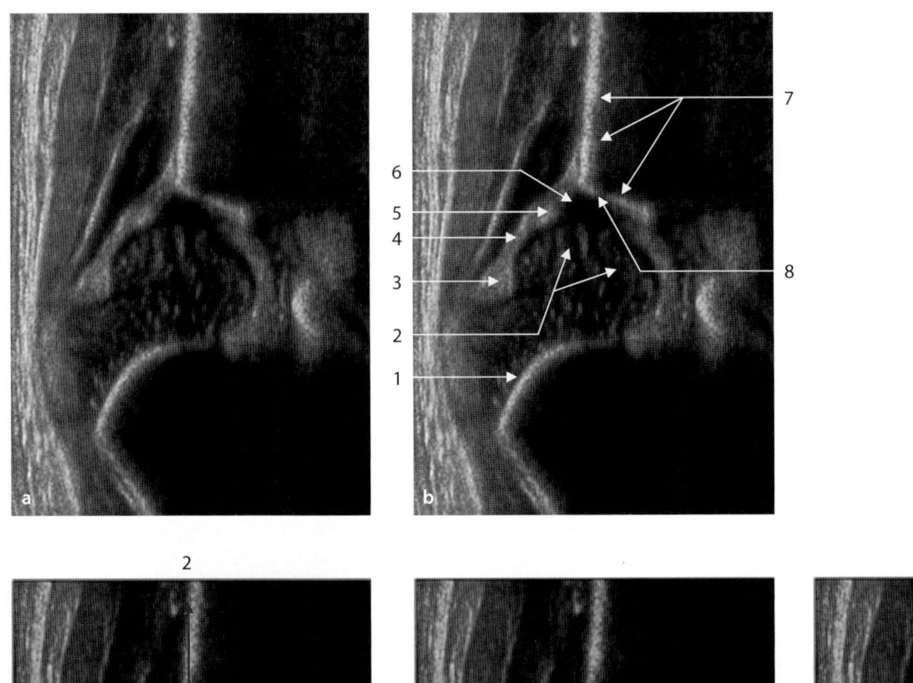

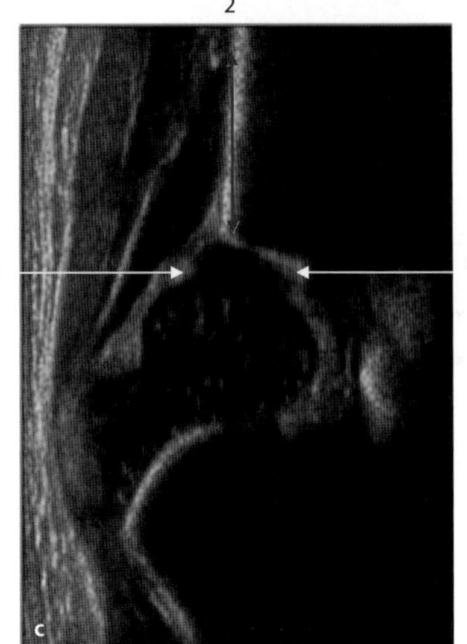

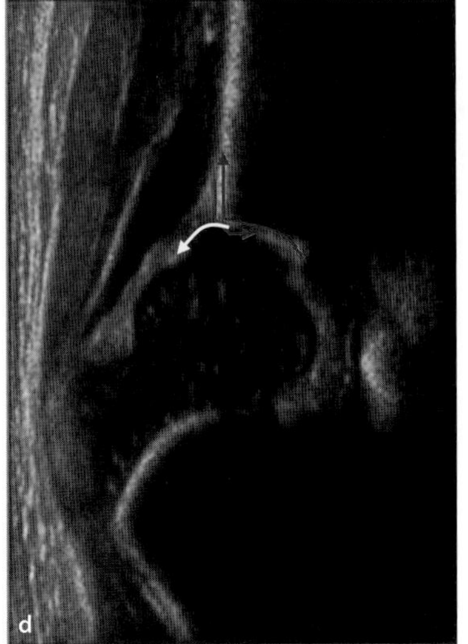

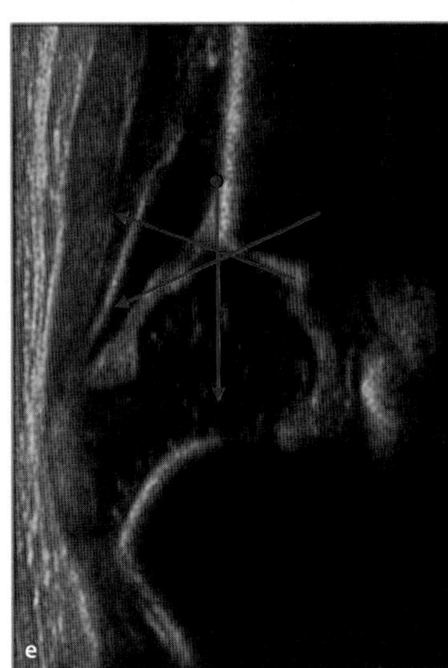

◻ Abb. 7.3a–e. 2 Wochen, linkes Hüftgelenk
a Nativ
b Anatomische Identifizierung:
1 Knorpel-Knochen-Grenze
2 Hüftkopf
3 Umschlagfalte
4 Gelenkkapsel
5 Labrum acetabulare
6 Knorpel
7 Knochen
8 Umschlagpunkt (Konkavität – Konvexität)
c Brauchbarkeitsprüfung:
1 Unterrand Os ilium
2 Schnittebene
3 Labrum acetabulare
Es liegt kein Kippfehler vor
d Beschreibung: knöcherne Formgebung *(rot)* gut, knöcherne Erkerform stumpf *(rosa)*, knorpeliges Pfannendach übergreifend *(weiß)*. Vorläufiger Typ: I
e α: 68°, β: 66°. Typ Ib
Kongruente Befundung

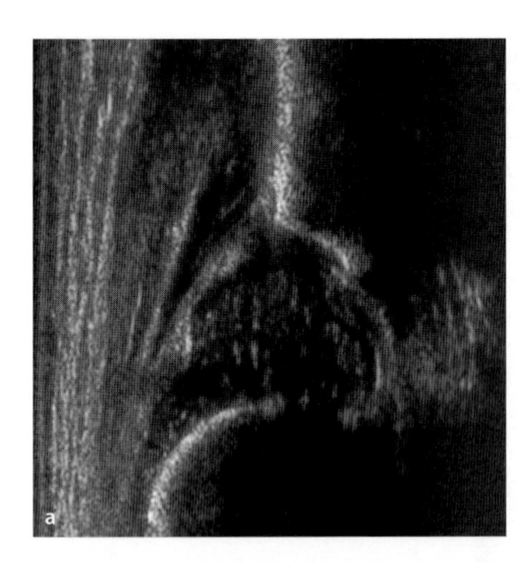

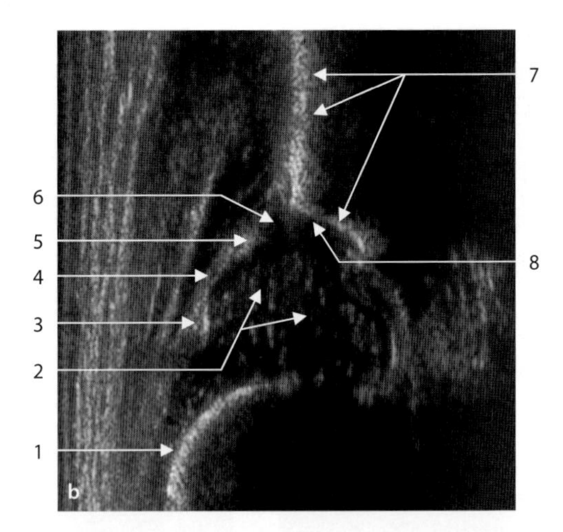

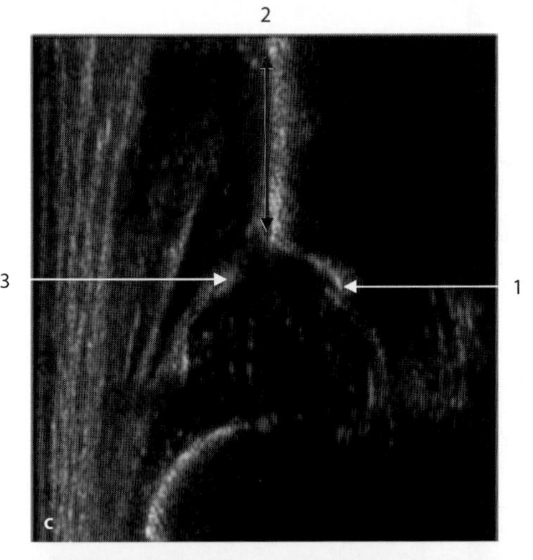

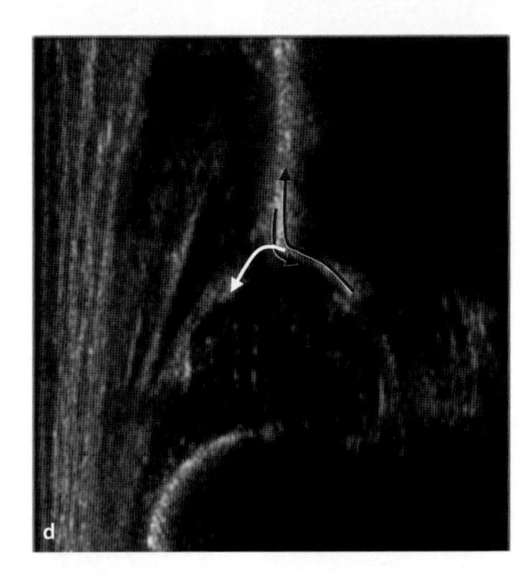

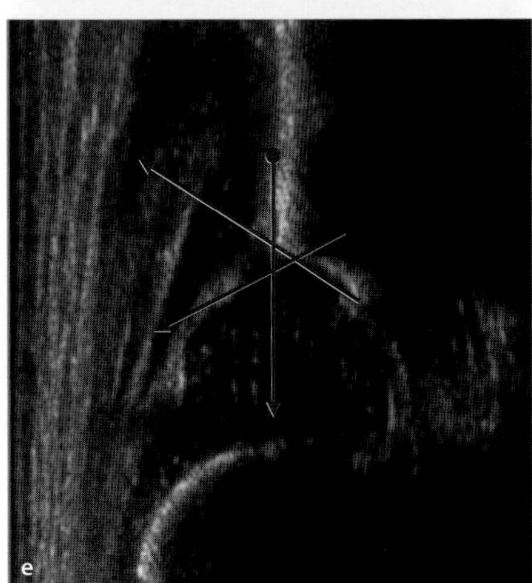

◻ Abb. 7.4a–e. 2 Tage, linkes Hüftgelenk
a Nativ
b Anatomische Identifizierung:
1 Knorpel-Knochen-Grenze
2 Hüftkopf
3 Umschlagfalte
4 Gelenkkapsel
5 Labrum acetabulare
6 Knorpel
7 Knochen
8 Umschlagpunkt (Konkavität – Konvexität)
c Brauchbarkeitsprüfung:
1 Unterrand Os ilium
2 Schnittebene
3 Labrum acetabulare
Das Sonogramm ist brauchbar; Kippfehler nicht vorhanden
d Beschreibung: knöcherne Formgebung *(rot)* ausreichend, Erkerform rund *(rosa)*, knorpeliges Pfannendach übergreifend *(weiß)*. Vorläufiger Typ: IIa
e α: 57°, β: 65°. Typ IIa
Beschreibender Befund und Typisierung über Winkel α und β sind übereinstimmend

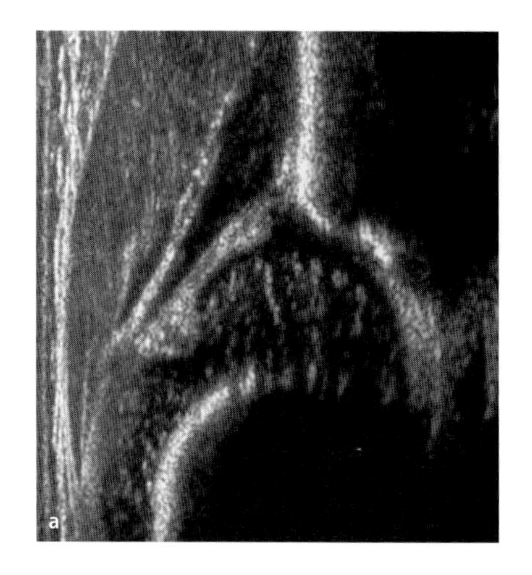

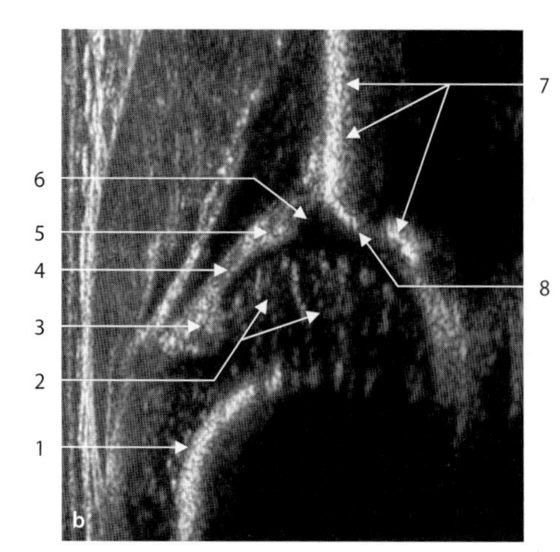

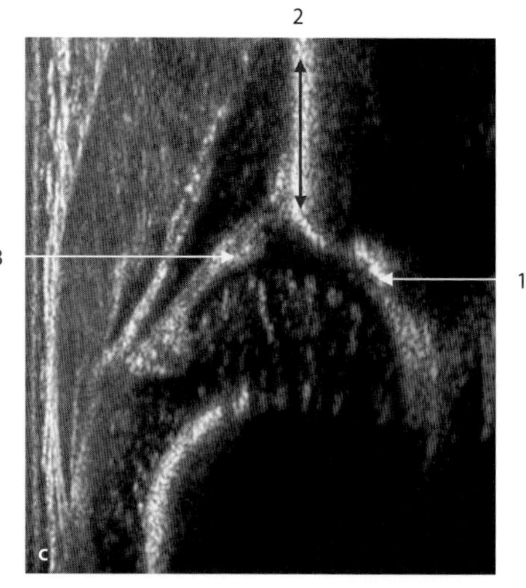

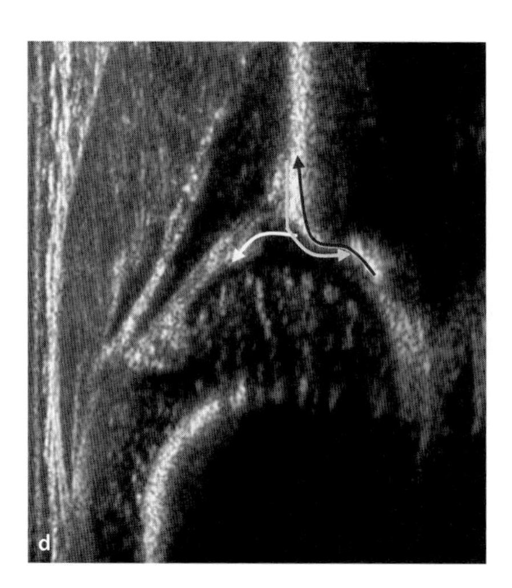

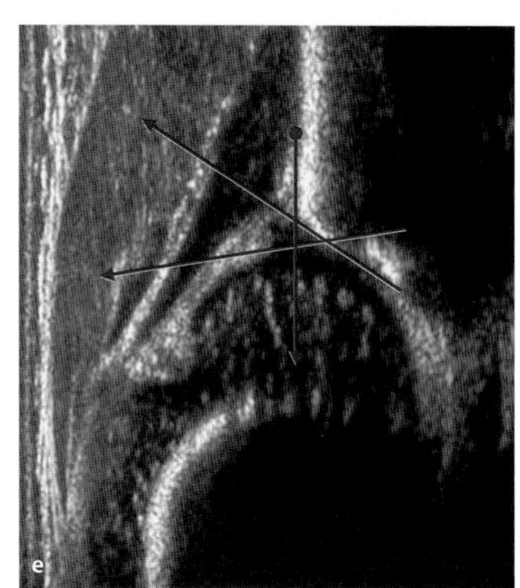

Abb. 7.5a–e. 6 Wochen, rechtes Hüftgelenk

a Nativ
b Anatomische Identifizierung:
1 Knorpel-Knochen-Grenze
2 Hüftkopf
3 Umschlagfalte
4 Gelenkkapsel
5 Labrum acetabulare
6 Knorpel
7 Knochen
8 Umschlagpunkt (Konkavität – Konvexität)
c Brauchbarkeitsprüfung:
1 Unterrand Os ilium
2 Schnittebene
3 Labrum acetabulare
Sonogramm ohne Kippfehler
d Beschreibung: knöcherne Formgebung *(rot)* ausreichend, Erkerform rund *(rosa)*, knorpeliges Pfannendach übergreifend *(weiß)*. Vorläufiger Typ: IIa
e α: 57°, β: 80°. Typ IIa (+)

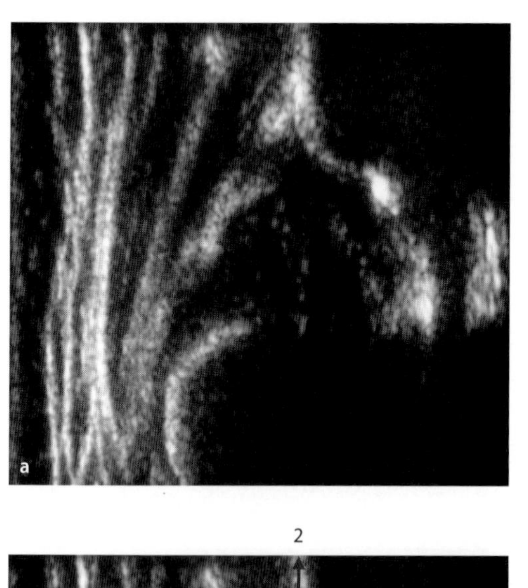

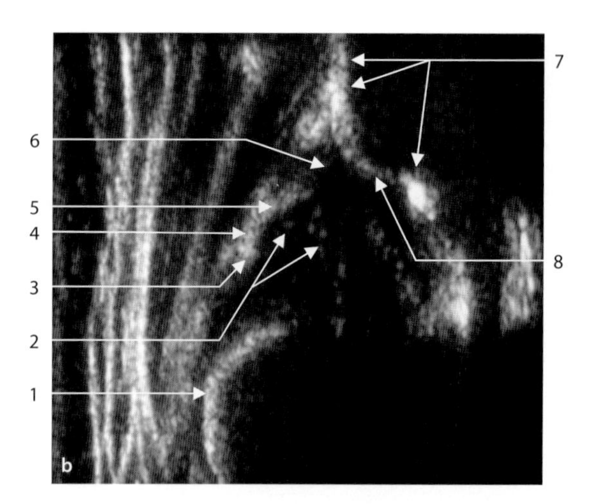

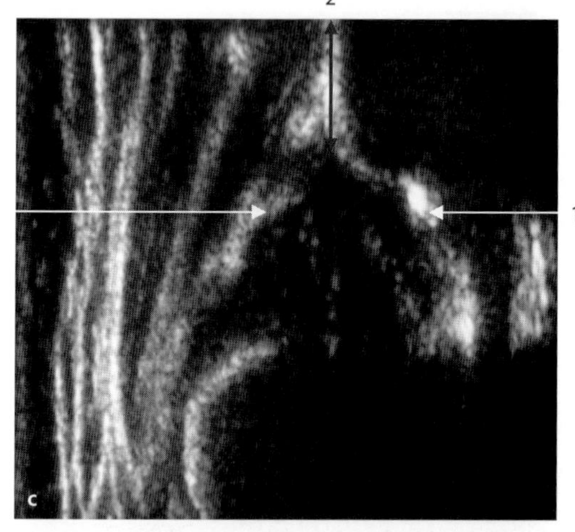

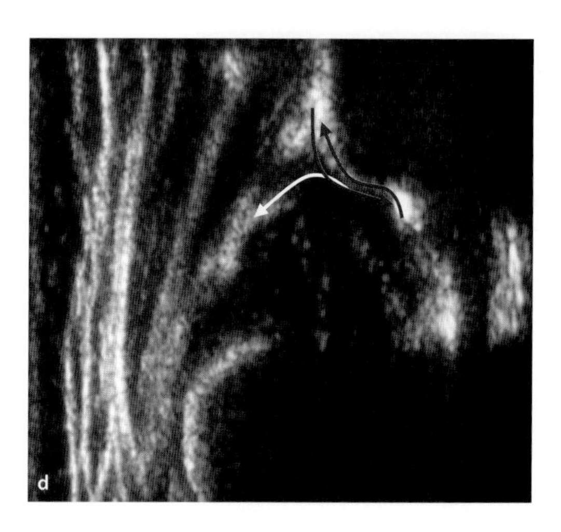

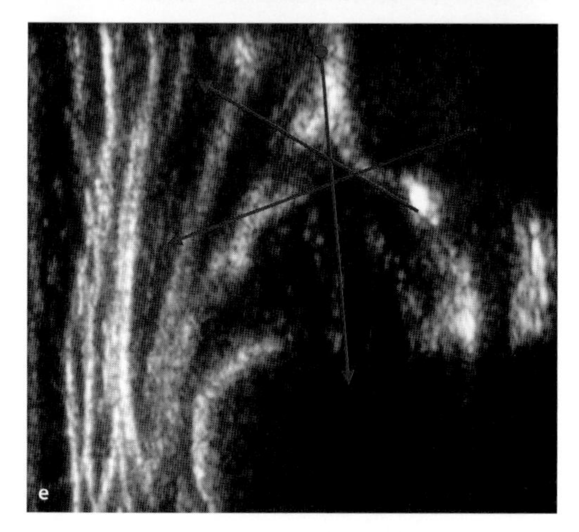

Abb. 7.6a–e. 7 Wochen, linkes Hüftgelenk

a Nativ

b Anatomische Identifizierung:
1 Knorpel-Knochen-Grenze
2 Hüftkopf
3 Umschlagfalte
4 Gelenkkapsel
5 Labrum acetabulare
6 Knorpel
7 Knochen
8 Umschlagpunkt (Konkavität – Konvexität)

c Brauchbarkeitsprüfung:
1 Unterrand Os ilium
2 Schnittebene
3 Labrum acetabulare
Kein Kippfehler

d Beschreibung: knöcherne Formgebung *(rot)* mangelhaft, Erkerform rund *(rosa)*, knorpeliges Pfannendach übergreifend *(weiß)*. Vorläufiger Typ: IIa

e α: 54°, β: 74°, unter Berücksichtigung des Alters: Typ IIa (–)

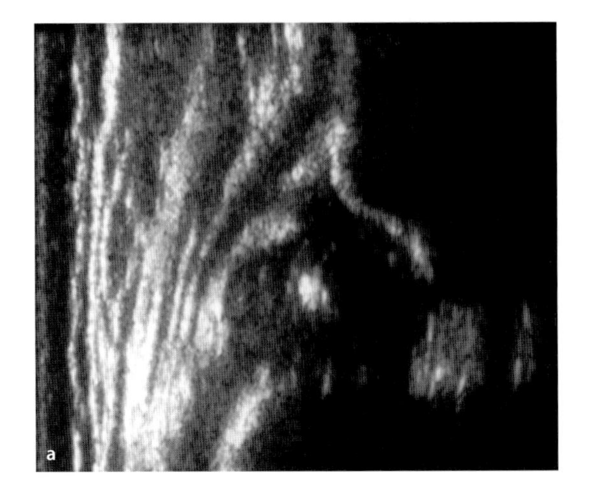

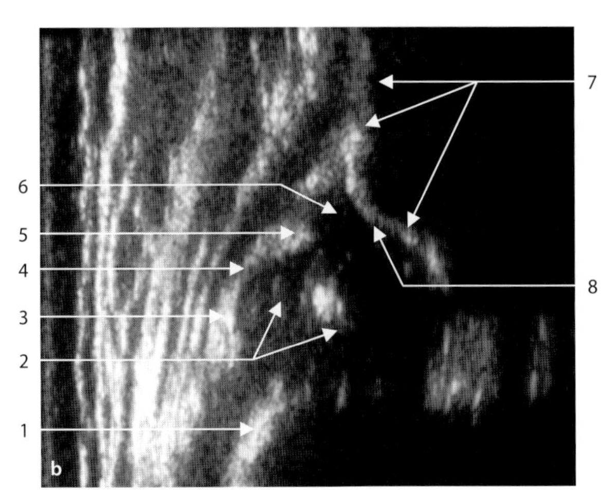

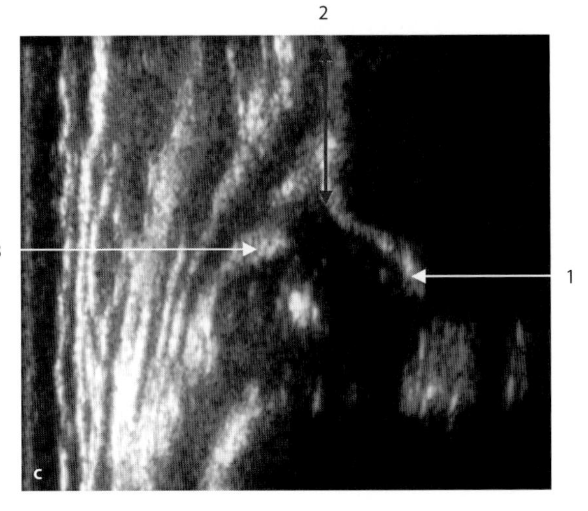

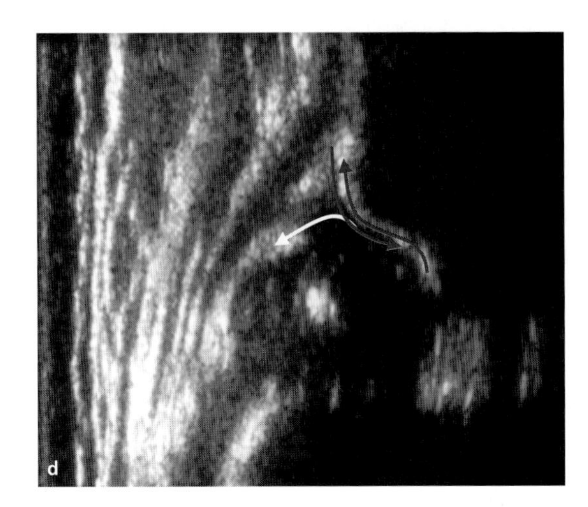

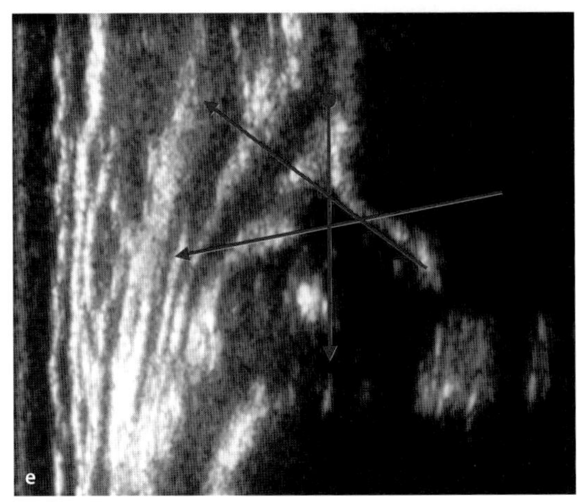

Abb. 7.7a–e. 4 Monate, rechtes Hüftgelenk

a Nativ

b Anatomische Identifizierung:

1 Knorpel-Knochen-Grenze

2 Hüftkopf

3 Umschlagfalte

4 Gelenkkapsel

5 Labrum acetabulare

6 Knorpel

7 Knochen

8 Umschlagpunkt (Konkavität – Konvexität)

c Brauchbarkeitsprüfung:

1 Unterrand Os ilium

2 Schnittebene

3 Labrum acetabulare

Kein Kippfehler, das Sonogramm ist brauchbar

d Beschreibung: knöcherne Formgebung *(rot)* mangelhaft, Erkerform rund *(rosa)*, knorpeliges Pfannendach übergreifend *(weiß)*, Hüftkopfkern angelegt. Vorläufiger Typ: II

e α: 54°, β: 76°. Typ II; unter Berücksichtigung des Alters IIb

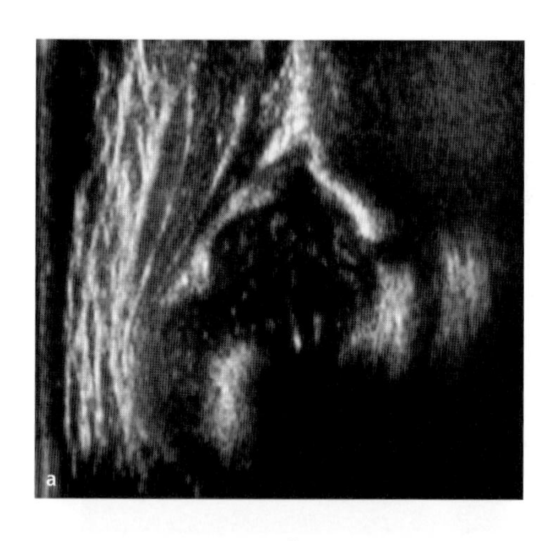

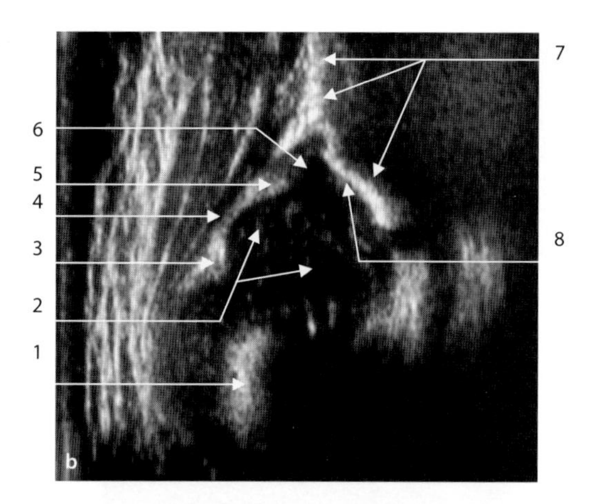

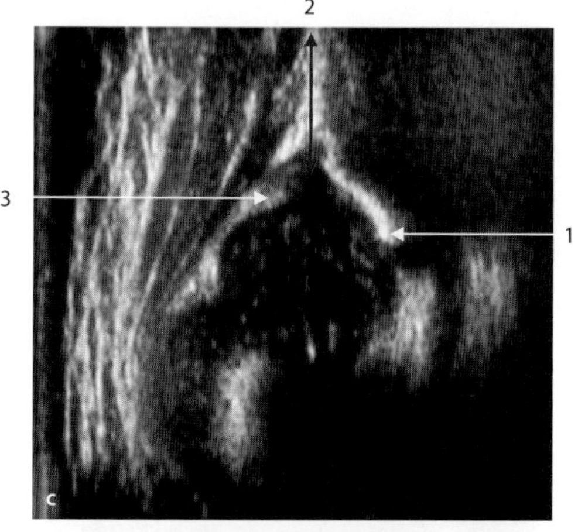

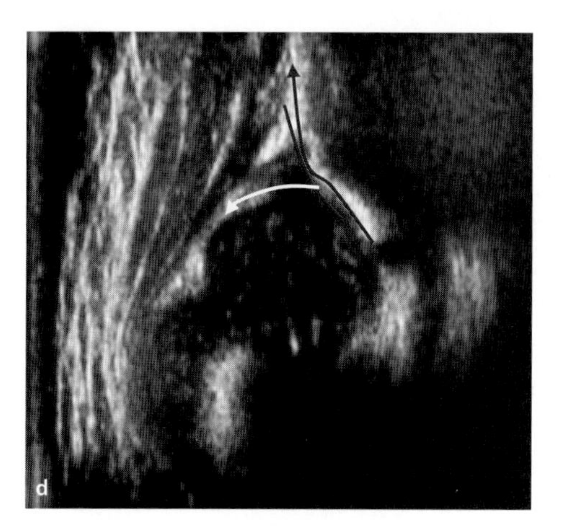

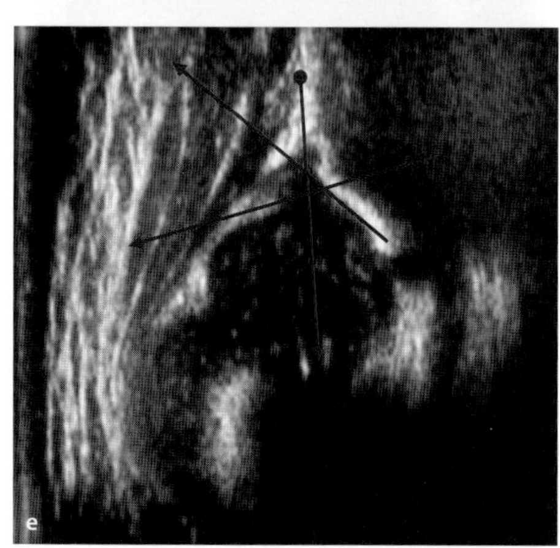

Abb. 7.8a–e. 11 Wochen, linkes Hüftgelenk
a Nativ
b Anatomische Identifizierung:
1 Knorpel-Knochen-Grenze
2 Hüftkopf
3 Umschlagfalte
4 Gelenkkapsel
5 Labrum acetabulare
6 Knorpel
7 Knochen
8 Umschlagpunkt (Konkavität – Konvexität), knöcherner Erker
c Brauchbarkeitsprüfung:
1 Unterrand Os ilium
2 Schnittebene
3 Labrum acetabulare
Kein Kippfehler, das Sonogramm ist brauchbar
d Beschreibung: knöcherne Formgebung *(rot)* hochgradig mangelhaft, Erkerform *(rosa)* stark gerundet, knorpeliges Pfannendach übergreifend *(weiß)*. Vorläufiger Typ: II, aber eher schlecht, könnte auch Typ IIc sein, entgültige Typisierung durch Messtechnik!
e α: 46°, β: 75°. Typ IIc

Anmerkung: Bei der dynamischen Untersuchung ist das Gelenk stabil! *Finaler Typ: IIc stabil*

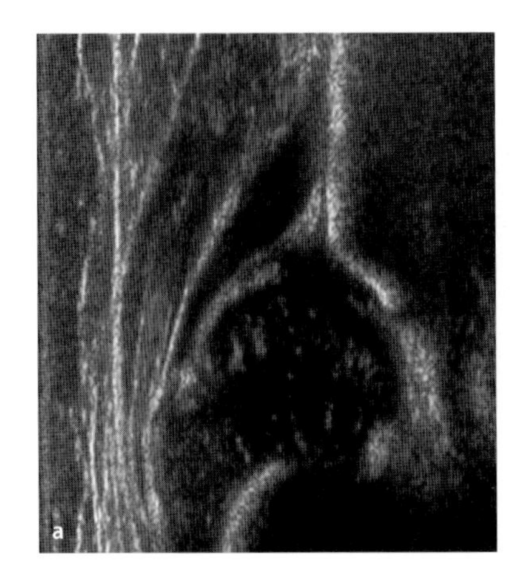

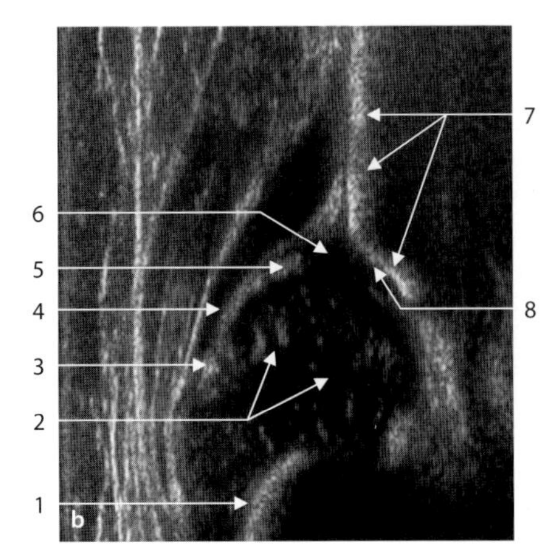

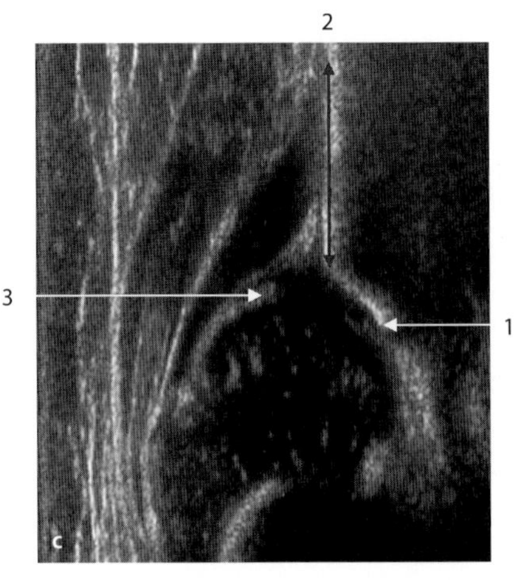

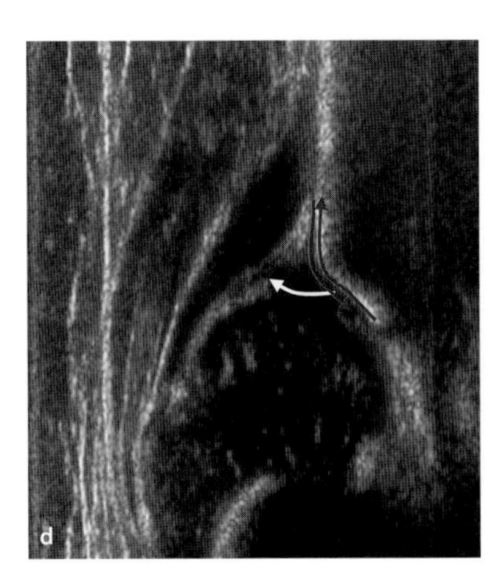

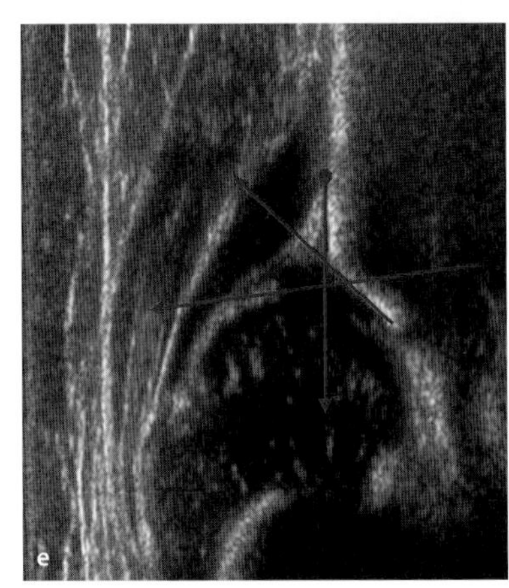

Abb. 7.9a–e. *4 Wochen, rechtes Hüftgelenk*

a Nativ

b Anatomische Identifizierung:

1 Knorpel-Knochen-Grenze
2 Hüftkopf
3 Umschlagfalte
4 Gelenkkapsel
5 Labrum acetabulare
6 Knorpel
7 Knochen
8 Umschlagpunkt (Konkavität – Konvexität)

c Brauchbarkeitsprüfung:

1 Unterrand Os ilium
2 Schnittebene
3 Labrum acetabulare

Kein Kippfehler, das Sonogramm ist brauchbar

d Beschreibung: knöcherne Formgebung hochgradig mangelhaft *(rot)*, Erkerform *(rosa)* stark gerundet, knorpeliges Pfannendach nach kranial verdrängt *(weiß)*. Vorläufiger Typ: dezentrierte Hüfte mit nach oben verdrängtem Knorpel. Typ III oder D. Finale Typisierung durch die Messung!

e α: 46°, β: 87°. Typ D

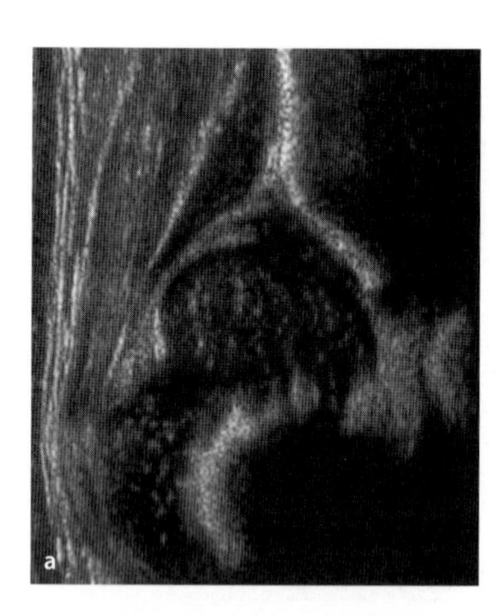

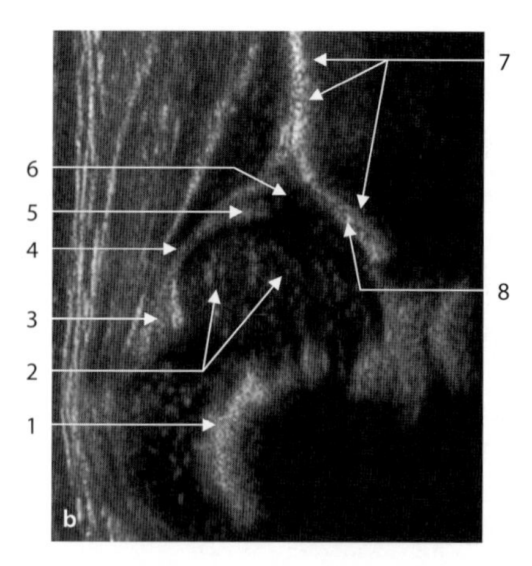

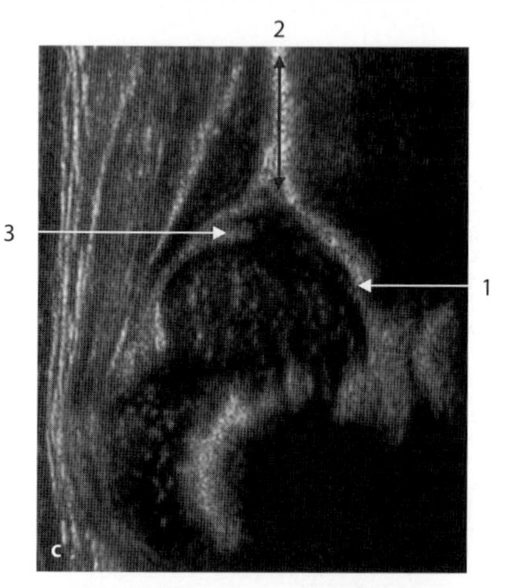

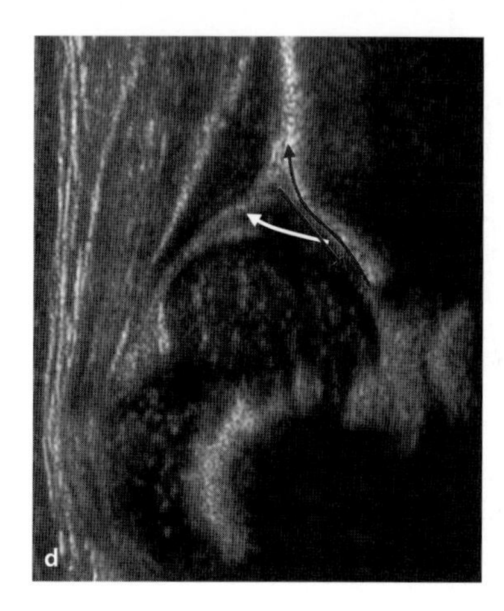

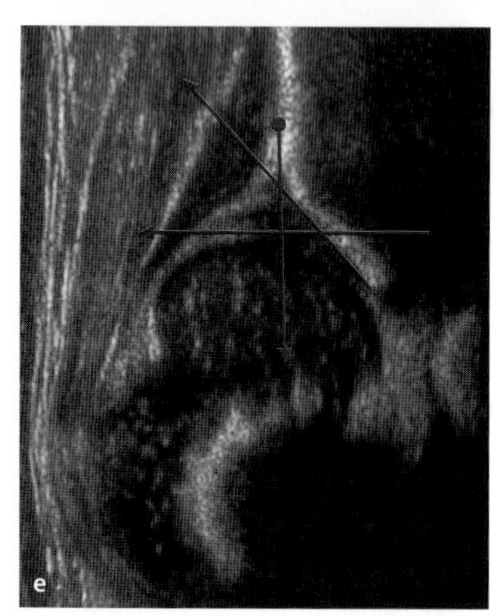

Abb. 7.10a–e. 6 Wochen, linkes Hüftgelenk

a Nativ

b Anatomische Identifizierung:
1 Knorpel-Knochen-Grenze
2 Hüftkopf
3 Umschlagfalte
4 Gelenkkapsel
5 Labrum acetabulare
6 Knorpel
7 Knochen
8 Umschlagpunkt (Konkavität – Konvexität)

c Brauchbarkeitsprüfung:
1 Unterrand Os ilium
2 Schnittebene
3 Labrum acetabulare
Kein Kippfehler, das Sonogramm ist brauchbar

d Beschreibung: knöcherne Formgebung *(rot)* schlecht, Erkerform flach *(rosa)*, knorpeliges Pfannendach nach oben verdrängt *(weiß)*, ohne Strukturstörung. Typ IIIa

e Auf dem vorliegenden Bild sind alle 3 bildwichtigen Punkte (Brauchbarkeitsprüfung) eindeutig abgebildet und identifizierbar. Es kann daher auch ausgemessen werden. α: 40°, β: 90°, Typ III. Ohne Strukturstörungen im knorpeligen Pfannendach. *Finale Klassifikation:* Typ IIIa

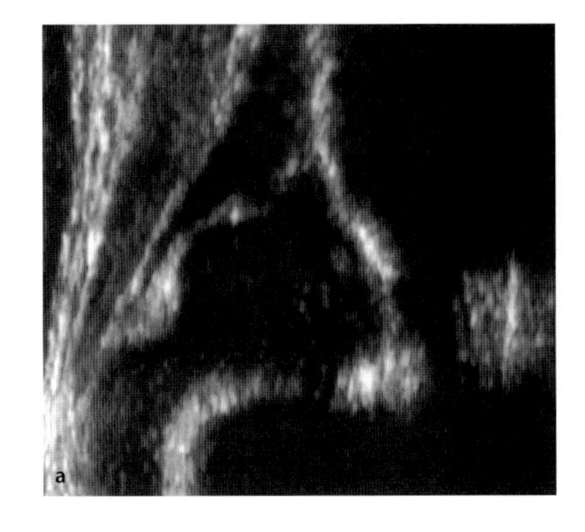

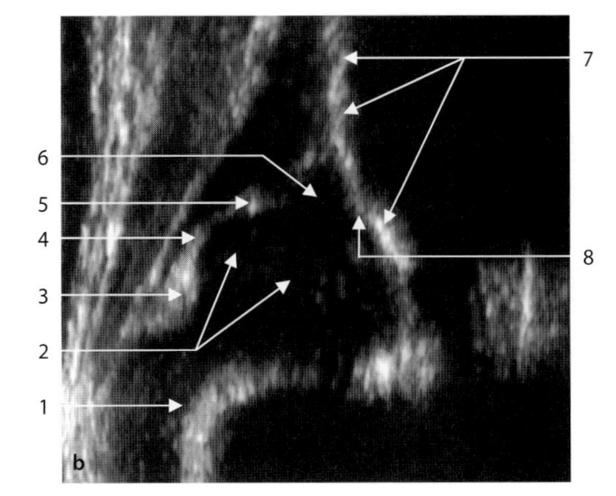

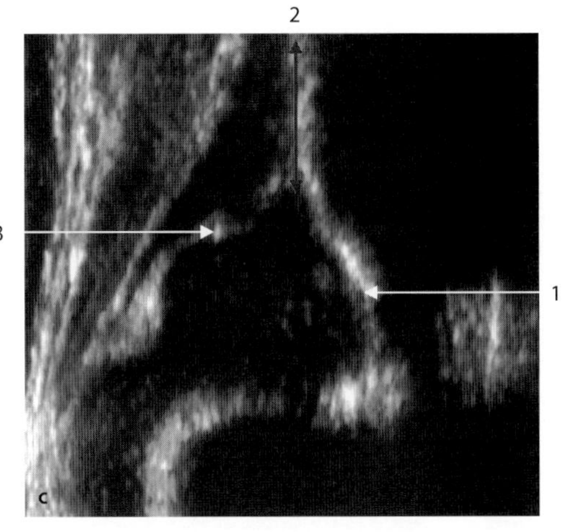

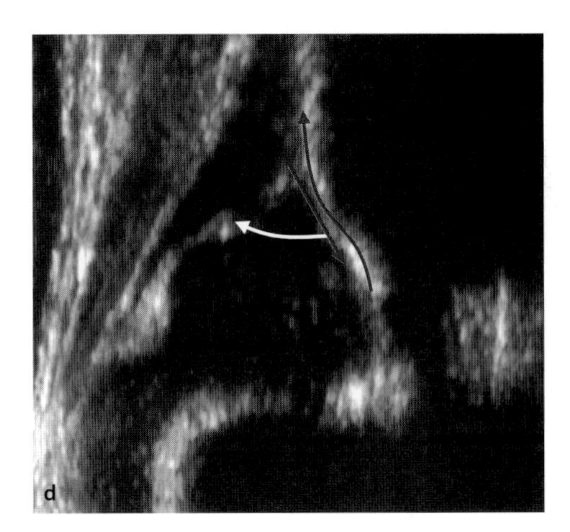

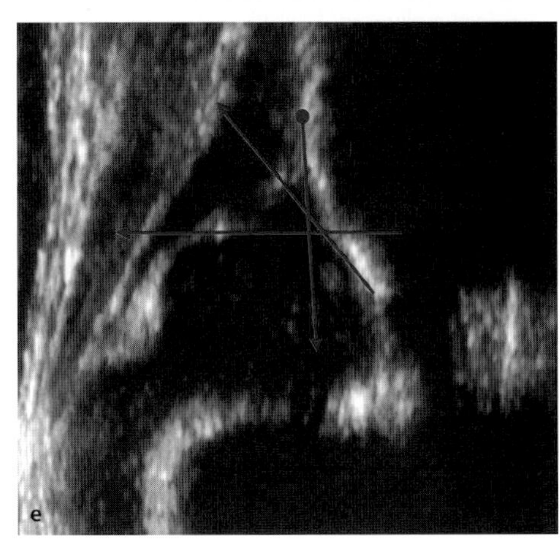

Abb. 7.11a–e. 2 Wochen, rechtes Hüftgelenk

a Nativ

b Anatomische Identifizierung:

1 Knorpel-Knochen-Grenze
2 Hüftkopf
3 Umschlagfalte
4 Gelenkkapsel
5 Labrum acetabulare
6 Knorpel
7 Knochen
8 Umschlagpunkt (Konkavität – Konvexität)

c Brauchbarkeitsprüfung:

1 Unterrand Os ilium
2 Schnittebene
3 Labrum acetabulare

Kein Kippfehler, das Sonogramm ist brauchbar

d Beschreibung: knöcherne Formgebung schlecht *(rot)*, Erkerform flach *(rosa)*, knorpeliges Pfannendach nach oben verdrängt *(weiß)*, ohne Strukturstörung. Typ IIIa

e α: 37°, β: 96°. Typ III. Ohne Strukturstörungen im knorpeligen Pfannendach. *Finale Klassifikation:* Typ IIIa bei kongruenter Befundung

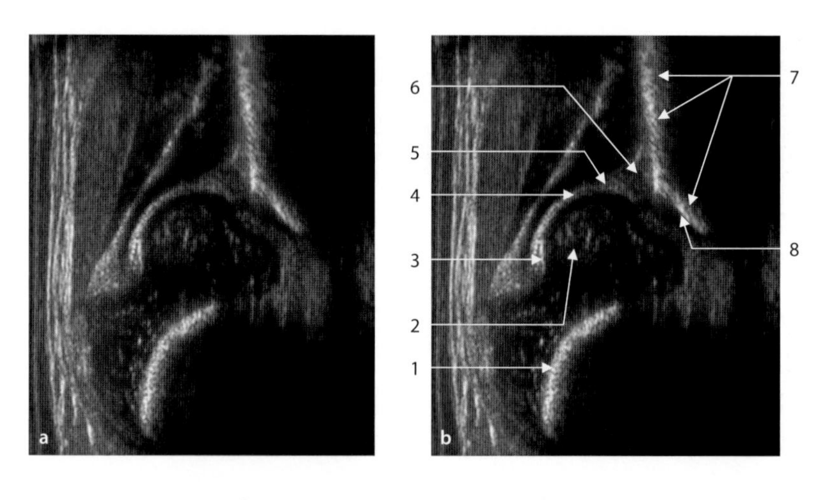

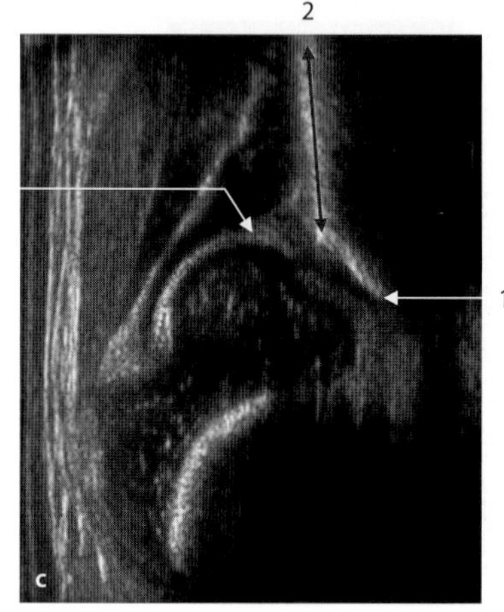

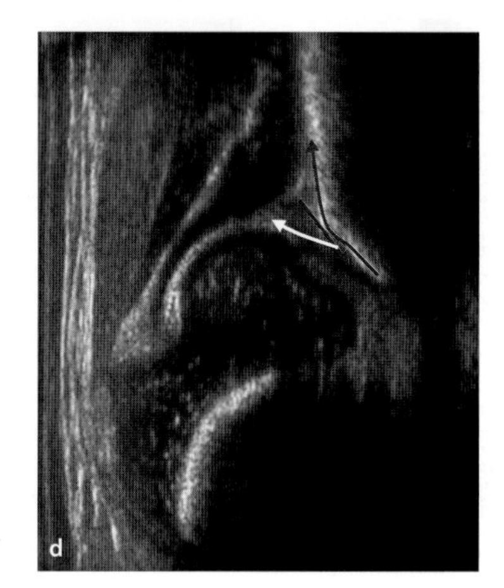

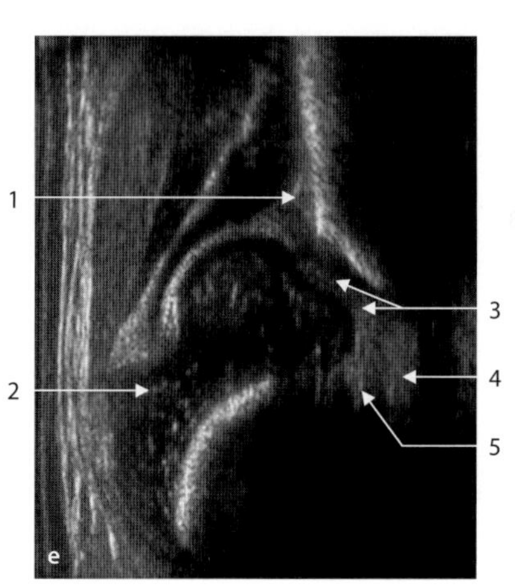

Abb. 7.12a–b. 3 Tage., linkes Hüftgelenk

a Nativ

b Anatomische Identifizierung:

1 Knorpel-Knochen-Grenze
2 Hüftkopf
3 Umschlagfalte
4 Gelenkkapsel
5 Labrum acetabulare
6 Knorpel
7 Knochen
8 Umschlagpunkt (Konkavität – Konvexität), Erkermesspunkt

Anmerkung: Aufgrund der anatomischen Identifizierung suspekt dezentriertes Gelenk!

c Brauchbarkeitsprüfung:

1 Unterrand Os ilium?
2 Schnittebene zu weit ventral?
3 Labrum acetabulare

Kein Kippfehler

d Beschreibung: knöcherne Formgebung *(rot)* schlecht, Erkerform flach *(rosa)*, knorpeliges Pfannendach nach oben verdrängt *(weiß)*, ohne Strukturstörung (gleiche Echogenität wie Hüftkopf). Typ IIIa. Winkelmessung nicht möglich und nicht sinnvoll, da der dezentrierte Hüftkopf sich nicht mehr in der Standardebene befindet

e

1 proximales Perichondrium
2 Trochanter major
3 Ligamentum capitis femoris
4 Gewebe der Fossa acetabuli
5 Ligamentum transversum

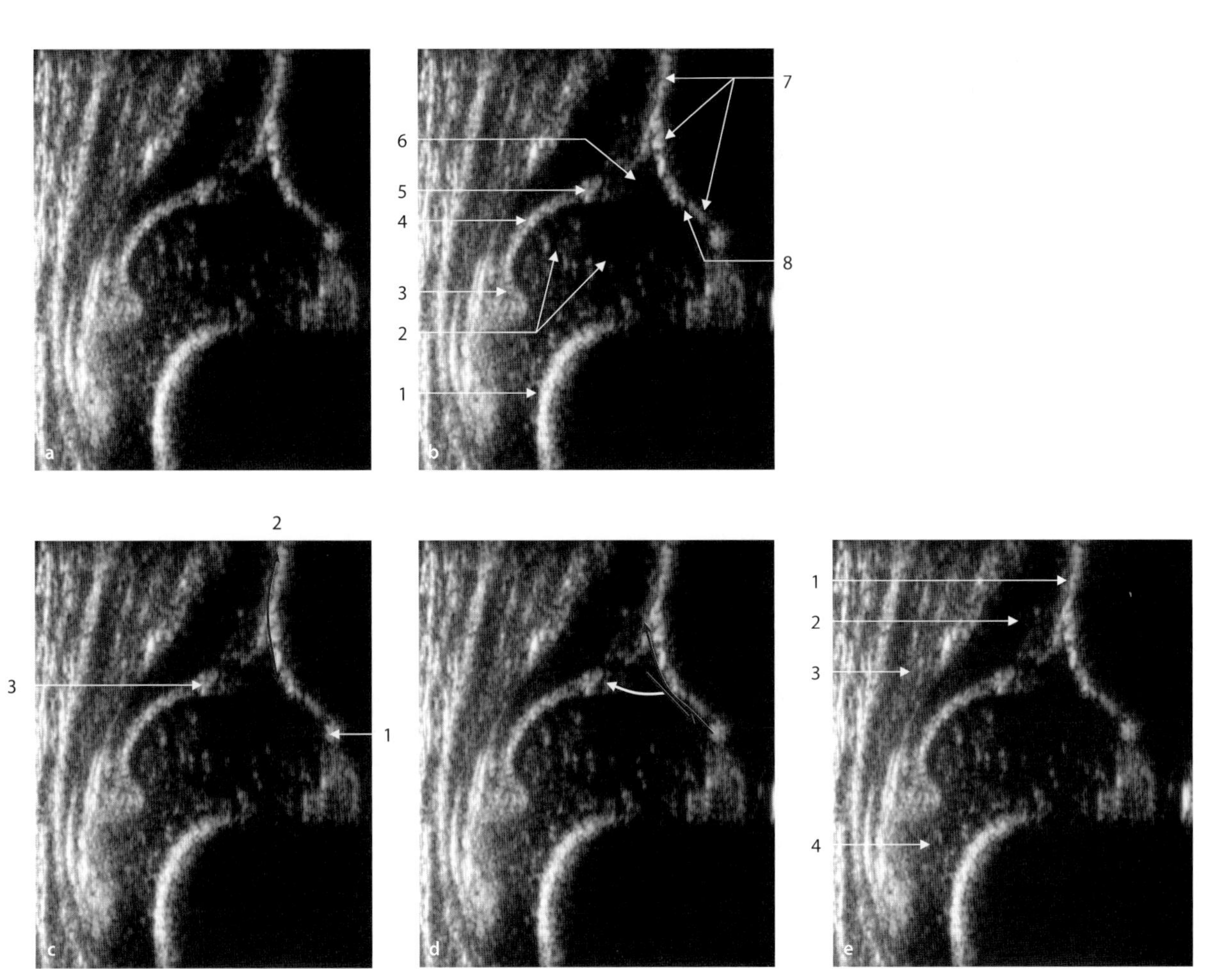

Abb. 7.13a–e. 9 Wochen, rechtes Hüftgelenk
a Nativ
b Anatomische Identifizierung:
1 Knorpel-Knochen-Grenze
2 Hüftkopf
3 Umschlagfalte
4 Gelenkkapsel
5 Labrum acetabulare
6 Knorpel
7 Knochen
8 Umschlagpunkt (Konkavität – Konvexität)
c Brauchbarkeitsprüfung:
1 Unterrand Os ilium
2 Schnittebene (suspekt dorsal)
3 Labrum acetabulare
Kein Kippfehler
d Beschreibung: knöcherne Formgebung *(rot)* schlecht, Erkerform flach *(rosa)*, knorpeliges Pfannendach nach oben verdrängt *(weiß)*, ohne Strukturstörung. Typ IIIa
❗ *Anmerkung:* Durch die eindeutige Diagnose eines dezentrierten Gelenkes ist keine Messung notwendig!
e
1 Konkavität der Fossa glutealis (Hüftkopf luxiert in dorsokraniale Richtung)
2 M. gluteus minimus
3 M. gluteus medius
4 knorpelig präformierter Schenkelhals mit Trochanterbasis

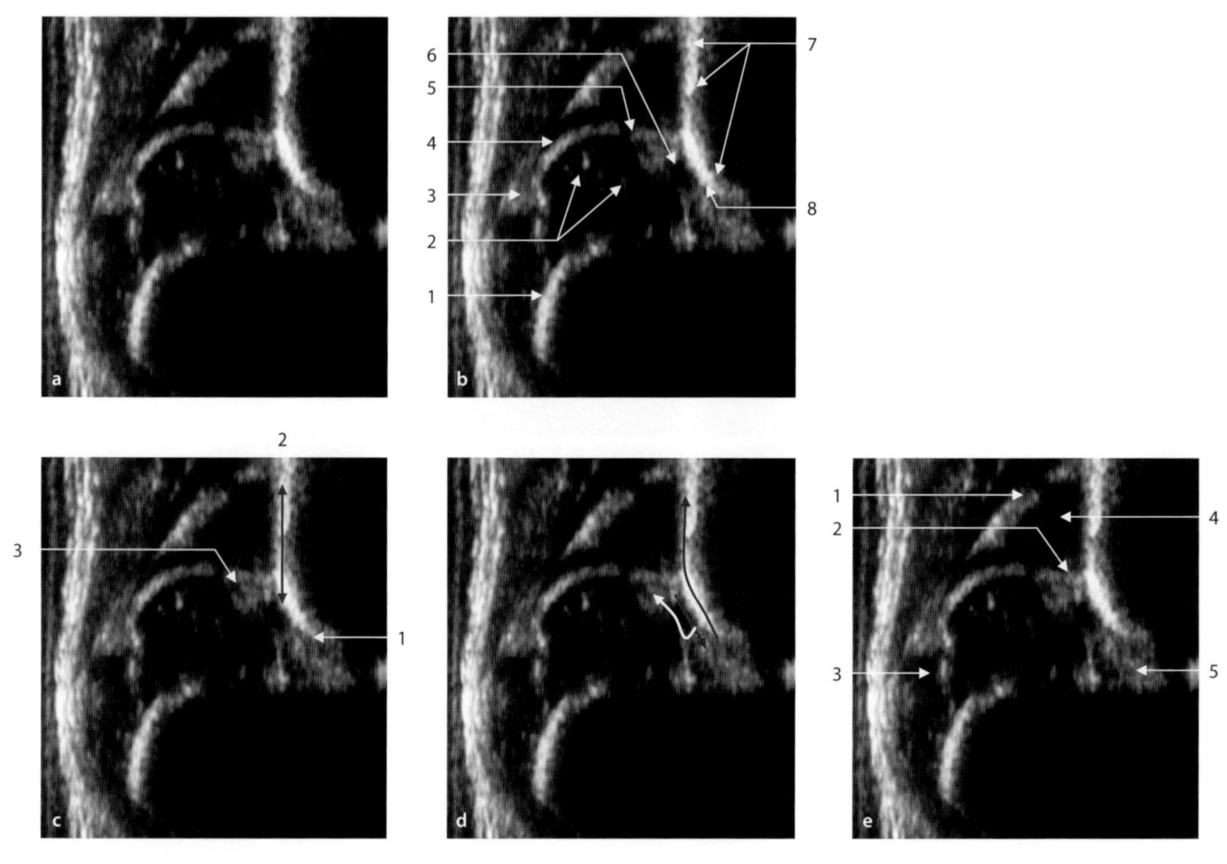

Abb. 7.14a–e. 8 Wochen, rechtes Hüftgelenk

a Nativ

b Anatomische Identifizierung:

1 Knorpel-Knochen-Grenze
2 Hüftkopf
3 Umschlagfalte
4 Gelenkkapsel
5 Labrum acetabulare
6 Knorpel
7 Knochen
8 Umschlagpunkt (Konkavität – Konvexität)

c Brauchbarkeitsprüfung:

1 Unterrand Os ilium nicht mehr identifizierbar
2 Schnittebene
3 Labrum acetabulare (kann nicht mehr punktgenau identifiziert werden.

Kein Kippfehler

d Beschreibung: knöcherne Formgebung *(rot)* schlecht, Erkerform flach *(rosa)*, knorpeliges Pfannendach nach kaudal verdrängt *(weiß)*. Typ IV. Diagnose eindeutig; dezentriertes Gelenk, Messung nicht notwendig; Brauchbarkeitsprüfung relativiert

e

1 Septum intermusculare
2 muldenförmiger Verlauf des Perichondriums
3 Trochanter major
4 M. glutaeus minimus
5 Gewebe in der Primärpfanne

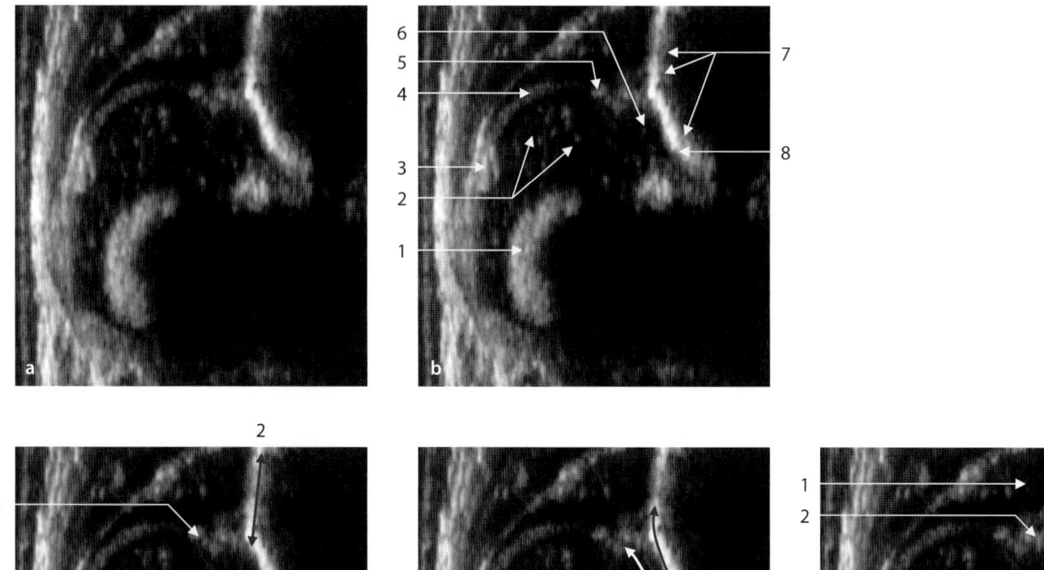

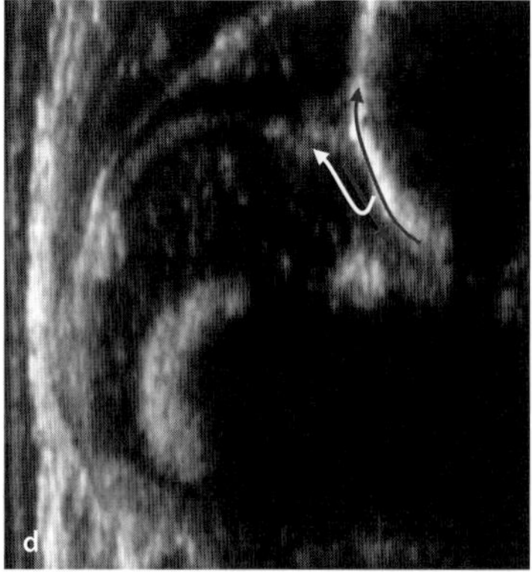

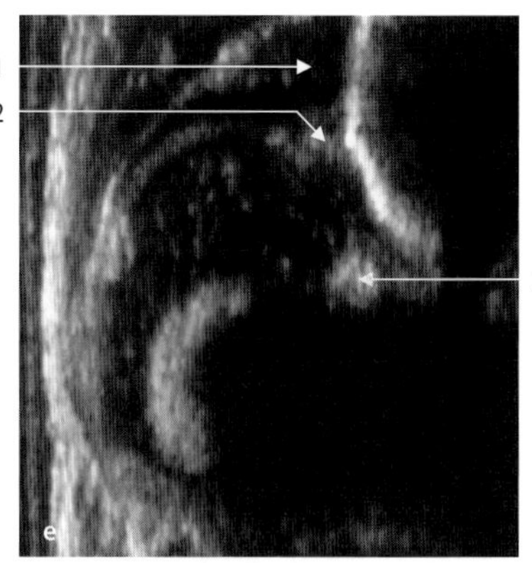

Abb. 7.15a–e. 3 Wochen, linkes Hüftgelenk

a Nativ

b Anatomische Identifizierung:

1 Knorpel-Knochen-Grenze
2 Hüftkopf
3 Umschlagfalte
4 Gelenkkapsel
5 Labrum acetabulare
6 Knorpel
7 Knochen
8 Umschlagpunkt (Konkavität – Konvexität), Erkermesspunkt bereits bei der anatomischen Identifizierung suspekt dezentriertes Gelenk

c Brauchbarkeitsprüfung:

1 Unterrand Os ilium nicht mehr identifizierbar
2 Schnittebene nach rechts geneigt (dorsal)
3 Labrum acetabulare

Kein Kippfehler

d Beschreibung: knöcherne Formgebung *(rot)* schlecht, Erkerform flach *(rosa)*, knorpeliges Pfannendach nach kaudal verdrängt *(weiß)*. Typ IV. Brauchbarkeitsprüfung relativiert (Hüftkopf aus der Standardebene luxiert)

e

1 M. glutaeus minimus
2 muldenförmiges Perichondrium
3 Iliopsoassehne und Ligamentum transversum

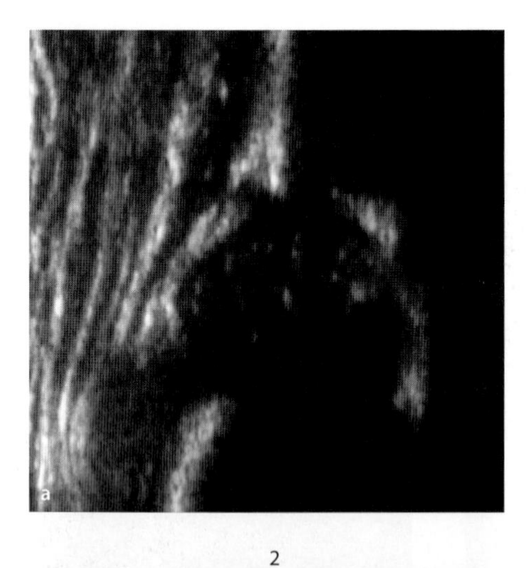

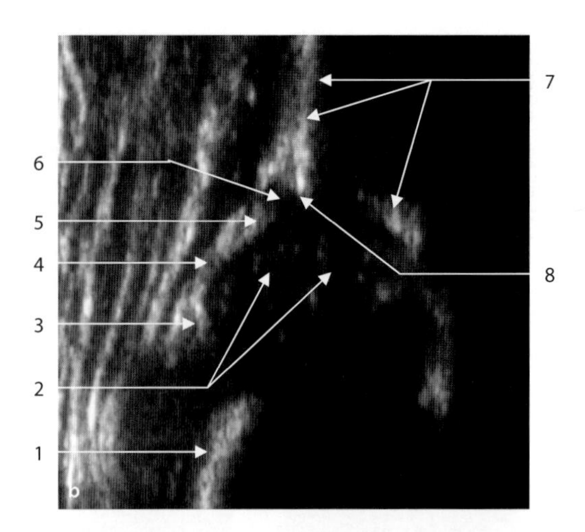

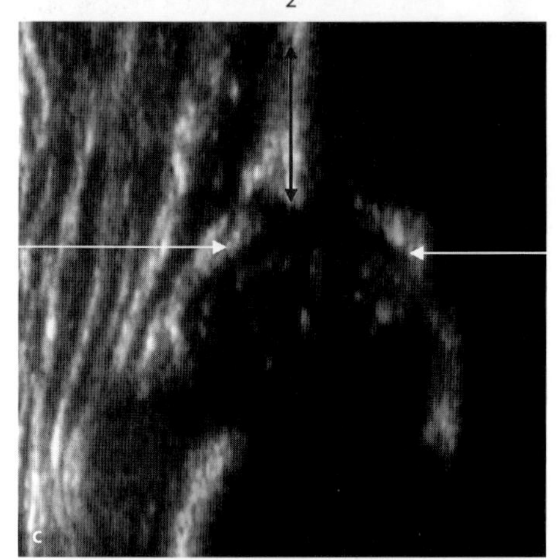

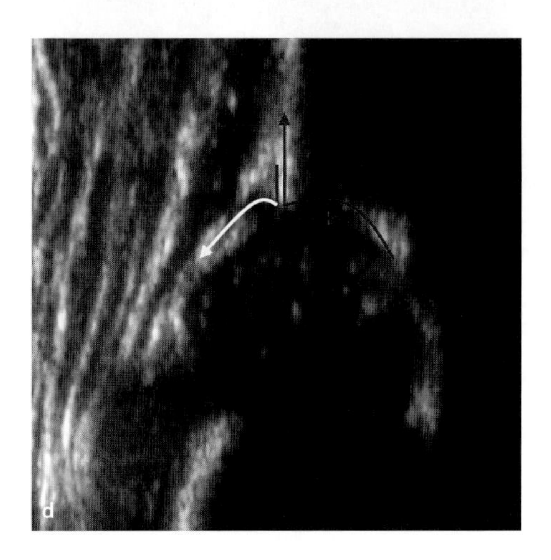

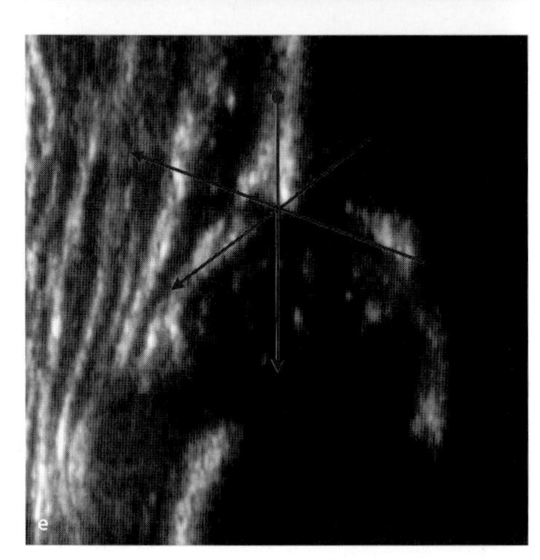

Abb. 7.16a–e. 11 Wochen, linkes Hüftgelenk
a Nativ
b Anatomische Identifizierung
1 Knorpel-Knochen-Grenze
2 Hüftkopf
3 Umschlagfalte
4 Gelenkkapsel
5 Labrum acetabulare
6 Knorpel
7 Knochen
8 Umschlagpunkt (Konkavität – Konvexität)
c Brauchbarkeitsprüfung
1 Unterrand Os ilium
2 Schnittebene
3 Labrum acetabulare
d Beschreibung: knöcherne Formgebung *(rot)* gut, Erkerform eckig *(rosa)*, knorpeliges Pfannendach übergreifend *(weiß)*. Vorläufiger Typ I
e α: 68°, β: 53°.Typ Ia
Die Messlinien schneiden sich wegen des eckigen Knochenerkers in einem Punkt

Varia

Vorbemerkungen

1. In diesem Kapitel werden verschiedene Hüfttypen mit und ohne Messlinien demonstriert. Nutzen Sie die Möglichkeit, selbstständig Befundungen einzuüben und zu überprüfen.
2. Beginnen Sie mit der richtigen Strategie: Anatomische Identifizierung etc.

Wichtige Hinweise für die Praxis zur Groborientierung

1. **Beachten Sie den Höhenbezug zwischen dem knöchernen Erker und dem Labrum acetabulare.**
   - **Steht das Labrum tiefer als der knöcherne Erker, ist das knorpelige Pfannendach in der Regel den Hüftkopf übergreifend, folgerichtig handelt es sich um ein zentriertes Gelenk.**
   - **Steht das Labrum acetabulare höher als der knöcherne Erker, ist dies ein Hinweis auf ein verdrängtes Pfannendach, folgerichtig dezentriertes Hüftgelenk.**
2. **Typ III und Typ IV werden nicht über die Topographie des Labrum acetabulare unterschieden, sondern über die Verdrängungsrichtung des hyalin-knorpelig präformierten Pfannendaches. Diese ist am Sonogramm an der Verlaufsrichtung des Perichondriums (nach oben oder muldenförmig bzw. horizontal) erkennbar.**

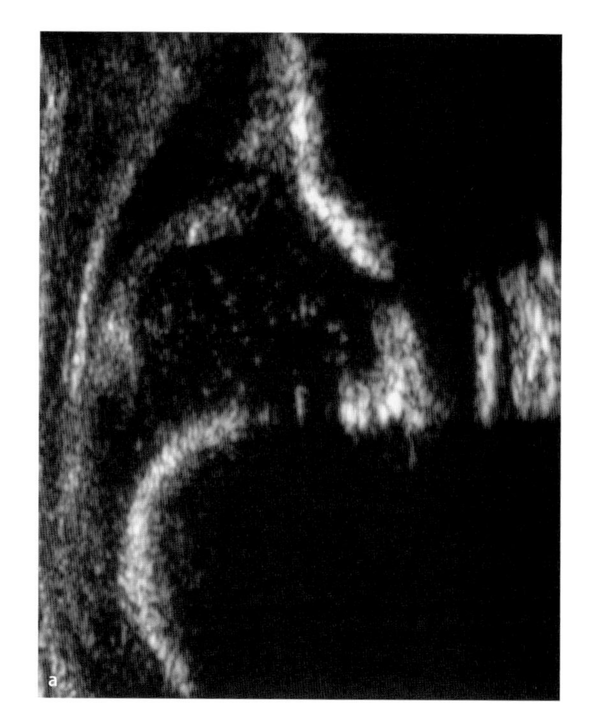

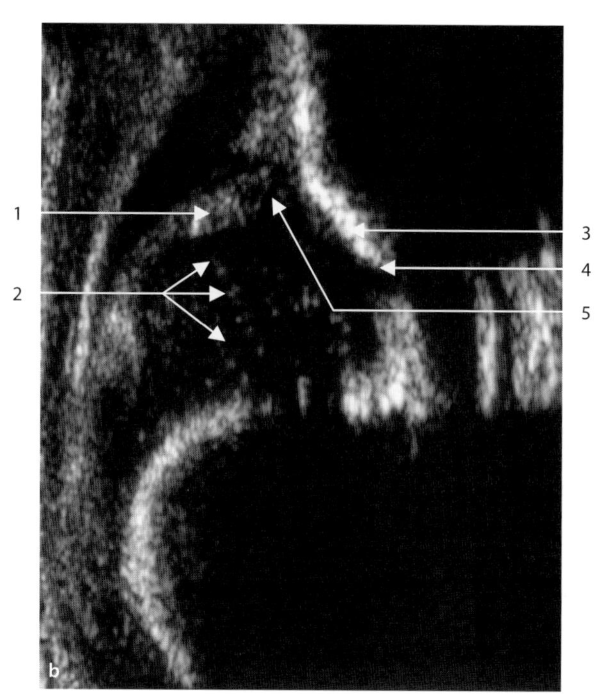

Abb. 8.1a, b. 3 Wochen, linkes Hüftgelenk
a Typ IIIa

b
1 Labrum (höher als Umschlagpunkt)
2 Hüftkopf (dezentriert)
3 Umschlagpunkt
4 Unterrand?
5 Knorpeldach

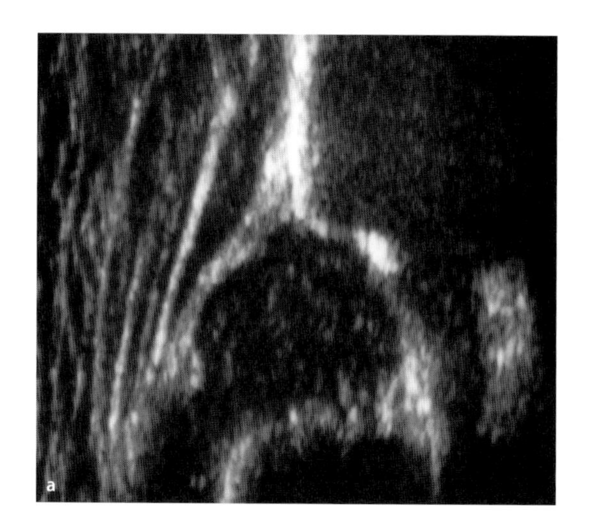

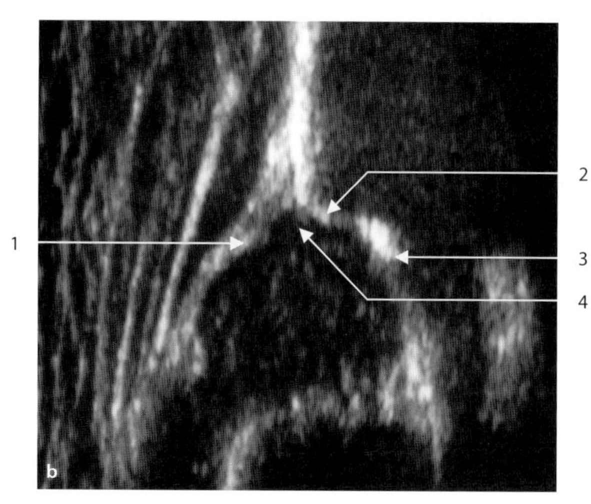

Abb. 8.2a, b. 3 Monate, rechtes Hüftgelenk
a Die knöcherne Formgebung ist gut, die knöcherne Erkerform stumpf, das knorpelige Pfannendach übergreifend. Typ I

b
1 Labrum acetabulare
2 knöcherner Erker
3 Unterrand Os ilium
4 knorpeliges Pfannendach

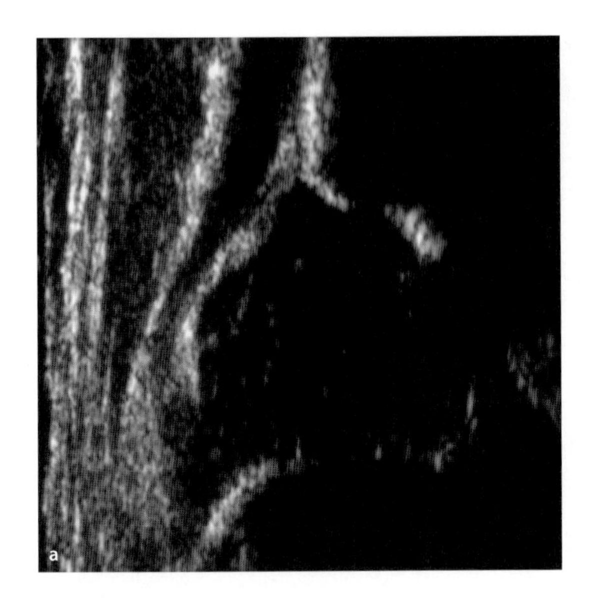

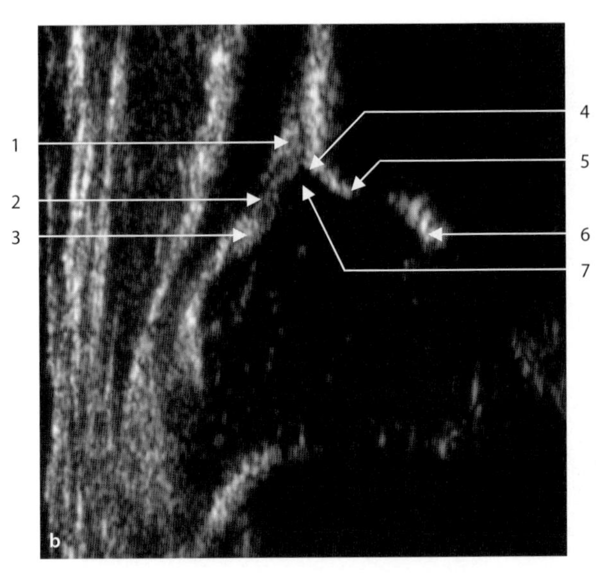

Abb. 8.3a, b. 4 Monate, linkes Hüftgelenk
a Typ I, mit minimalem Erkerdefekt
b 1 Rektussehne
2 Perichondrium des hyalin präformierten Pfannendaches
3 Labrum acetabulare
4 Nachverknöcherung (darf nicht als Erker identifiziert werden!)
5 knöcherner Erker (Umschlagpunkt)
6 Unterrand Os ilium
7 knorpeliges Pfannendach

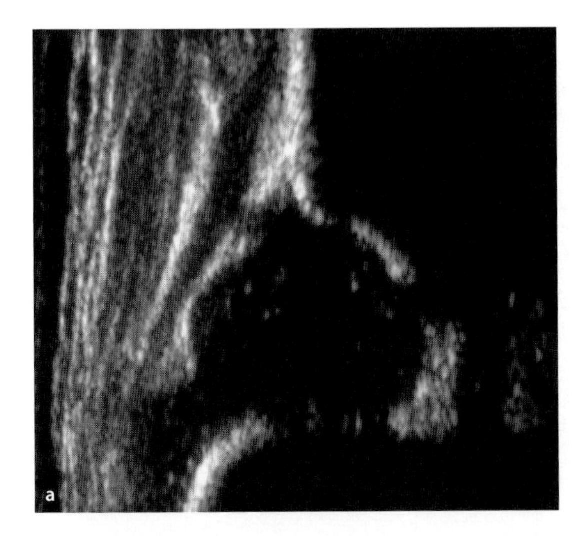

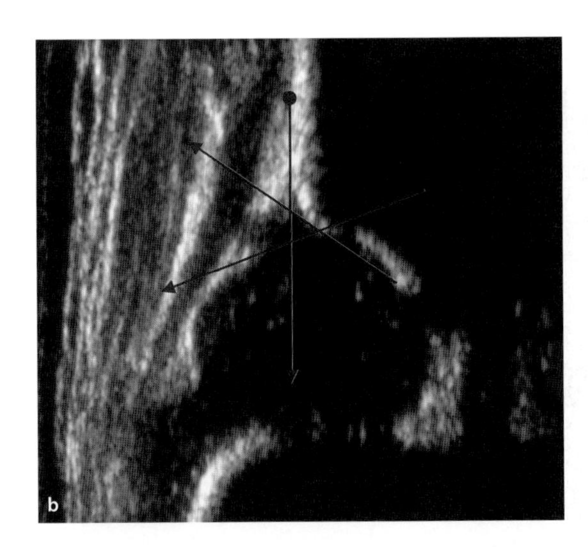

Abb. 8.4a, b. 10 Wochen, rechtes Hüftgelenk
a Knöcherne Formgebung mangelhaft, Erkerform rund, knorpelige Erker übergreifend. Typ IIa
b α: 56°, β: 71°. *Finaler Typ: IIa (–)*

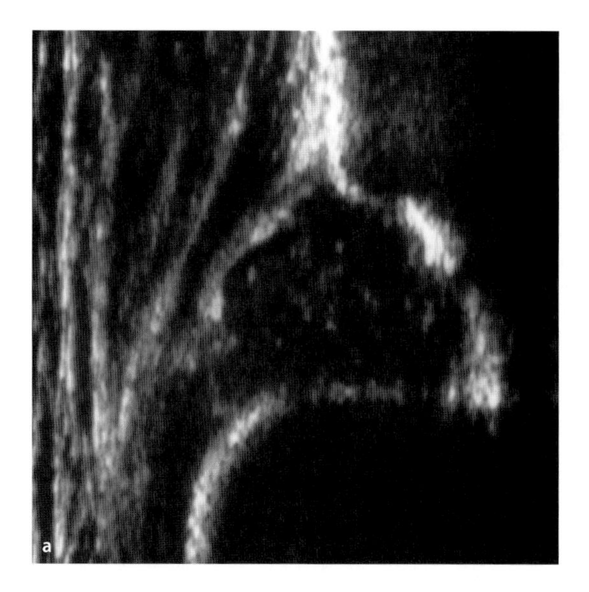
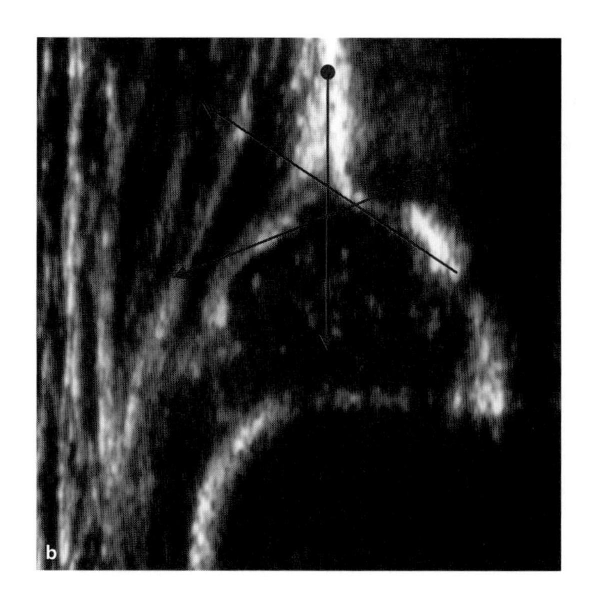

Abb. 8.5a, b. 6 Wochen, linkes Hüftgelenk
a Knöcherne Pfanne ausreichend, Erkerform rund, knorpelige Erker übergreifend. Typ IIa
b α: 56°, β: 70°. *Finaler Typ: IIa (+)*

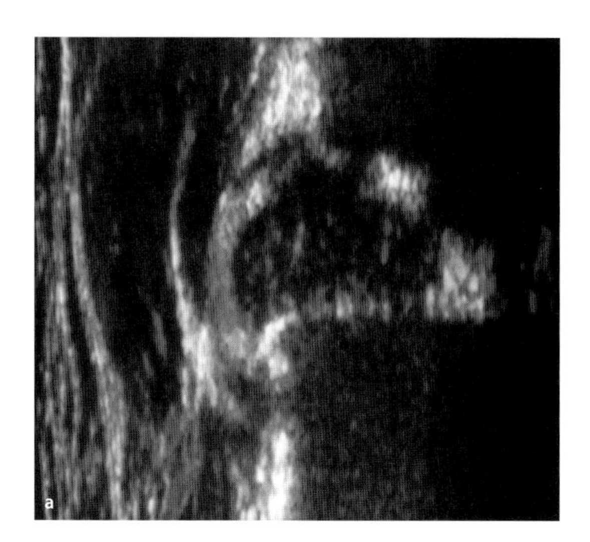
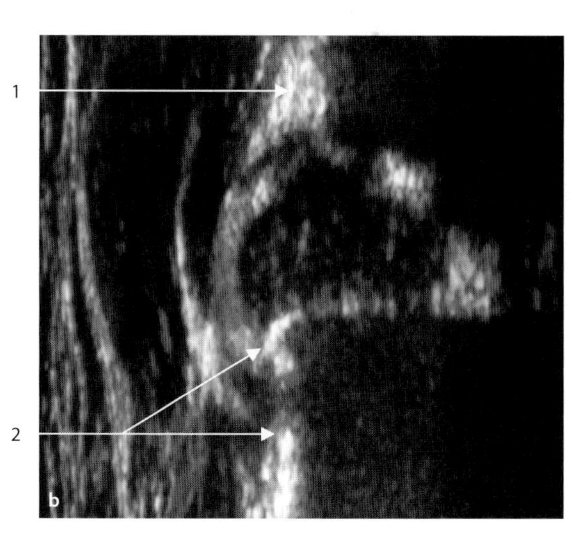

Abb. 8.6a, b. 2Wochen, rechtes Hüftgelenk
a Dieses Sonogramm darf zur Befundung nicht herangezogen werden.
b Ventrodorsaler Kippfehler, erkennbar am verbreiterten Rektusansatz (1)
2 »verzogene« Knorpel-Knochen-Grenze

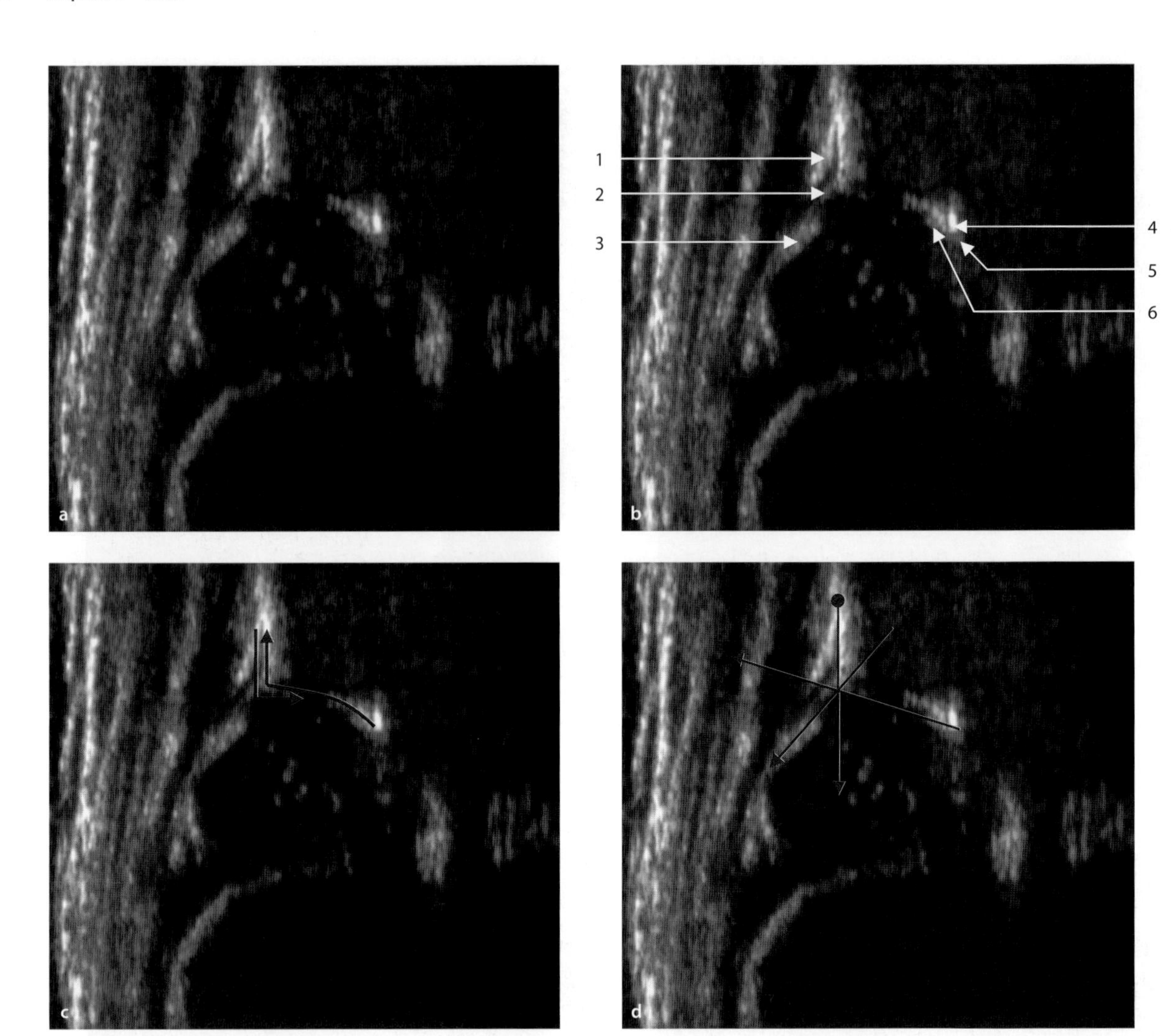

Abb. 8.7a–d. 5 Monate, linkes Hüftgelenk

a Nativ

b

1 Rektussehne
2 Perichondrium
3 Labrum acetabulare
4 Unterrand Os ilium
5 Sinusoide der Y-Fuge
6 schwache Echos des Gewebes der Fossa acetabuli

c Knöcherne Formgebung (*rot*) gut, Erkerform (*rosa*) eckig, knorpeliges Pfannendach übergreifend. Typ I

d α: 69°, β: 49°. Typ I a

Aufgrund des »eckigen« knöchernen Erkers schneiden sich zufällig alle 3 Messlinien in einem Punkt

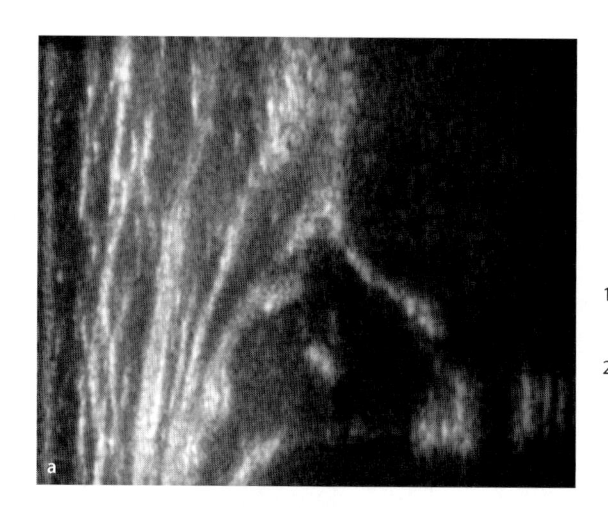

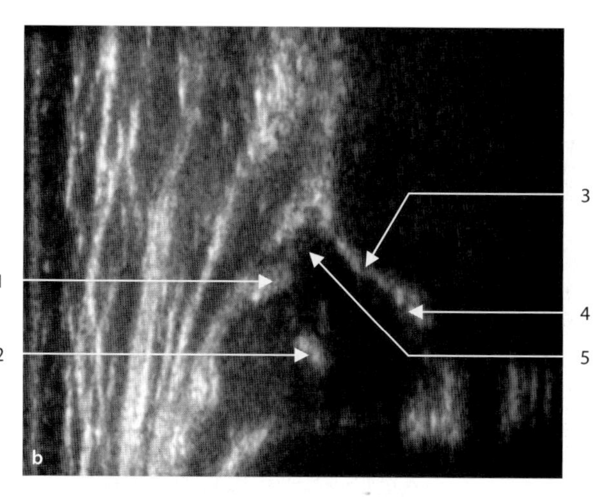

Abb. 8.8. a, b. 6 Monate, linkes Hüftgelenk

a Die knöcherne Formgebung ist mangelhaft, die Erkerform rund, das knorpelige Pfannendach übergreifend

Typ IIb entsprechend der Deskription.

b

1 Labrum acetabulare
2 Hüftkopfkern
3 knöcherner Erker (Umschlagpunkt)
4 Unterrand Os ilium
5 Pfannendachknorpel

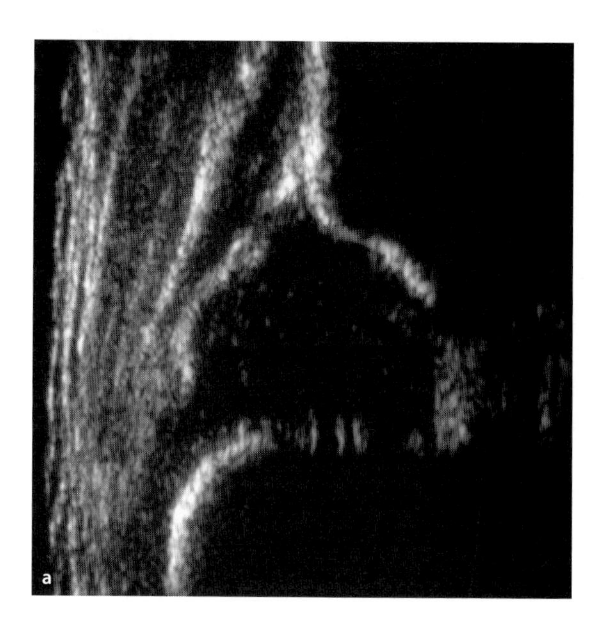

Abb. 8.9a, b. 10 Wochen, rechtes Hüftgelenk

a Knöcherne Pfanne mangelhaft, knöcherne Erkerform rund, knorpeliges Pfannendach übergreifend

b α: 57°, β: 77°. Typ IIa (–)

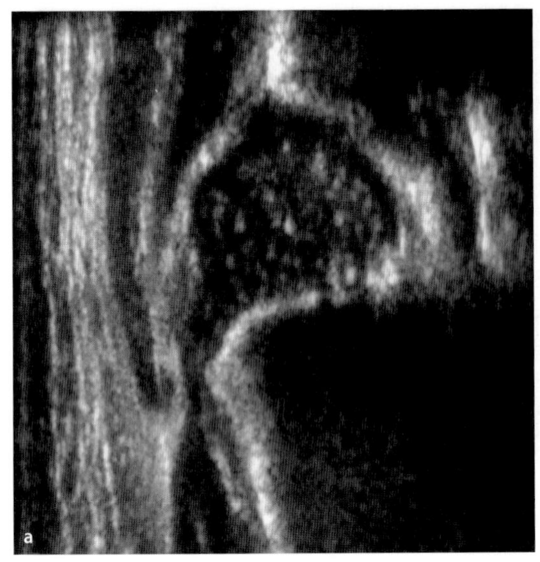

Abb. 8.10a, b. 2 Wochen, linkes Hüftgelenk

a Dieses Bild sollte nach heutigem Qualitätsstandard nicht mehr verwendet werden, da der Unterrand vom Os Ilium (3) in Abb. 8.10b nicht ausreichend klar dargestellt ist.

b
1 Zona anularis
2 Zona centralis

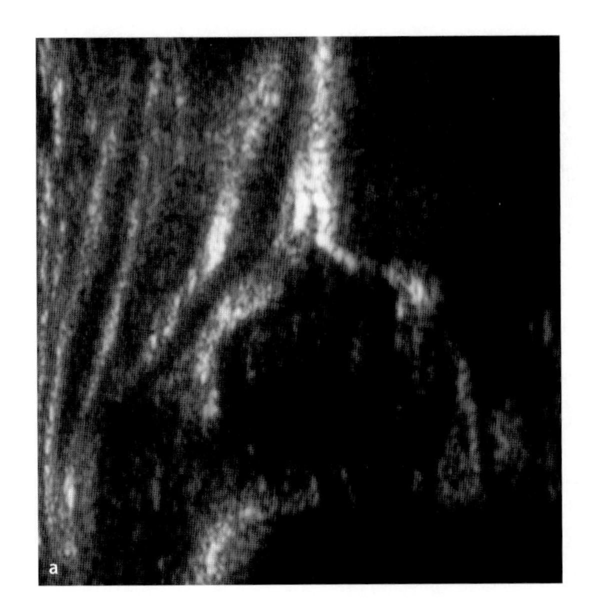

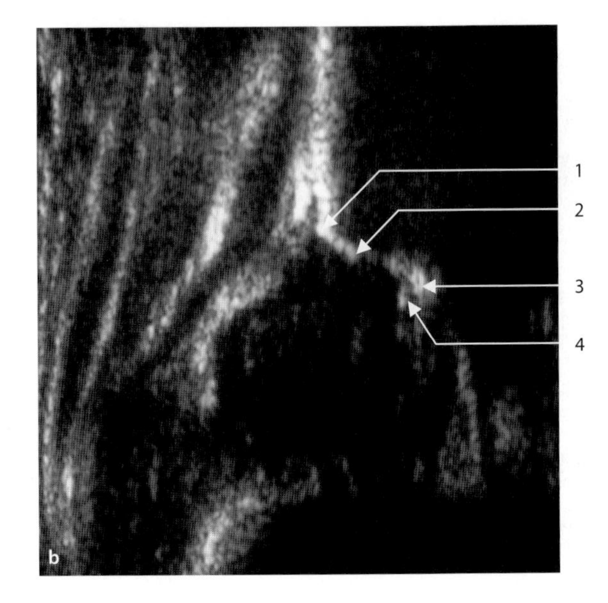

Abb. 8.11a, b. 12 Wochen, rechtes Hüftgelenk

a Die knöcherne Pfanne, bei deutlich stumpfer Erkerform, ist gut ausgebildet, das knorpelige Pfannendach den Hüftkopf übergreifend. Typ I

b
2 knöcherner Erker
3 Unterrand Os ilium
4 Gewebe der Fossa acetabuli

Anmerkung: 1 ist nicht der Umschlagpunkt (Knochenerker, Messpunkt) von konkav zu konvex, sondern »Nachverknöcherung«

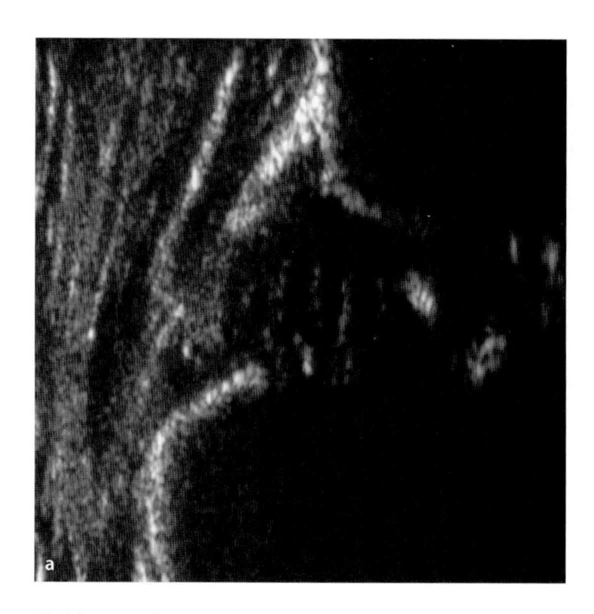

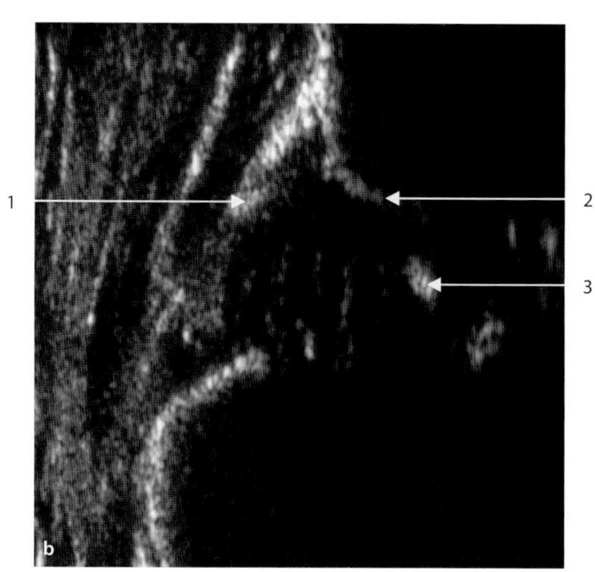

Abb. 8.12a, b. 13 Wochen, rechtes Hüftgelenk
a unbrauchbares Sonogramm!
b
1 Labrum acetabulare?
2 Unterrand Os ilium?
3 Ligamentum capitis femoris
Anatomische Identifizierung und Brauchbarkeitsprüfung sind nicht erfüllt!

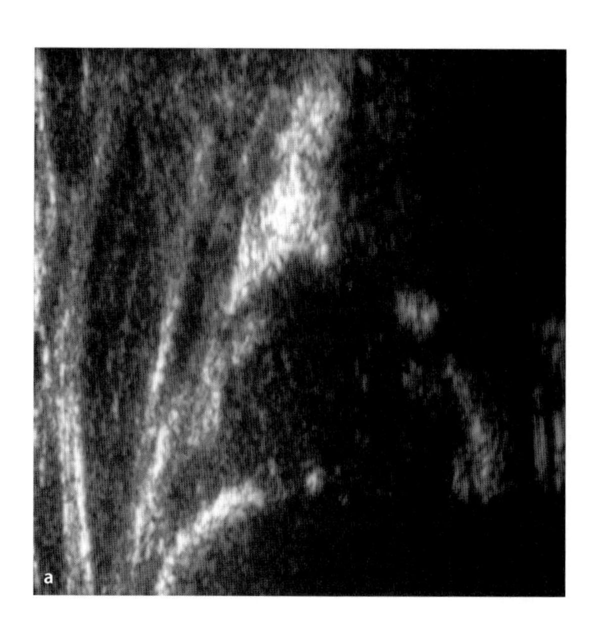

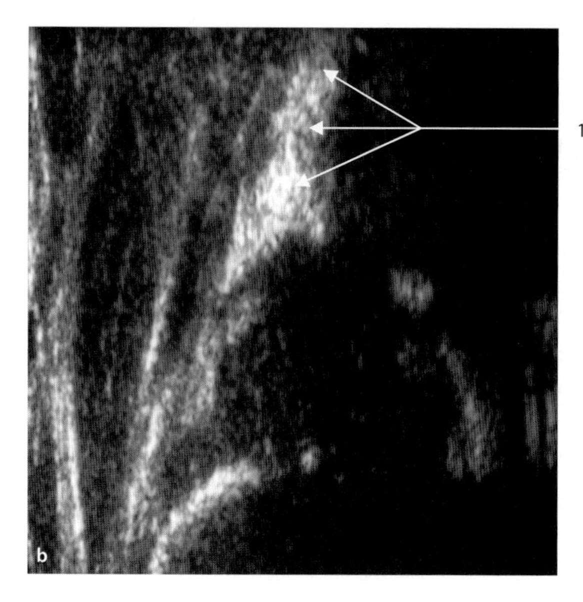

Abb. 8.13a, b. Dasselbe Hüftgelenk wie in den Abb. 8.12a, b
a unbrauchbares Sonogramm!
b Schallkopfkippung (ventrodorsal) erkennbar an der Verbreiterung des proximalen Perichondriums und der relativen Unschärfe der Darmbeinsilhouette (1)

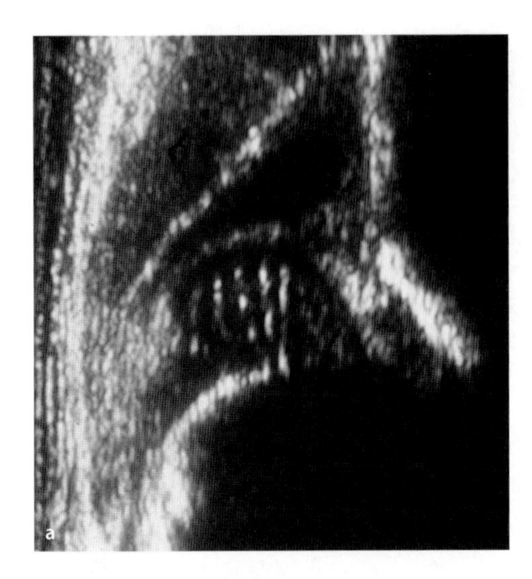

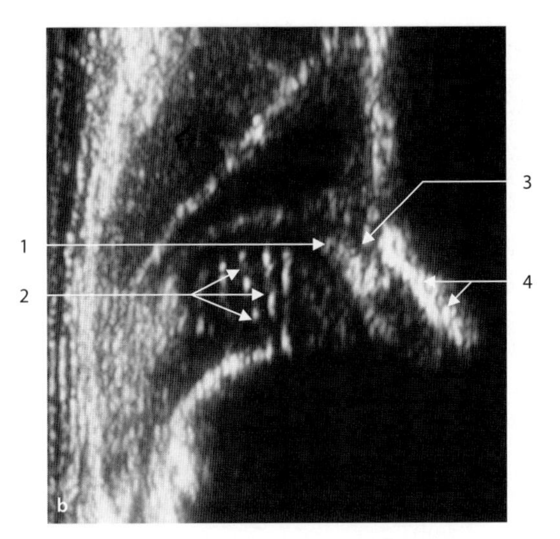

Abb. 8.14a, b. 7 Tage: linkes Hüftgelenk
a Typ IV

b
1 Labrum acetabulare
2 Hüftkopf
3 Pfannendachknorpel
4 Primärpfanne

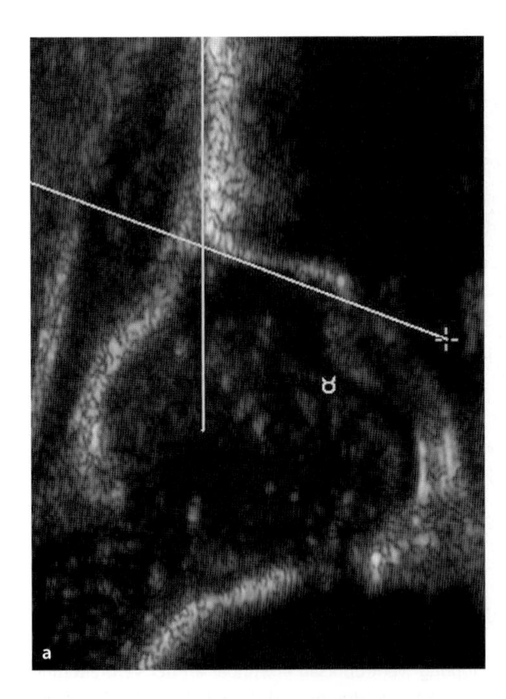

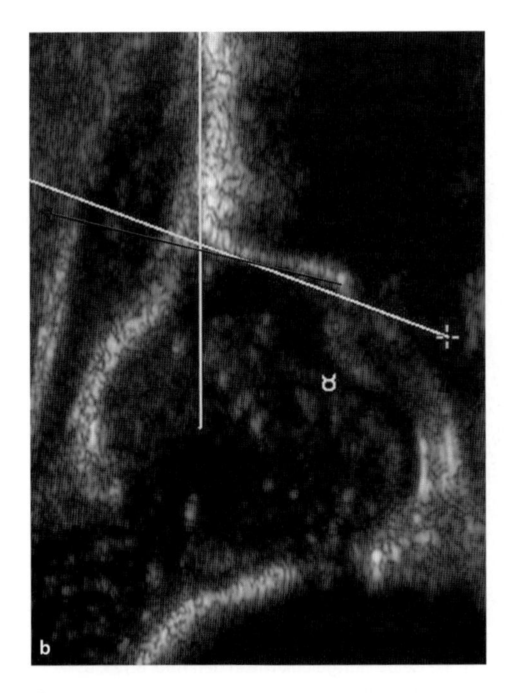

Abb. 8.15a, b. 2 Tage, rechtes Hüftgelenk
a Winkel α am Monitor elektronisch eingezeichnet.

Gefährlich: Bildparallaxe und Softwarefehler führen zu falschen Messergebnissen!

Achtung: Es wird häufig nur der Winkel α eingezeichnet. Dadurch bleibt man den schriftlichen Beweis, dass das Labrum und der Erker richtig identifiziert wurden, schuldig. Außerdem wurde zum Einzeichnen der Pfannendachlinie der Unterrand vom Os ilium zu tief angenommen!

b Pfannendachlinie *(rot)* korrekt eingezeichnet

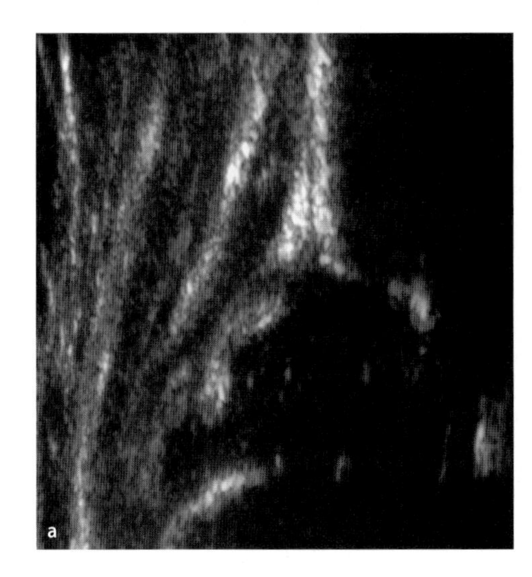

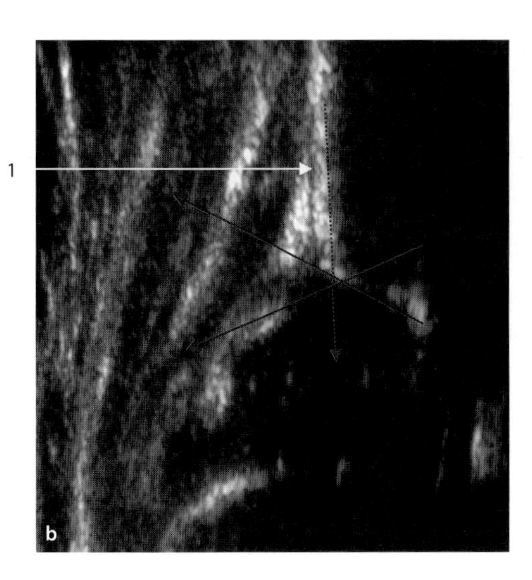

Abb. 8.16a, b. 5 Wochen, rechtes Hüftgelenk

a Die knöcherne Formgebung ist gut, die knöcherne Erkerform stumpf und das knorpelige Pfannendach übergreifend

b α: 62°, β: 68°. Typ Ib

1 Kontaktstelle von Rektussehne und Knochenlamelle vom Os ilium sind deutlich sichtbar

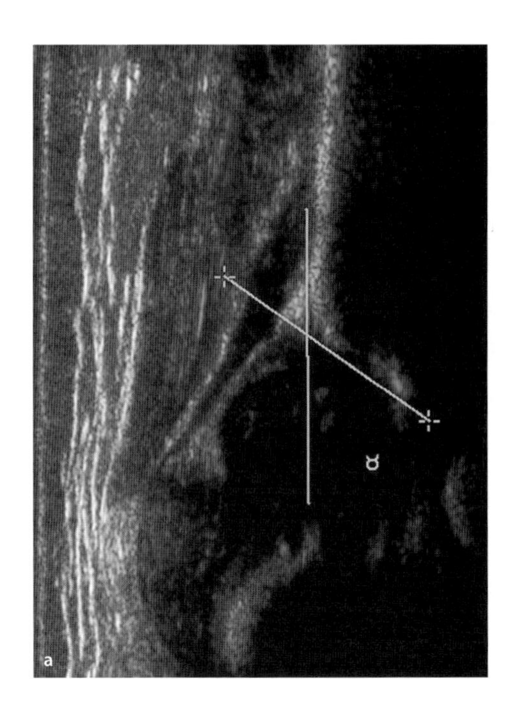

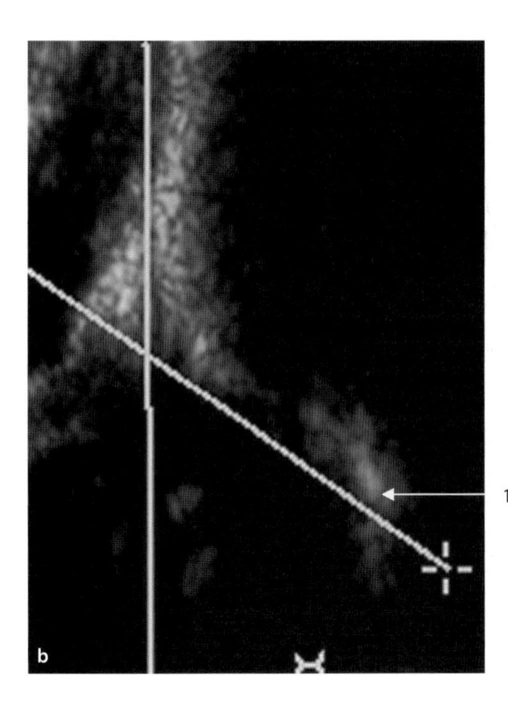

Abb. 8.17a, b. 3 Tage, linkes Hüftgelenk, elektronisch eingezeichnete Pfannendach- und Grundlinie

a Neben der Unsitte, nur α zu messen, wurde auch noch die Pfannendachlinie falsch eingezeichnet

b Ausschnittsvergrößerung: Die Pfannendachlinie am Unterrand des Os ilium hängt in der Luft. Zu diesem Fehler kommt es nicht unbedingt durch falsche Identifizierung des Unterrandes vom Os ilium, sondern durch die Wölbung des Monitors mit konsekutiver Parallaxenverschiebung

1 Unterrand Os ilium

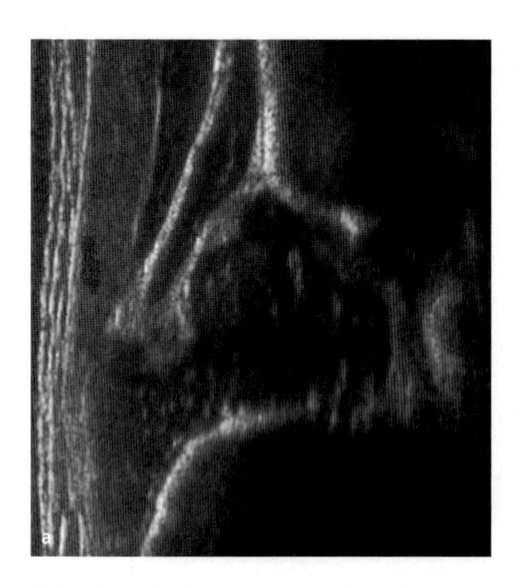

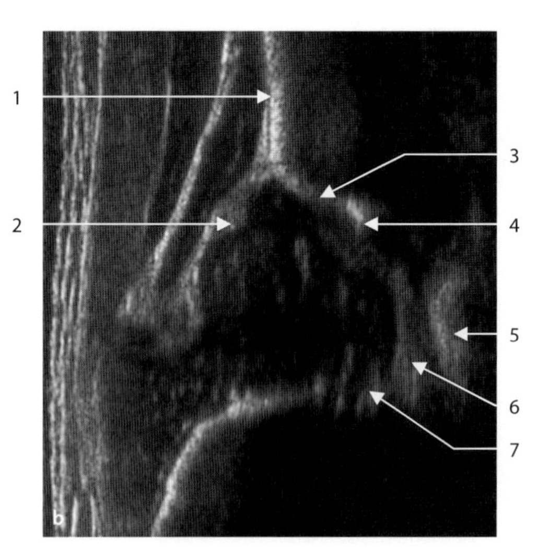

Abb. 8.18a, b. Neugeborenes, rechtes Hüftgelenk

a Die knöcherne Formgebung ist ausreichend, die Erkerform rund und das knorpelige Pfannendach übergreifend. (Finale Typisierung erst durch Messung), entsprechend der Deskription physiologisch unreife Hüfte Typ IIa

b
1 oberster Erkerpunkt
2 Labrum acetabulare
3 knöcherner Erkerumschlagpunkt
4 Unterrand Os ilium
5 Os ischii
6 Gewebe der Fossa acetabuli
7 Ligamentum transversum

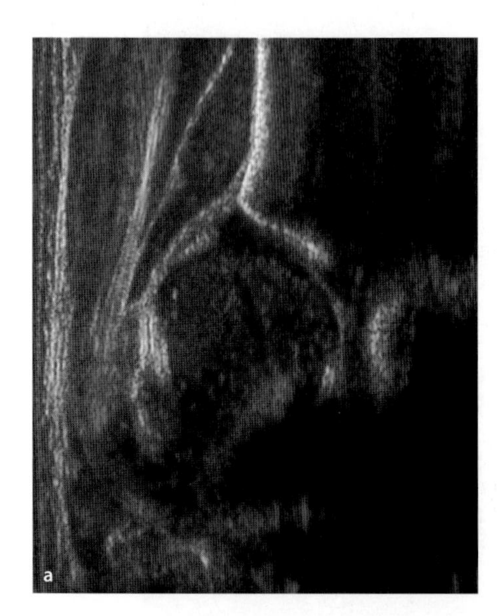

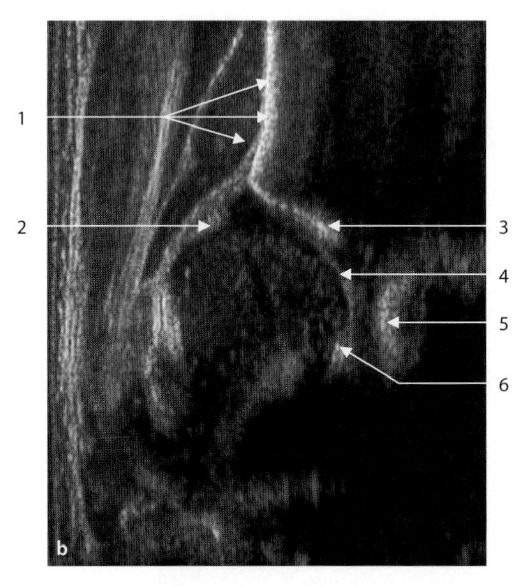

Abb. 8.19a, b. Neugeborenes linkes Hüftgelenk

a Die Schnittebene ist zu weit dorsal, daher darf das Sonogramm nicht beurteilt werden (anatomische Identifizierung, Brauchbarkeitsprüfung, Kippfehler?)

b
1 Konkavität der Fossa glutealis
2 Labrum acetabulare
3 Unterrand Os ilium
4 Ligamentum capitis femoris
5 Os pubis
6 Ligamentum transversum

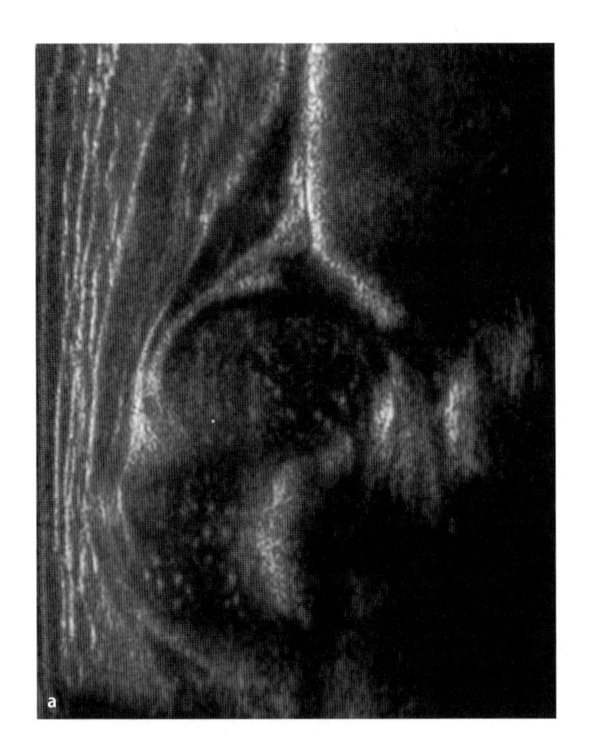

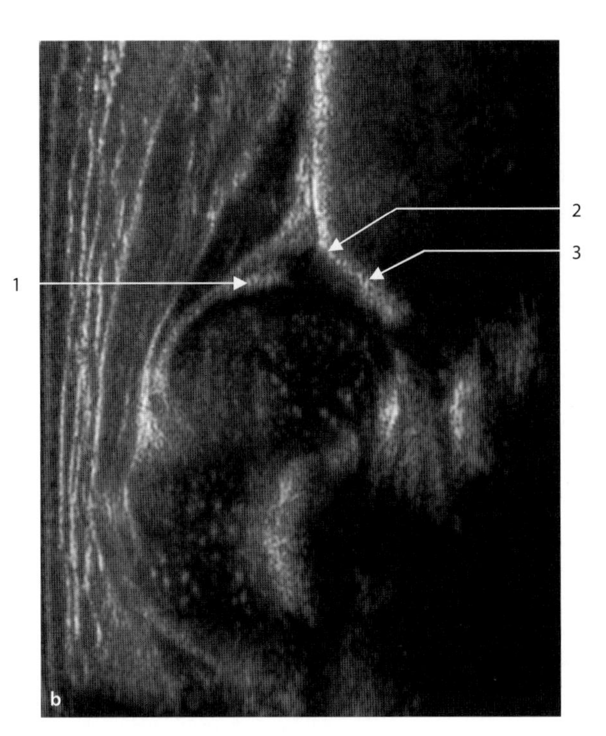

Abb. 8.20a, b. 4 Tage, rechtes Hüftgelenk
a Ausformung der knöchernen Pfanne hochgradig mangelhaft, Erkerform flach, Knorpeldach nach oben verdrängt
b Das Labrum (1) steht höher als der Umschlagpunkt (3)
2 häufig falsch identifizierter Umschlagpunkt

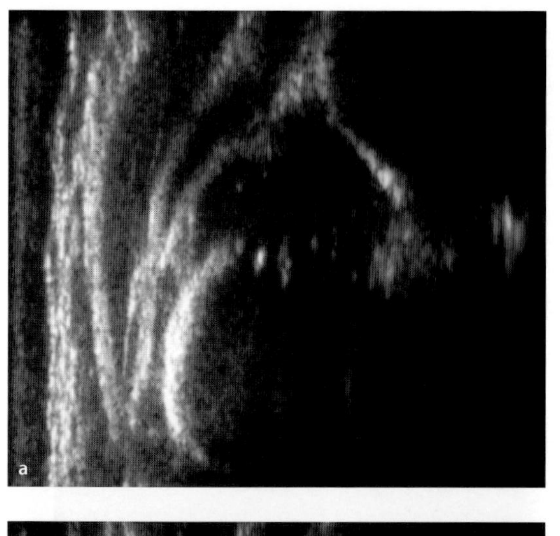

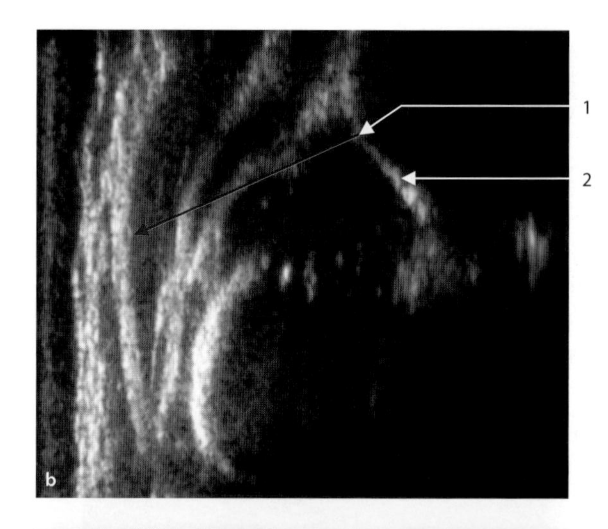

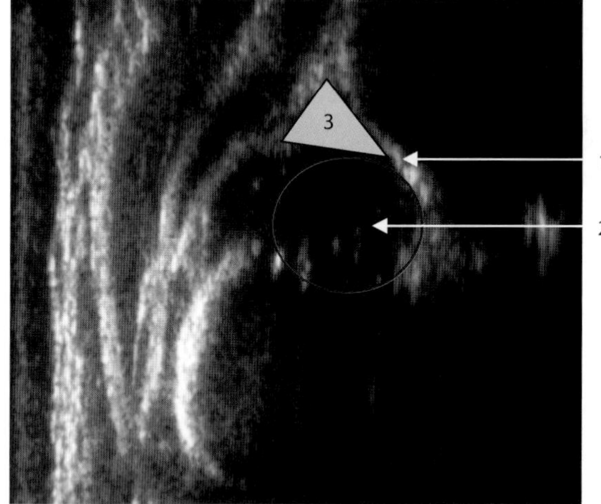

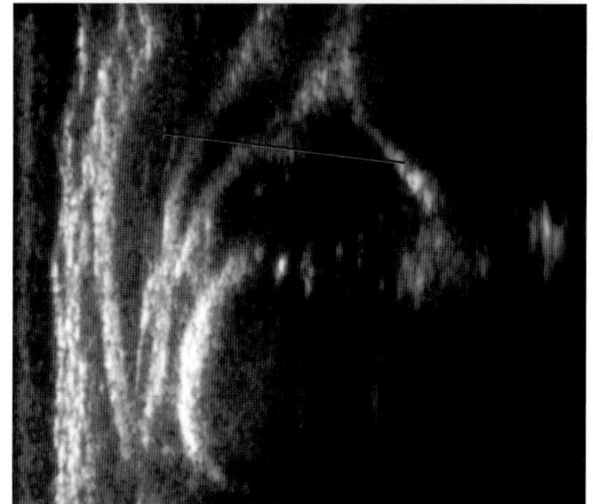

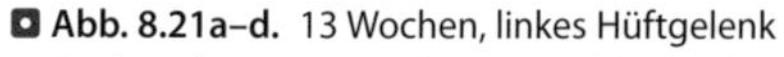

Abb. 8.21a–d. 13 Wochen, linkes Hüftgelenk

a Die knöcherne Formgebung ist schlecht, der knöcherne Erker flach und das knorpelige Pfannendach nach oben verdrängt, ohne Strukturstörung im knorpeligen Pfannendach. Typ IIIa

b Falsch eingezeichnete Ausstelllinie
1 falsch identifizierter Umschlagpunkt
2 richtiger Umschlagpunkt

c 1 Umschlagpunkt durch Echosprung sichtbar
2 hier sollte der Hüftkopf stehen
3 nach oben verdrängtes Pfannendach

Die in Abb. 8.21b eingezeichnete Ausstelllinie würde nicht den Knorpel (3) messen, sondern diesen mehr oder weniger in der Mitte durchschneiden

d Korrekt eingezeichnete Ausstelllinie

! *Anmerkung:* Wird in diesem Beispiel der knöcherne Erker falsch (1 in Abb. 8.21b) identifiziert, so könnte dieses Gelenk irrtümlich als zentriert beurteilt werden (Erker »höher« als das Labrum)

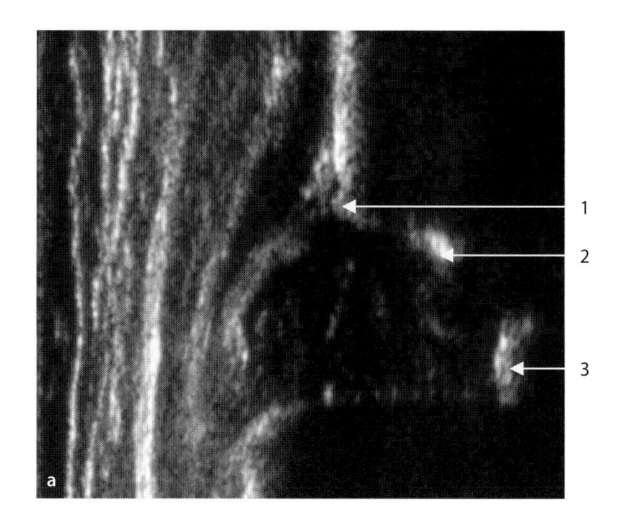

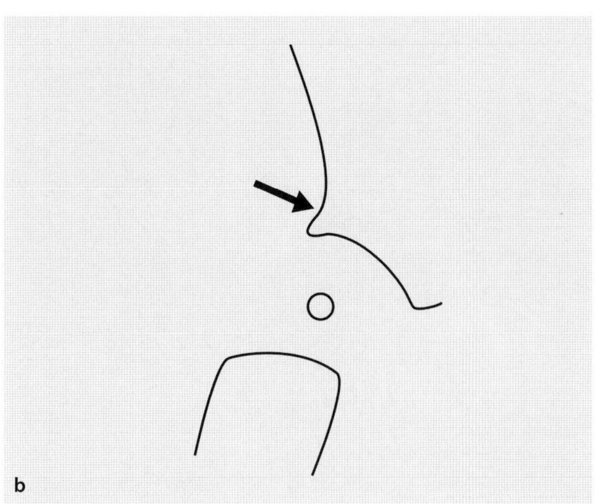

Abb. 8.22a, b. 14 Wochen, rechtes Hüftgelenk

a Auch ohne dass ein Kippfehler vorliegt, kann im Sonogramm der Erkerbereich als Rabenschnabel (vorspringend) imponieren. Dies ist eine Formvariante und hat keine pathologische Bedeutung. Die knöcherne Formgebung ist gut, die Erkerform stumpf und das knorpelige Pfannendach übergreifend. Typ I

1 »Rabenschnabel« – Umschlagpunkt
2 Unterrand
3 Os Ischii

b Schematische Zeichnung einer rechten Hüfte im Röntgenbild. Der rabenschnabelartige Erker ist mit einem Pfeil markiert

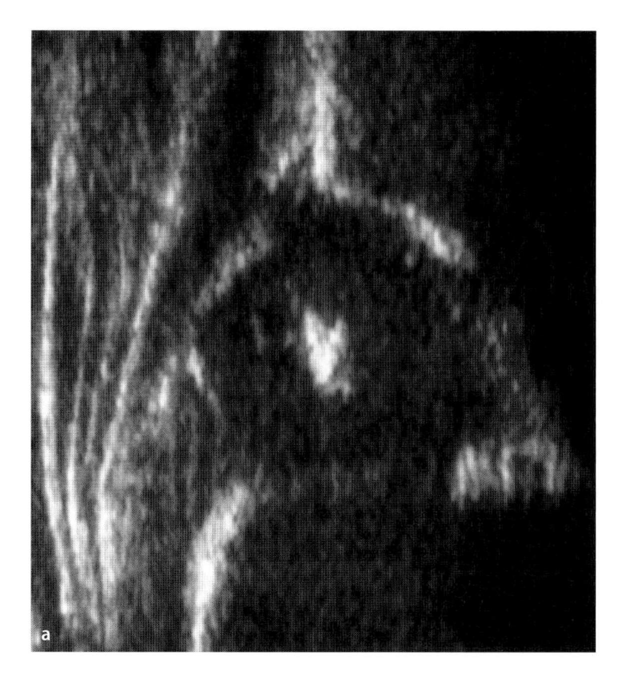

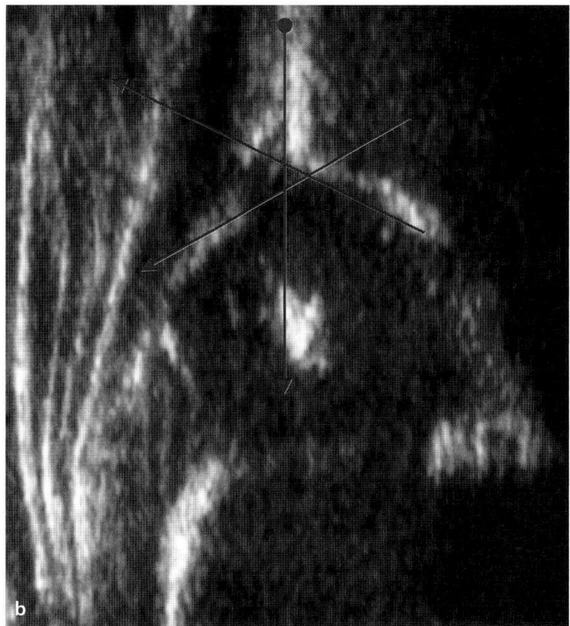

Abb. 8.23a, b. 6 Monate, linkes Hüftgelenk, Zustand nach Spreizhosentherapie

a Knöcherne Formgebung gut (grenzwertig), Erkerform eckig, knorpeliges Pfannendach übergreifend, Hüftkopfkern angelegt

b α: 63°, β: 60°. Typ Ib

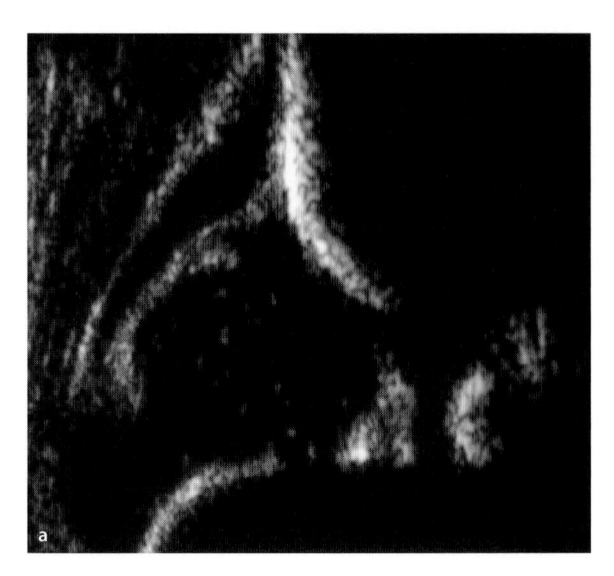

Abb. 8.24a, b. 9 Wochen, rechtes Hüftgelenk

a Die knöcherne Formgebung ist schlecht, die Erkerform flach und das knorpelige Pfannendach nach kranial verdrängt. Die Struktur des knorpeligen Pfannendaches ist von der Echogebung gleich wie die des Hüftkopfes. Es liegt daher keine Strukturstörung vor. Typ IIIa. Therapie: Reposition erforderlich

b

1 knöcherner Erker
2 Unterrand fehlt
3 Os ischii
4 Gewebe der Fossa acetabuli
5 Ligamentum transversum

Anmerkung: Obwohl der Unterrand vom Os ilium fehlt, darf das Sonogramm beurteilt werden, da die Hüfte dezentriert ist!

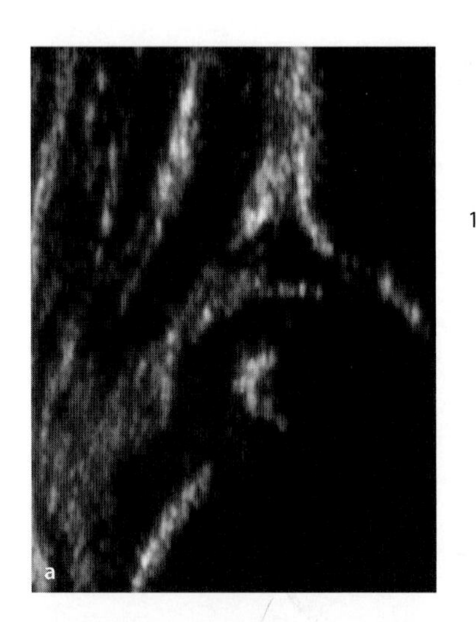

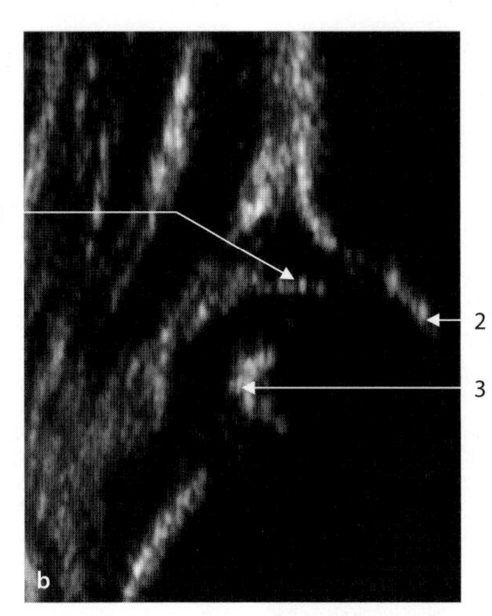

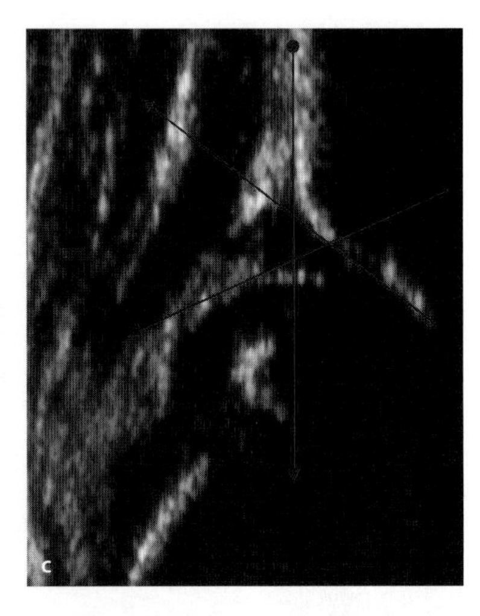

Abb. 8.25a–c. 5 Monate, rechtes Hüftgelenk

a Knöcherne Formgebung mangelhaft, Erkerform rund, knorpeliges Pfannendach übergreifend, Hüftkopfkern angelegt. Typ IIb

b

1 Grenzflächenartefakt
2 Unterrand Os ilium
3 Hüftkopfkern

c Korrekt eingezeichnete Messlinien

α: 53°, β: 66°. Messtechnisch Typ II, da das Baby 5 Monate alt ist: Typ IIb

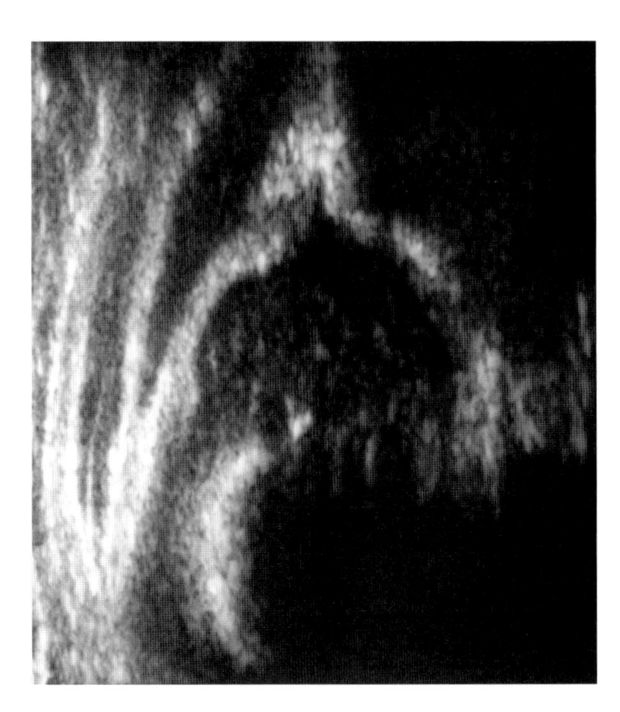

Abb. 8.26. Das Sonogramm sieht zwar so aus wie ein Hüftgelenk und ist auch »schön eingestellt«, aber:
1.) Anatomische Identifizierung?
2.) Brauchbarkeit?
3.) Kippfehler? Ventrodorsaler Kippfehler!

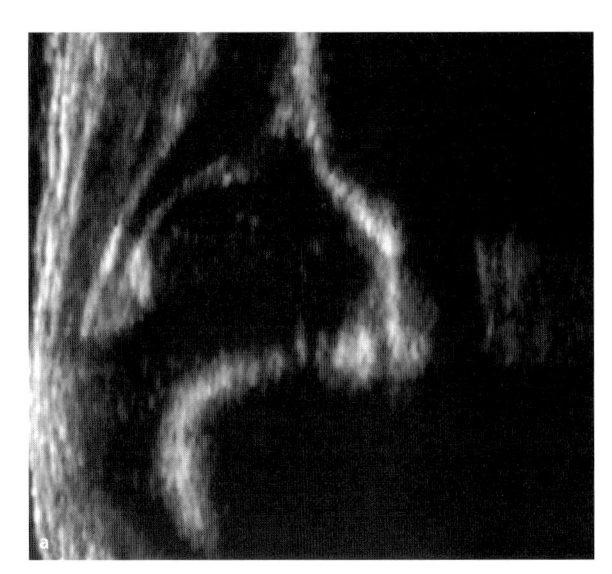

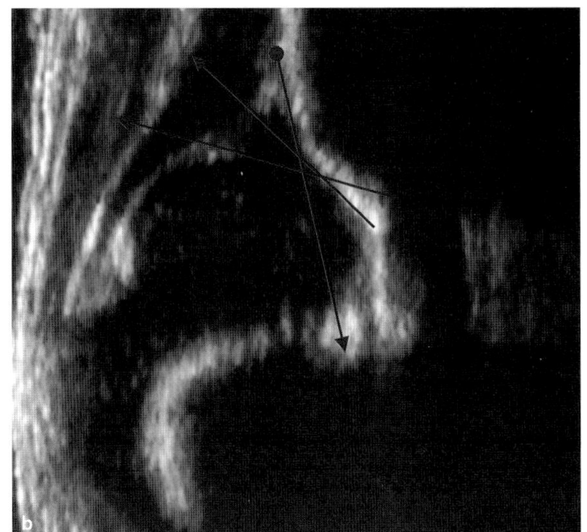

Abb. 8.27a, b. 3 Wochen, linkes Hüftgelenk
a Knöcherne Formgebung schlecht, Erkerform flach, Knorpel nach oben verdrängt, ohne Strukturstörung. Typ IIIa
b α: 37°, β: 119°. Typ IIIa

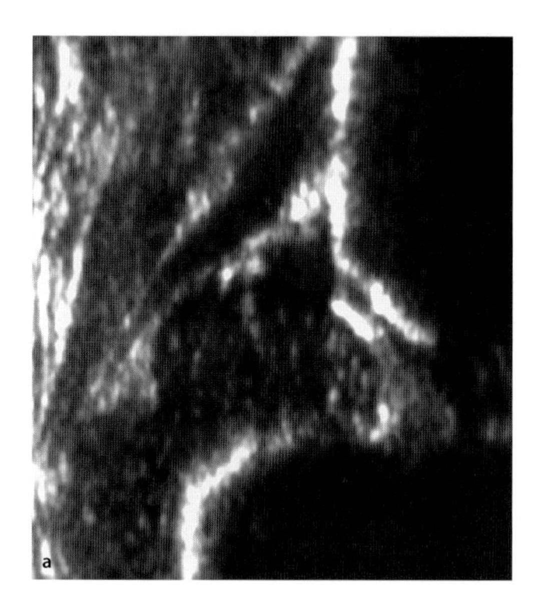

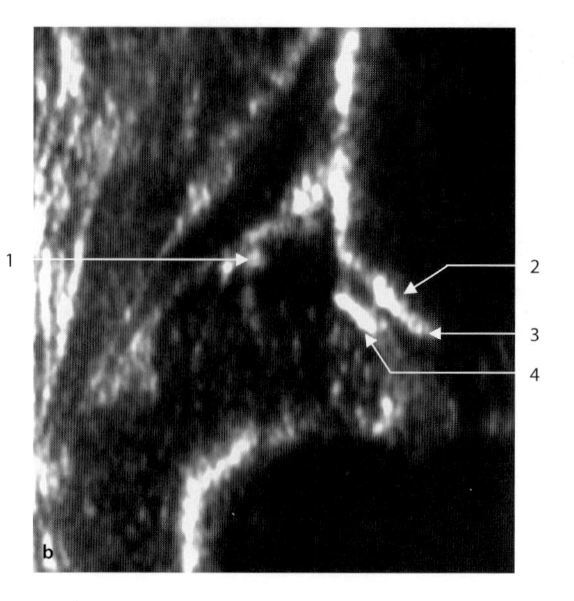

Abb. 8.28a, b. 4Wochen, rechtes Hüftgelenk

a Hüftgelenk ist dezentriert, Knorpel nach oben verdrängt, ohne Strukturstörung. Typ IIIa

b
1 Labrum acetabulare
2 knöcherner Erker
3 Unterrand Os ilium nicht mehr sichtbar (Messung verboten)
4 Ligamentum capitis femoris

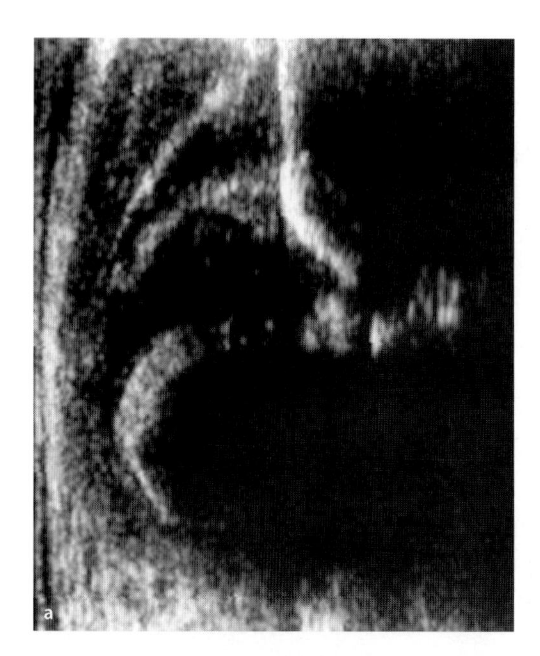

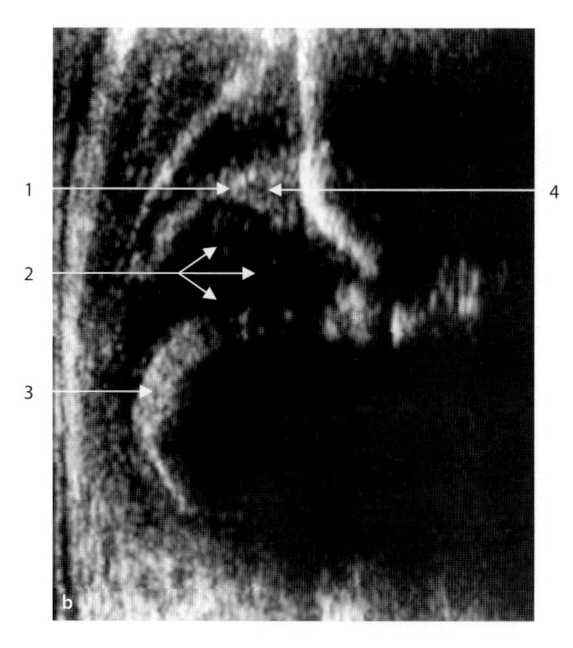

Abb. 8.29a, b. 4 Monate, linkes Hüftgelenk (Bildentstehung 1989)

a Dezentriertes Hüftgelenk, der knorpelige Pfannendacherker ist nach oben verdrängt. Vergleicht man die Echos von Hüftkopf und Pfannendachknorpel, so sind die Echos im ganzen Pfannendachknorpel dichter als die im Kopf. Es liegt eine Strukturstörung vor. Typ IIIb

b
1 Labrum acetabulare
2 Hüftkopf
3 Knorpel-Knochen-Grenze
4 verdichtetes knorpeliges Pfannendach

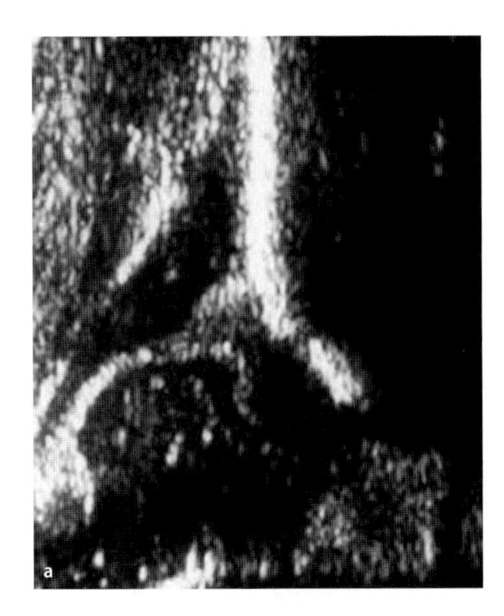

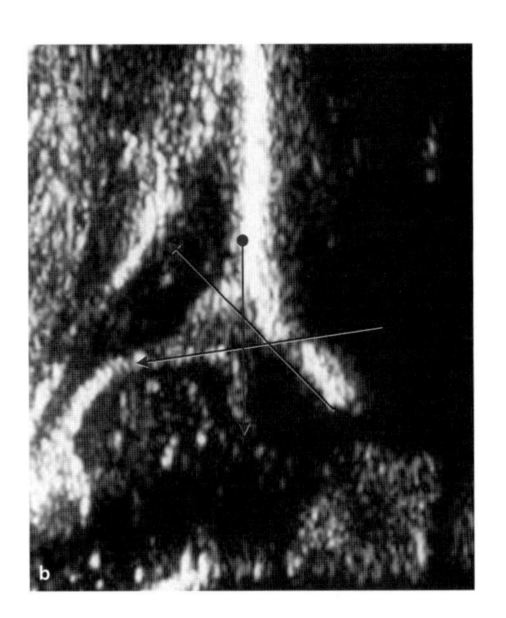

Abb. 8.30a, b. 5 Wochen, rechtes Hüftgelenk
a Knöcherne Formgebung hochgradig mangelhaft, knöcherner Erker stark abgerundet, knorpeliges Pfannendach bereits nach oben verdrängt, ohne Strukturstörung. Visuell: dezentrierte Hüfte. Typ D oder IIIa. Von der Beschreibung eher Typ D. Um dies genau zu entscheiden muss das Sonogramm ausgemessen werden
b α: 45°, β: 80°. Typ D

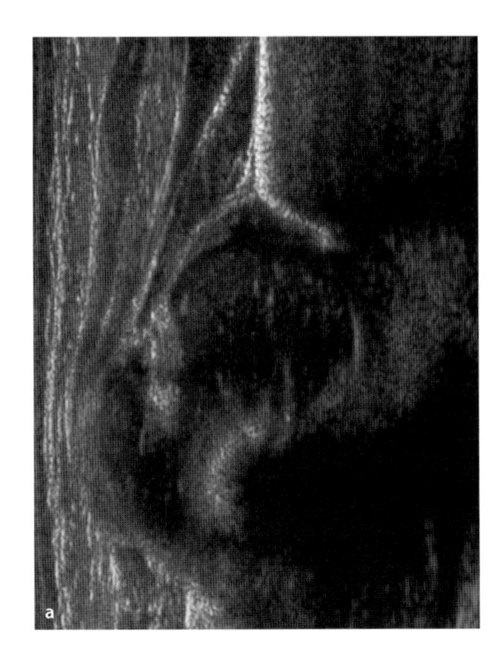

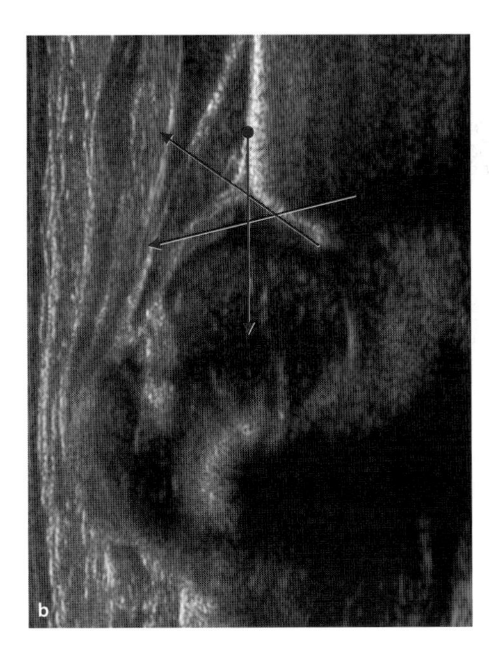

Abb. 8.31a, b. 7 Wochen, linkes Hüftgelenk
a Knöcherne Formgebung mangelhaft, runde Erkerform, das knorpelige Pfannendach übergreifend
b α: 54°, β: 76°. Typ IIa (–) (Sonometer beachten!)

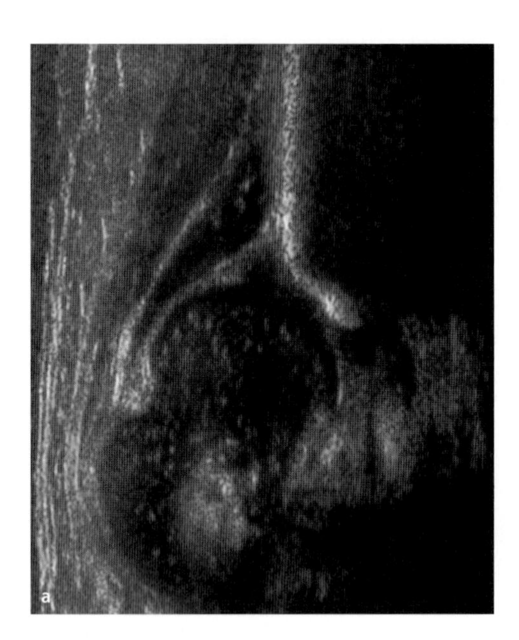

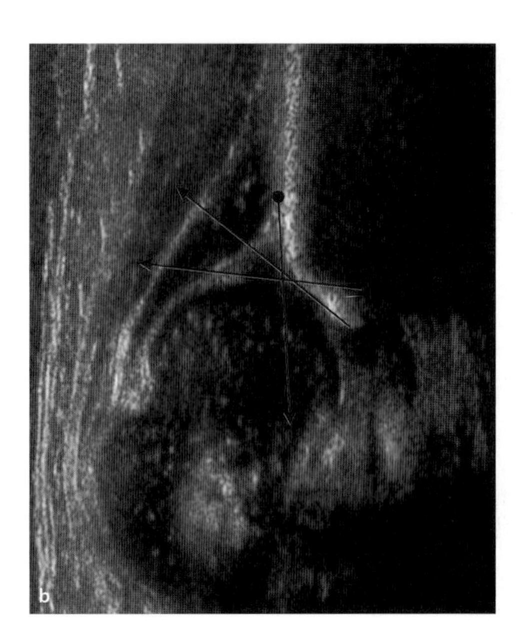

Abb. 8.32a, b. 2 Tage, rechtes Hüftgelenk
a Knöcherne Pfanne hochgradig mangelhaft, Erkerform stark abgerundet, knorpeliges Pfannendach bereits nach oben verdrängt (Labrum höher als der knöcherne Erker)

b α: 48°, β: 98°. Typ D

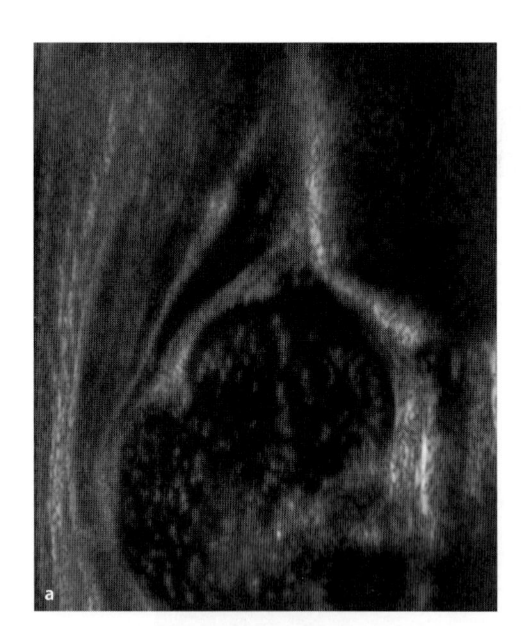

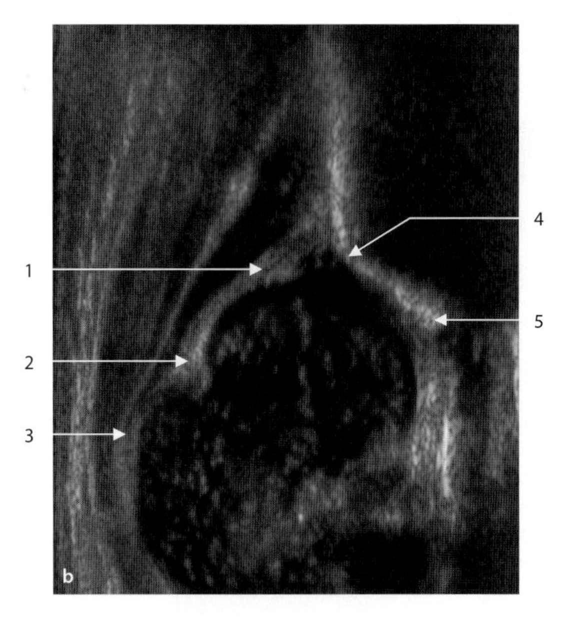

Abb. 8.33a, b. 2 Tage, linkes Hüftgelenk
a Knöcherne Formgebung ausreichend (für 2 Tage), Erkerform rund, knorpeliges Pfannendach übergreifend. Typ IIa

b
1 Labrum acetabulare
2 Umschlagfalte der Gelenkkapsel
3 Perichondrium vom knorpeligen Trochanter major
4 knöcherner Erker
5 Unterrand Os ilium

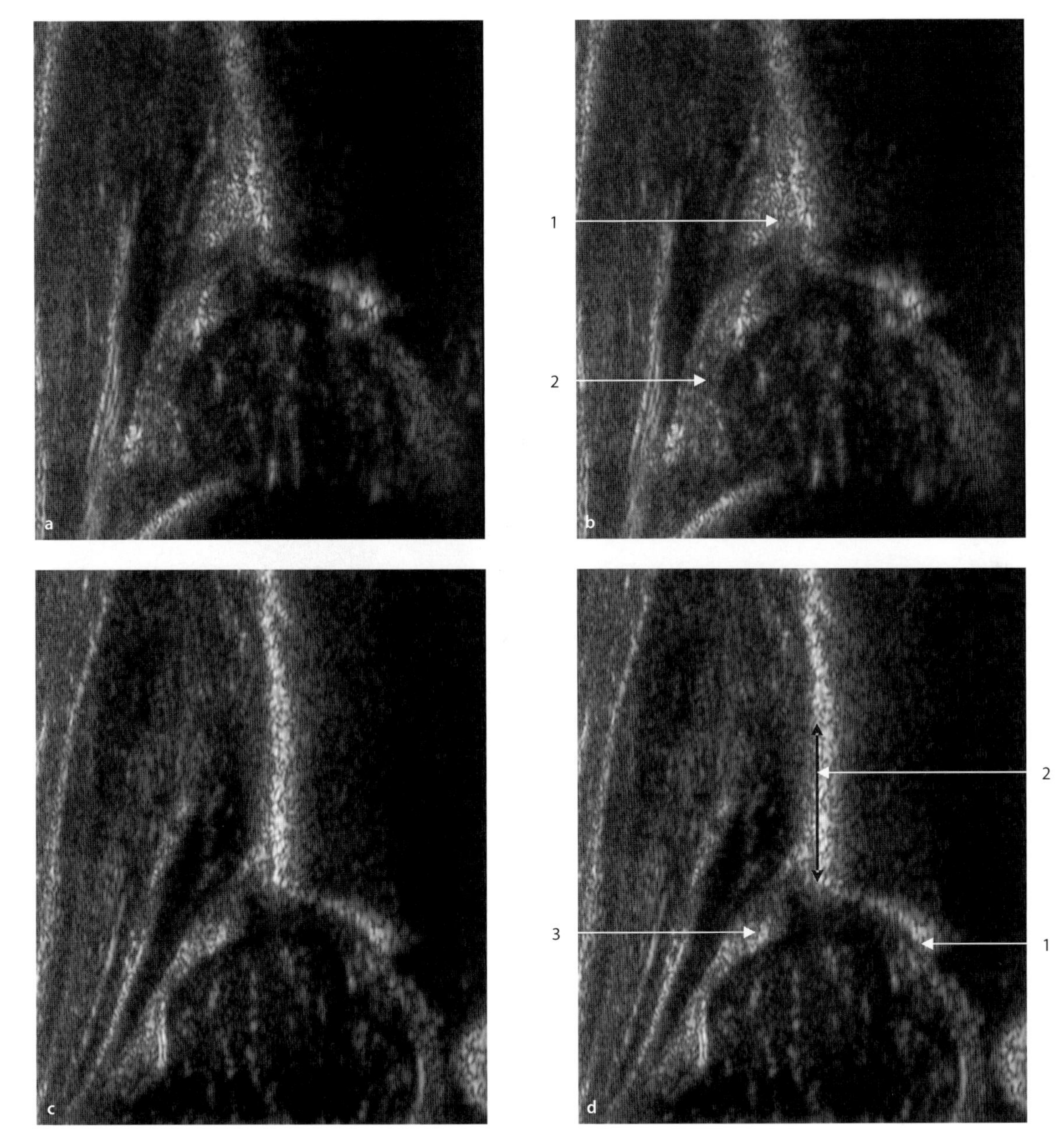

Abb. 8.34a–d. 4 Tage, rechtes Hüftgelenk

a Unbrauchbares Bild, die Schnittebene ist zu weit ventral, außerdem liegt ein Kippfehler vor

b Ventrodorsaler Kippfehler

1 Verbreiterung des proximalen Perichondriums

2 Doppelechos in der Gelenkkapsel als Ausdruck der schrägen Anschallung

c Korrektes Sonogramm. Typ I

d

1 Unterrand des Os ilium

2 korrekte Schnittebene

3 Labrum acetabulare

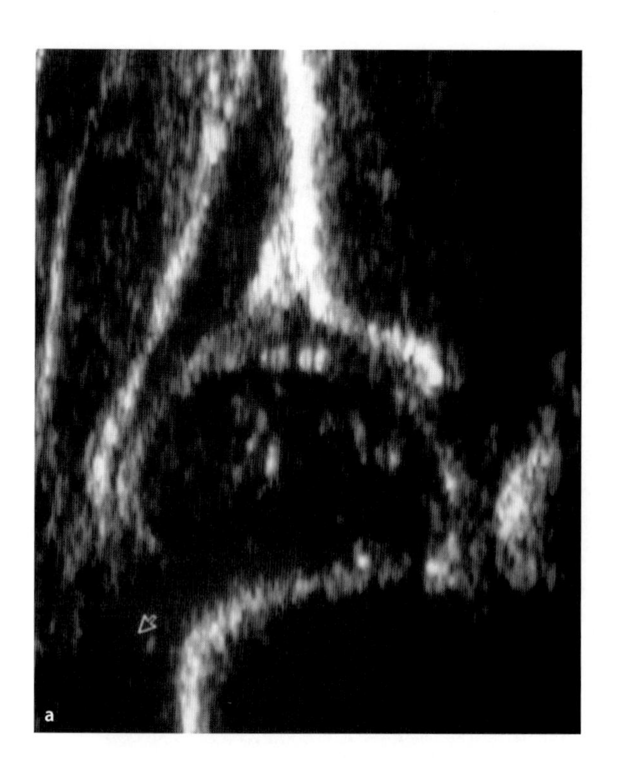

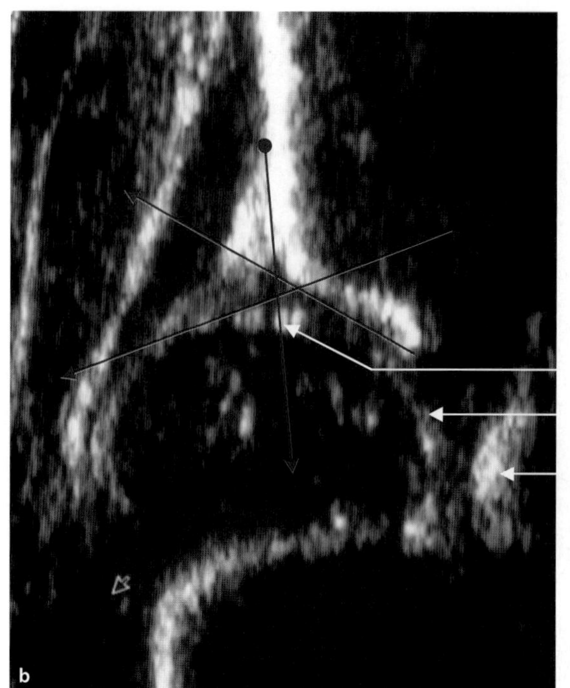

Abb. 8.35a, b. 16 Wochen, rechtes Hüftgelenk

a Knöcherne Formgebung grenzwertig zwischen gut und mangelhaft, knöcherne Erkerform stumpf, knorpeliger Erker übergreifend. Visuell: Normgrenzhüfte

b α: 58°, β: 74°. Messtechnisch Typ IIb

1 Grenzflächenartefakt

2 Ligamentum capitis femoris

3 Os ischii

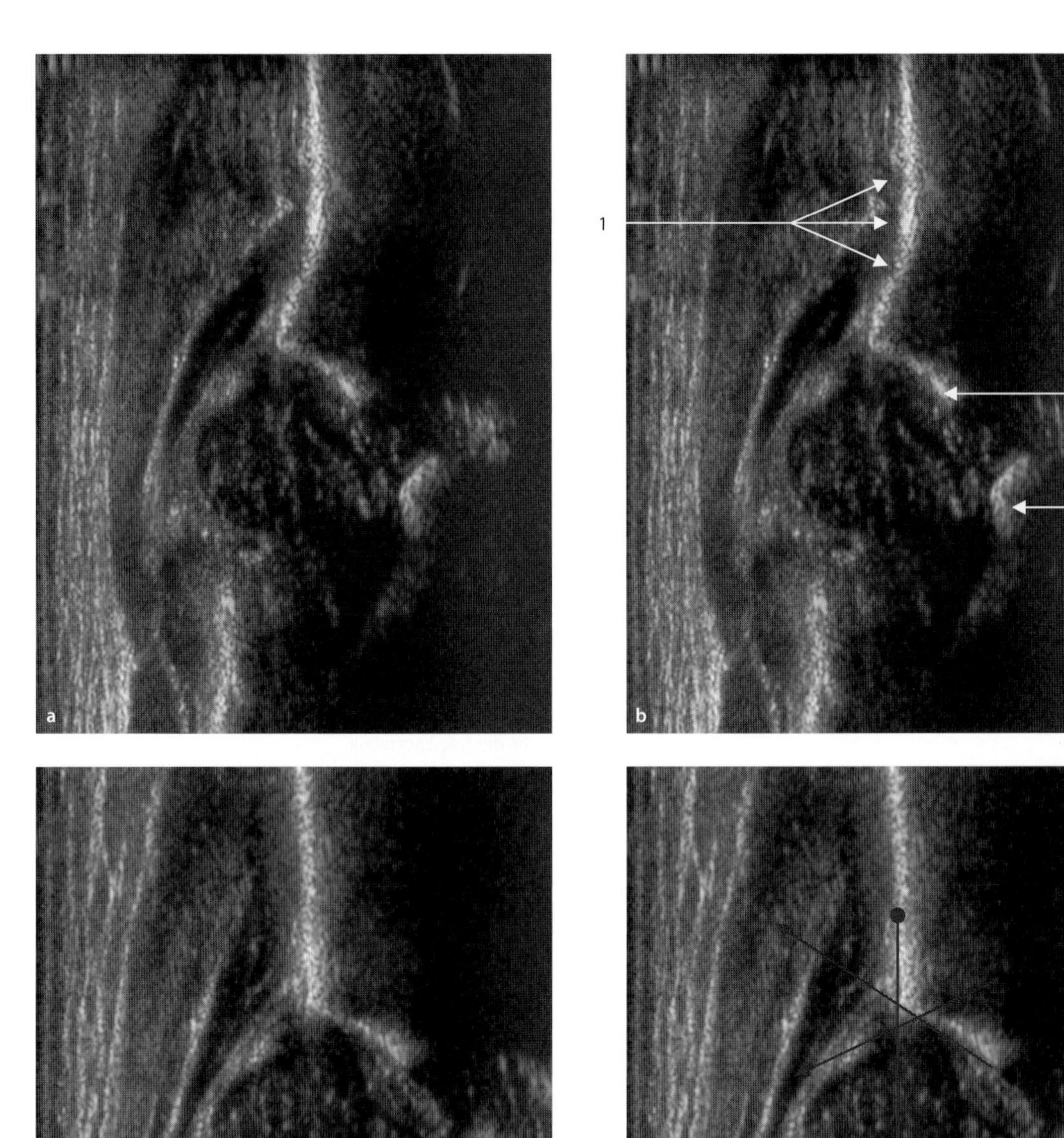

■ **Abb. 8.36a–d.** 3 Tage, linkes Hüftgelenk
1.) Anatomische Identifizierung?
2.) Brauchbarkeit?
3.) Kippfehler?
a Schnittebene bei zentrierter Hüfte zu weit dorsal

b
1 Konkavität der Fossa glutealis
2 Unterrand des Os ilium
3 Os pubis
c Knöcherne Pfanne für das Alter ausreichend, knöcherne Erkerform stumpf (fast eckig), knorpeliges Pfannendach übergreifend. Typ IIa
d Winkelmessung zur Diagnoseabsicherung, α: 58°, β: 65°. Typ IIa

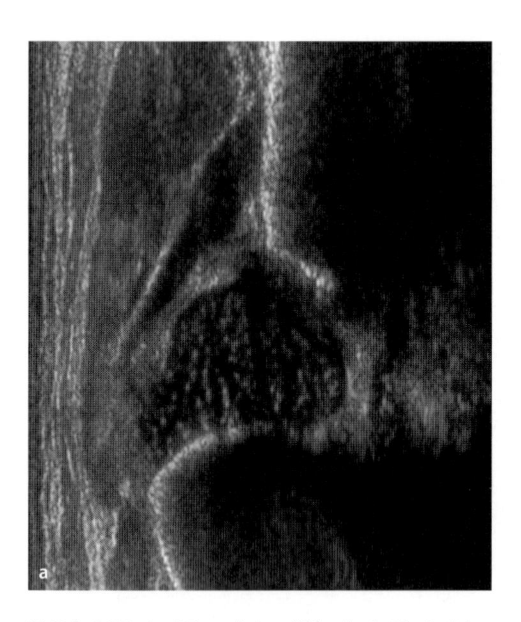

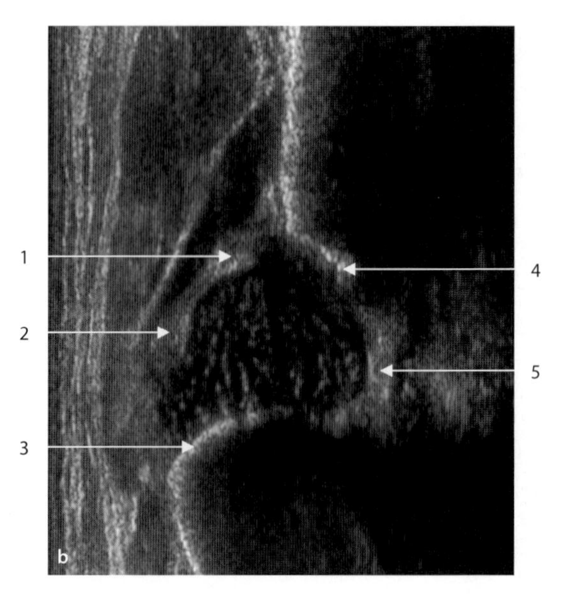

Abb. 8.37a, b. 7 Tage, linkes Hüftgelenk. Die knöcherne Formgebung ist bei bereits eckiger Erkerform ausreichend und der Pfannendachknorpel übergreifend.
Typ IIa (altersentsprechendes Gelenk)

1 Labrum acetabulare
2 Umschlagfalte
3 Knorpel-Knochen-Grenze
4 Unterrand Os ilium
5 Gewebe der Fossa acetabuli

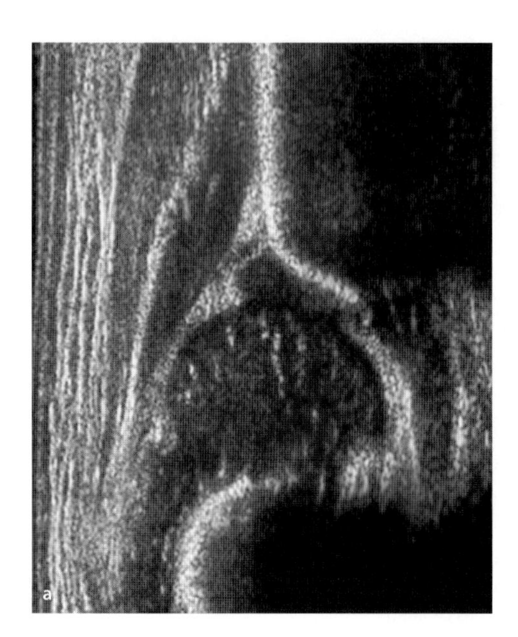

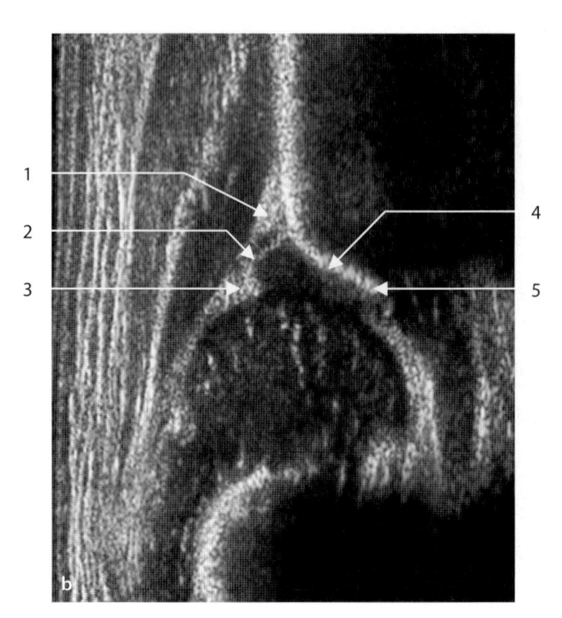

Abb. 8.38a, b. 6 Wochen, rechtes Hüftgelenk
a Unterrand nicht mehr sicher identifizierbar, Schnittebene zu weit ventral.

b
1 Rektussehne
2 Perichondrium
3 Labrum acetabulare
4 knöcherner Erker (Umschlagpunkt)
5 Unterrand nicht mehr sicher dargestellt

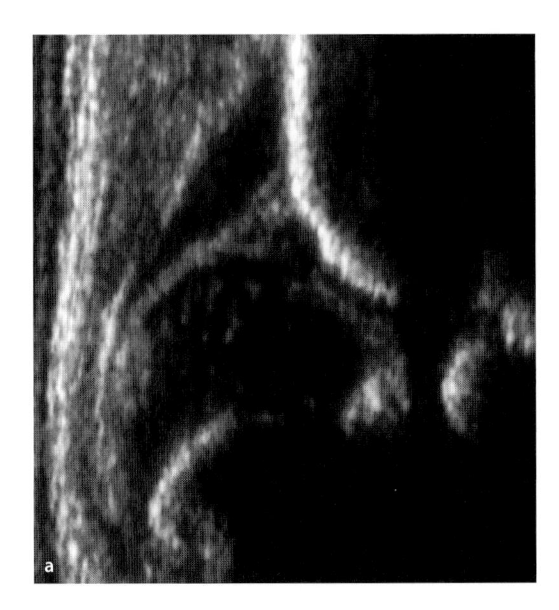

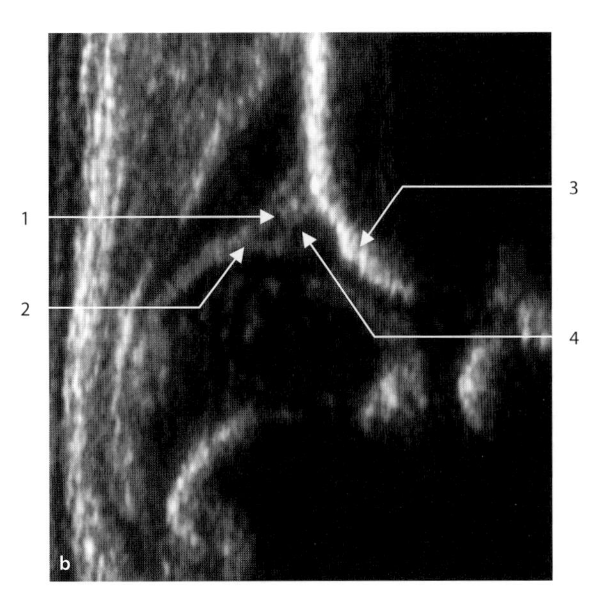

Abb. 8.39a, b. 8 Wochen, linkes Hüftgelenk
a Die Hüfte ist dezentriert, das knorpelige Pfannendach nach oben verdrängt, ohne Strukturstörung. Typ IIIa

b
1 nach oben ziehendes Perichondrium
2 Labrum acetabulare
3 knöcherner Erker (Umschlagpunkt)
4 knorpeliges Pfannendach

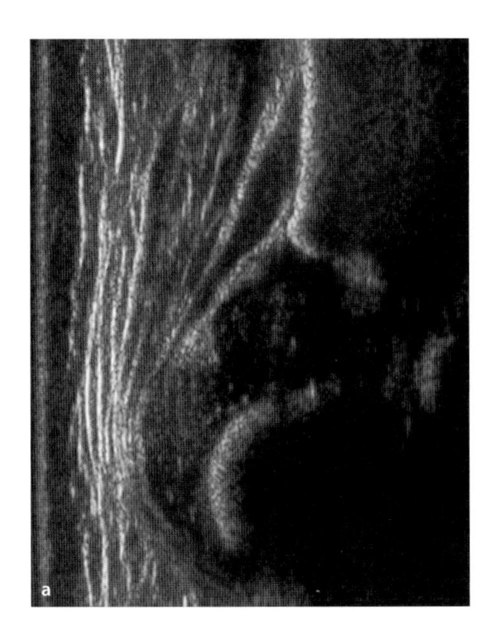

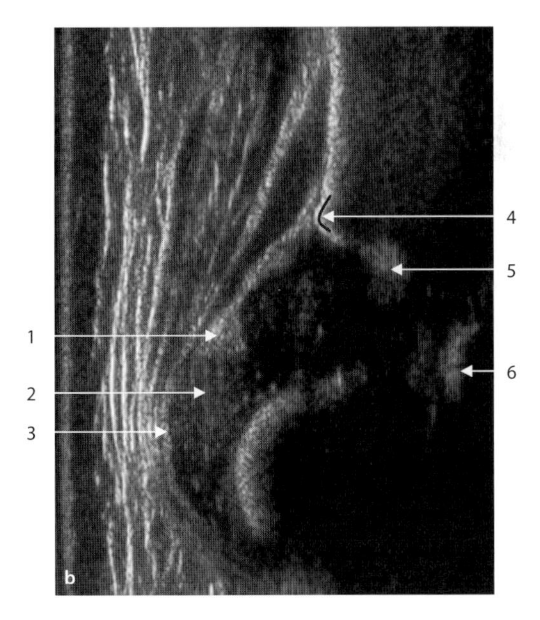

Abb. 8.40a, b. 5 Wochen, rechtes Hüftgelenk
a Interpretationsmöglichkeiten
1 Normvariante
2 Dorsoventraler Kippfehler
3 Schnitt zu weit dorsal
Unterrand vom Os ilium fehlt bzw. ist nicht klar dargestellt

b
1 Umschlagfalte
2 Trochanter major
3 Perichondrium des Trochanter major
4 Wulst im Erkerbereich (kann auch eine Normvariante sein)
5 Unterrand Os ilium zu schwach dargestellt
6 Os ischii

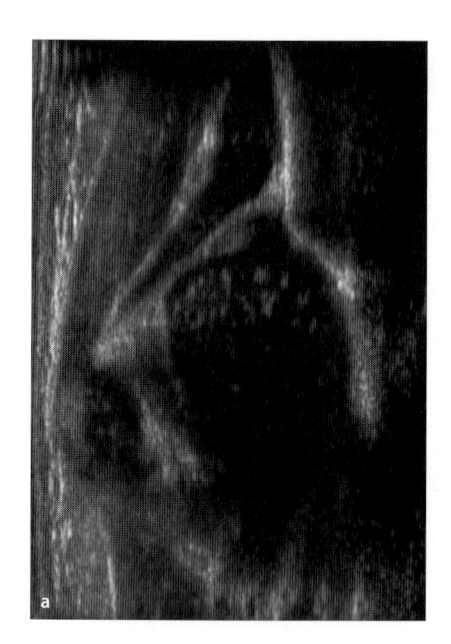

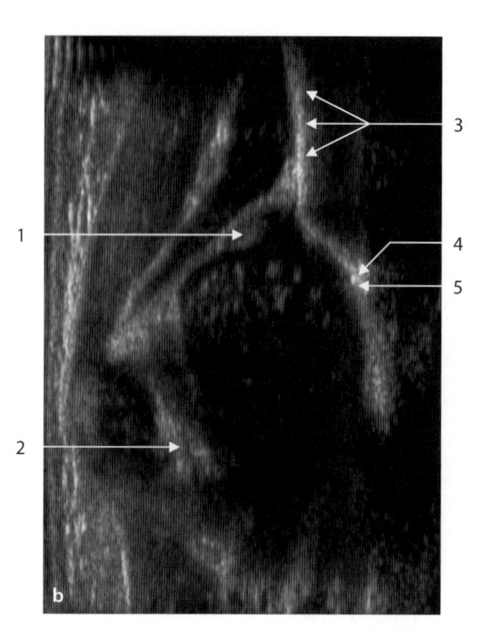

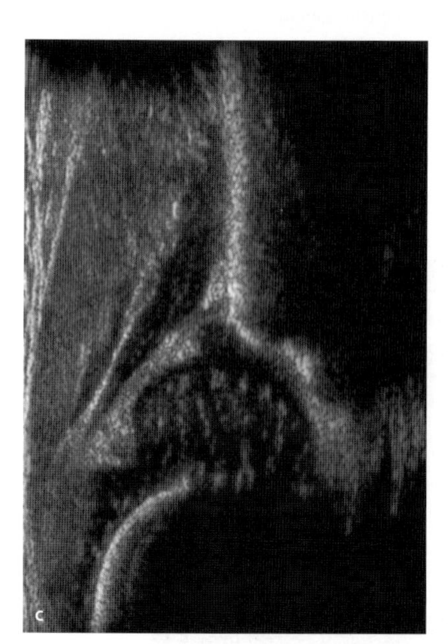

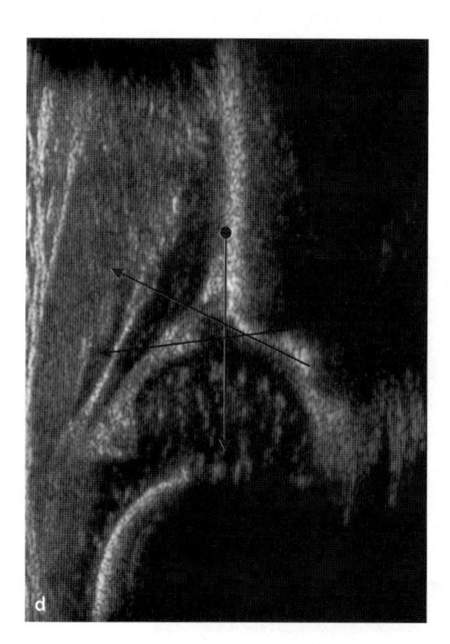

Abb. 8.41a–d. 3 Wochen, linkes Hüftgelenk

a 1.) Anatomische Identifizierung?
2.) Brauchbarkeitsprüfung?
3.) Kippfehler?

b

1 Labrum acetabulare
2 durch kaudokraniale Kippung ist die Knorpel-Knochen-Grenze untypisch verlaufend bzw. fehlt überhaupt
3 Schnittebene
4 Unterrand Os ilium
5 Sinusoide

❗ *Anmerkung:* Ein dezentriertes Gelenk wird durch den Kippfehler vorgetäuscht!

c Korrektes Sonogramm: knöcherne Formgebung gut, knöcherne Erkerform stumpf, Knorpel übergreifend. Typ I

d α: 63°, β: 82°. *Finale Klassifikation:* Typ Ib

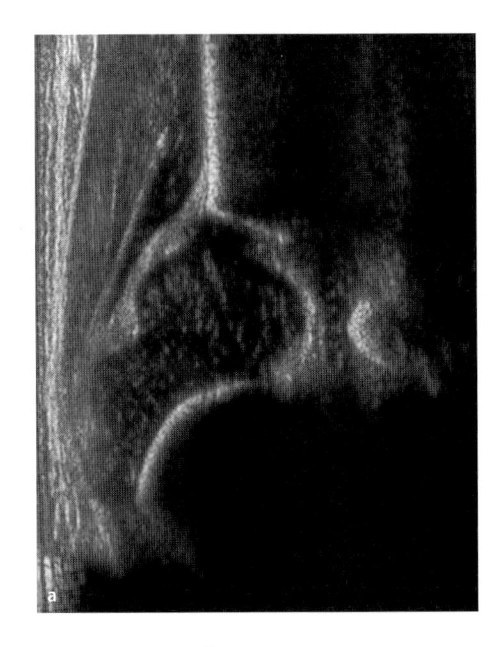

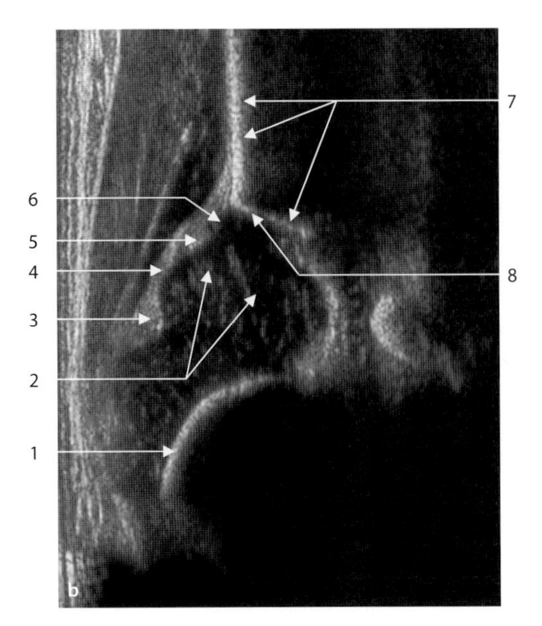

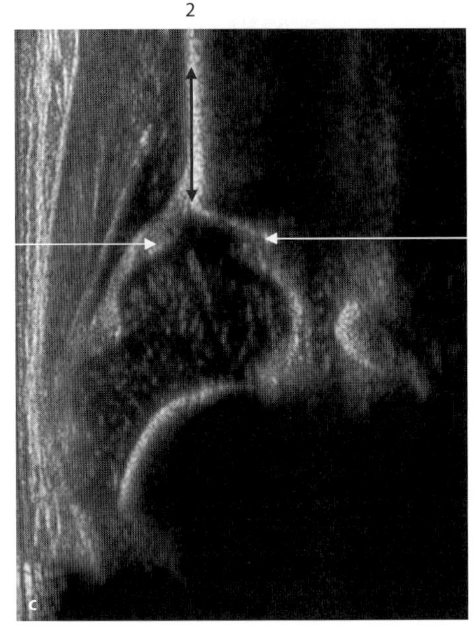

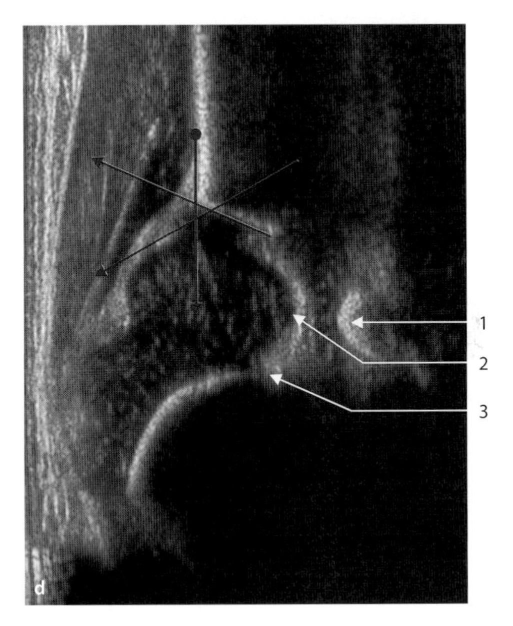

Abb. 8.42a–d. Neugeborene, rechte Hüfte
a Nativ
b Anatomische Identifizierung:
1 Knorpel-Knochen-Grenze
2 Hüftkopf
3 Umschlagfalte
4 Gelenkkapsel
5 Labrum acetabulare
6 knorpeliges Pfannendach
7 knöcherne Kontur
8 Umschlagpunkt (konkav – konvex)

c Brauchbarkeitsprüfung:
1 Unterrand Os ilium
2 korrekte Schnittebene
3 Labrum acetabulare
Kein Kippfehler
d Die knöcherne Formgebung ist gut, die Erkerform stumpf, das knorpelige Pfannendach übergreifend
α: 66°, β: 62°. Typ Ib
1 Os ischii
2 Ligamentum capitis femoris
3 Ligamentum transversum

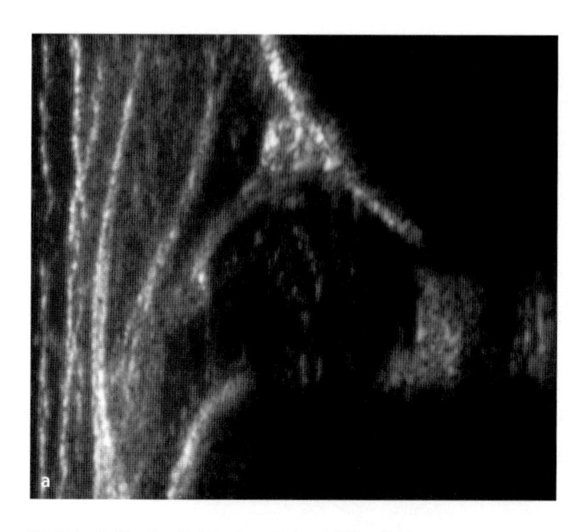

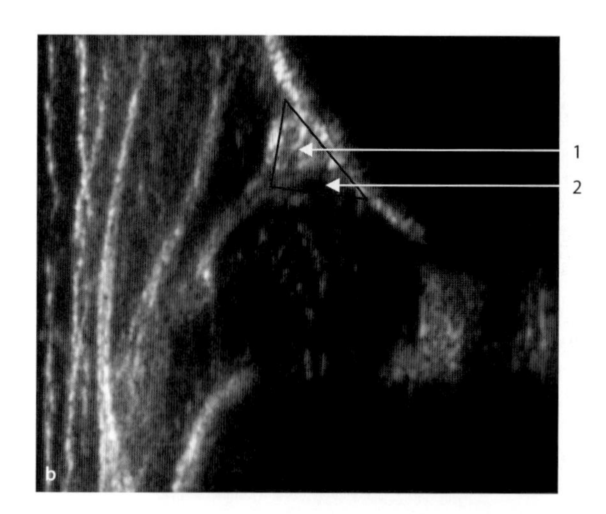

Abb. 8.43a, b. 13 Wochen, linkes Hüftgelenk
a Typ IIIa
b Häufig wird ein derartiges Sonogramm fälschlicherweise als Typ IIIb klassifiziert. Das Dreieck zeigt den ganzen Knorpel

1 zusammengeschobenes proximales Perichondrium und Pendelechos!
2 noch echofreier Knorpel

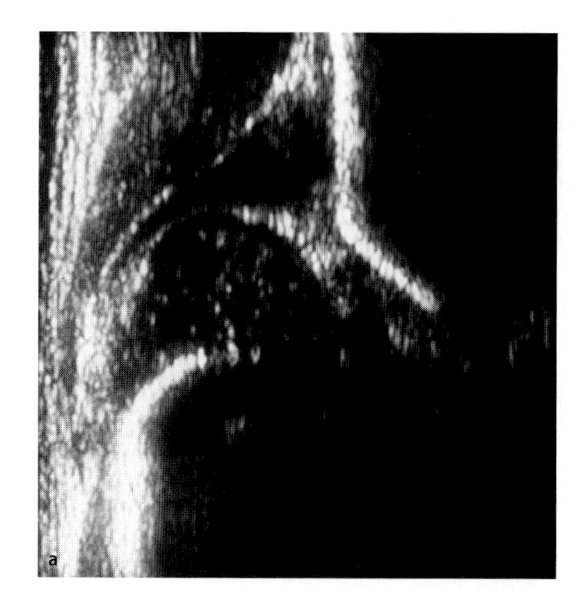

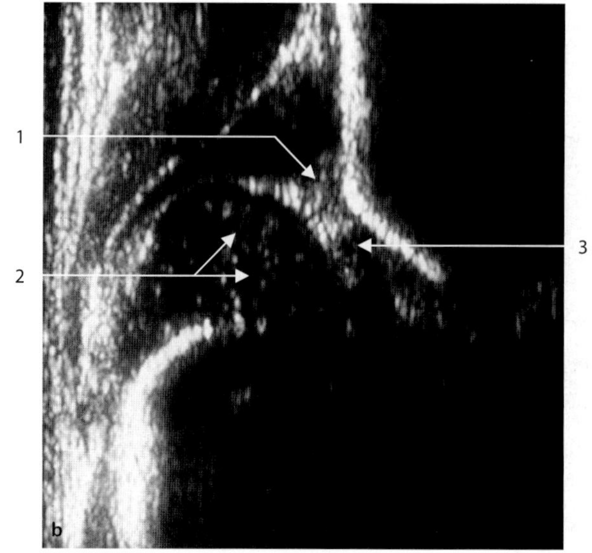

Abb. 8.44a, b. 7 Wochen, rechtes Hüftgelenk
a Typ IV

b
1 Perichondrium
2 Hüftkopf
3 nach unten gedrückter Knorpel

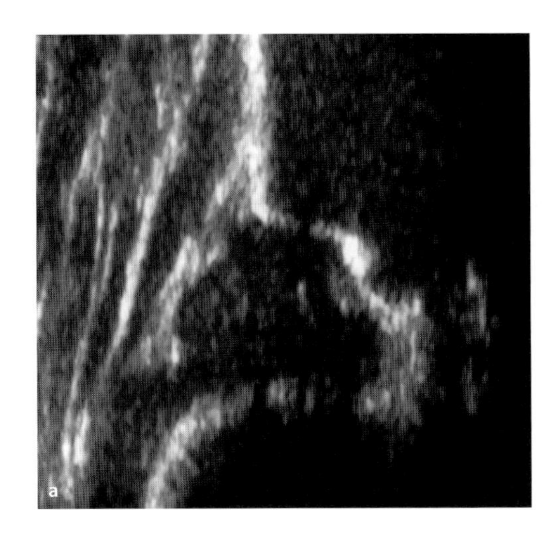

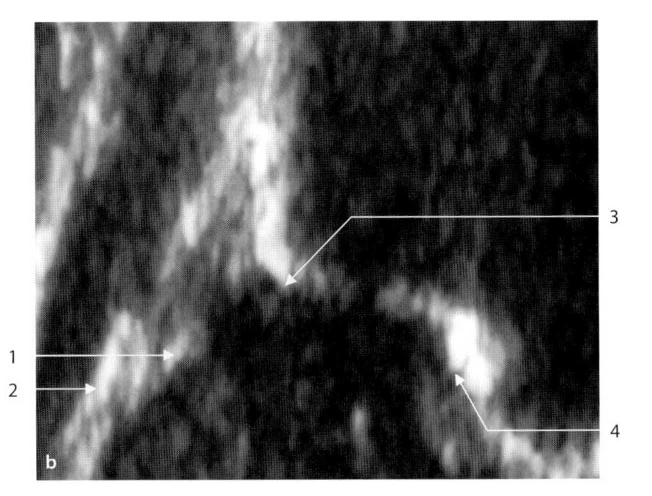

Abb. 8.45a, b. 12 Wochen, rechtes Hüftgelenk
a Knöcherne Formgebung gut, Erkerform stumpf, Knorpel übergreifend. Typ I

b Ausschnittsvergrößerung
1 Labrum acetabulare
2 Ligamentum ischiofemorale
3 knöcherner Erker (stumpf)
4 Unterrand Os ilium

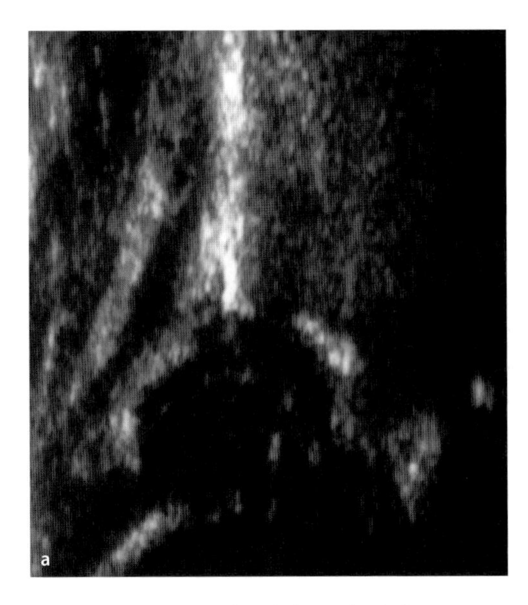

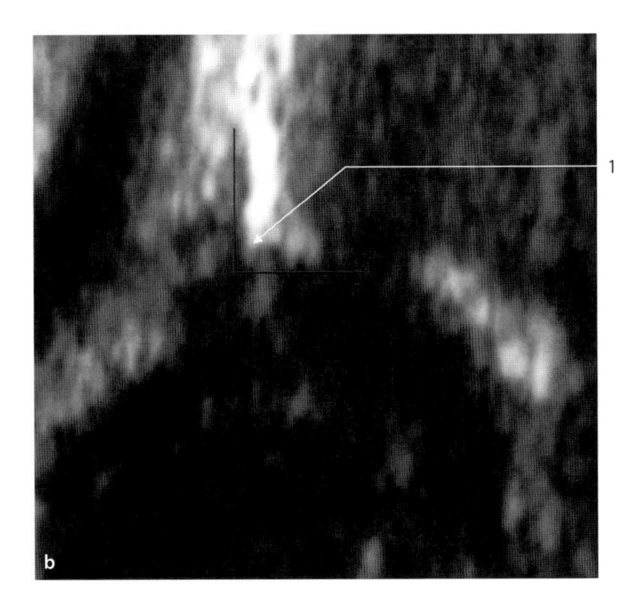

Abb. 8.46a, b. 11 Wochen, linkes Hüftgelenk
a Knöcherne Formgebung gut, Erkerform eckig, knorpeliges Pfannendach übergreifend. Typ I

b Ausschnitt
1 Erkerform (eckig)

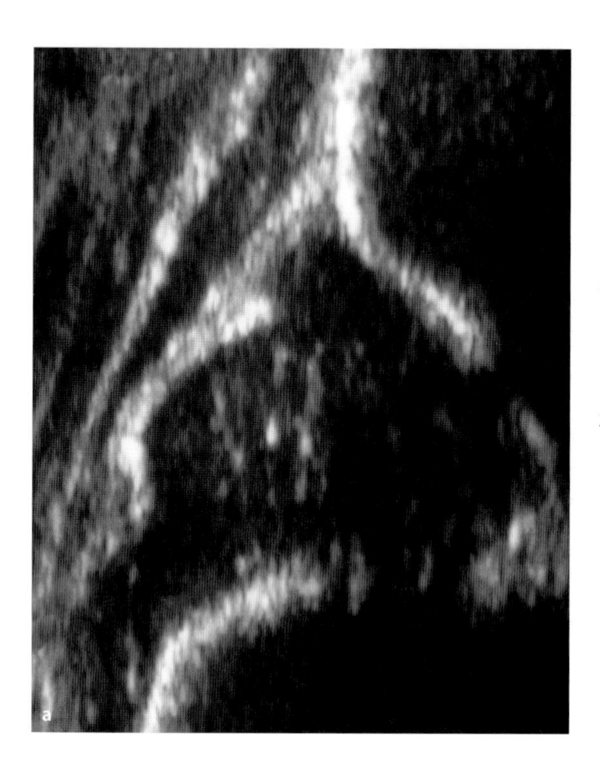

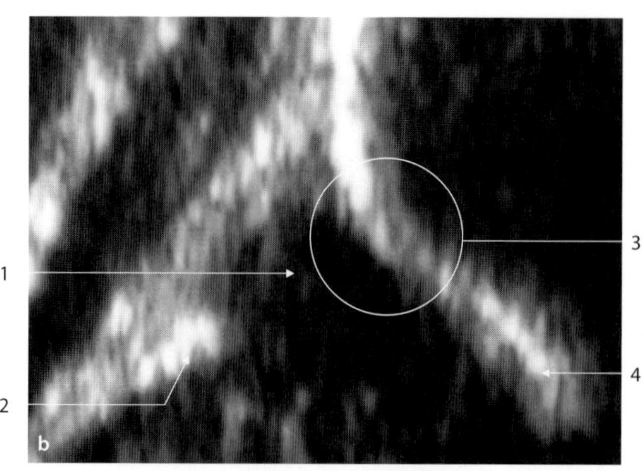

Abb. 8.47a, b. 10 Wochen, rechtes Hüftgelenk

a Die knöcherne Formgebung ist mangelhaft, die Erkerform rund, das knorpelige Pfannendach übergreifend. Deskriptiv Typ IIa

b Ausschnittsvergrößerung

1 knorpeliges Pfannendach

2 Labrum acetabulare

3 knöcherne Erkerform (rund)

4 Unterrand Os ilium

Entsprechend der Messung Typ IIa (–)

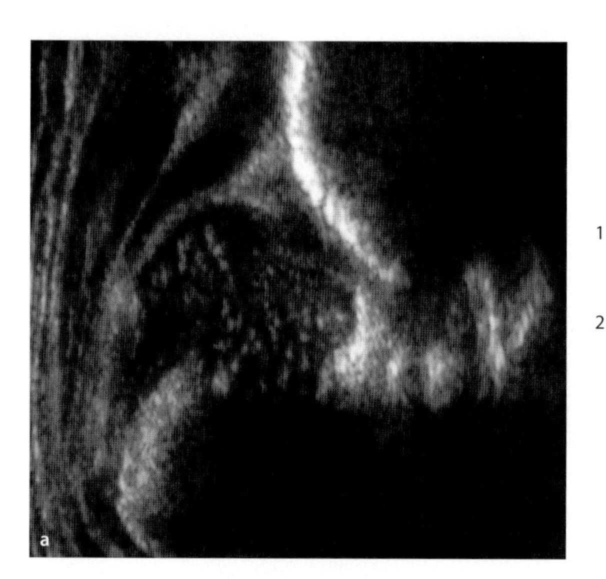

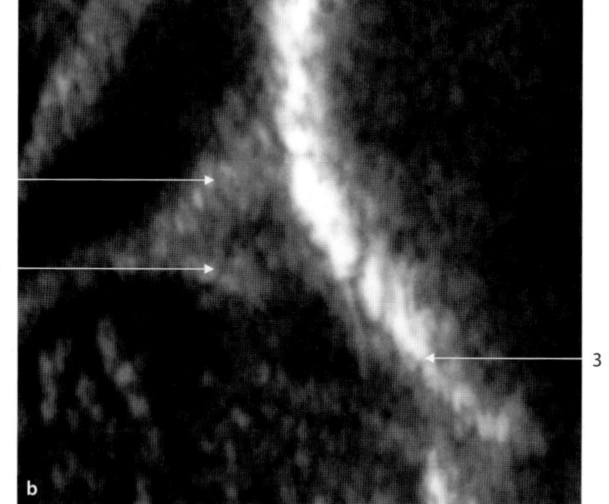

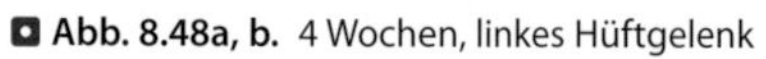

Abb. 8.48a, b. 4 Wochen, linkes Hüftgelenk

a Knöcherne Formgebung schlecht, Erkerform flach, knorpeliges Pfannendach nach kranial verdrängt, ohne Strukturumbau. Typ III a

b Ausschnitt

1 aufsteigendes Perichondrium

2 Labrum

3 Umschlagpunkt (Erkerform flach)

Stresstest

Vorbemerkungen

1. Die Hüftsonographie ist prinzipiell eine »dynamische« Untersuchung (Tomogramm!), aus der eine vergleichbare Kennebene (= Standardebene = »statisch«) ausgewählt wird.
2. Fälschlicherweise wird der Stresstest mit Zug und Druck auf den Hüftkopf als dynamische Untersuchung bezeichnet.
3. »Instabilität« ist ein pathologisches Bewegungsausmaß, basierend auf einer schlechten knöchernen Pfanne (α im Typ-IIc-Bereich und schlechter).
4. »Elastische Federung« ist ein Bewegungsphänomen des Labrums und des hyalinen Pfannendaches im physiologischen Ausmaß, basierend auf physiologischen Inkongruenzen zwischen Pfanne und ovalärem Hüftkopf oder als Ausdruck einer lockeren Gelenkkapsel. In diesem Fall ist die knöcherne Pfanne akzeptabel (α im Typ-IIa, b-Bereich und besser).
5. Stresstests sind nur sinnvoll im Typ-IIc-Bereich zur Differenzierung von Typ IIc stabil, Typ IIc instabil oder Hüfttyp D zum Nachweis der Instabilität (= pathologisches Bewegungsausmaß), andererseits bei dezentrierten Gelenken, um die Repositionsfähigkeit zu testen.

9.1 Instabilität

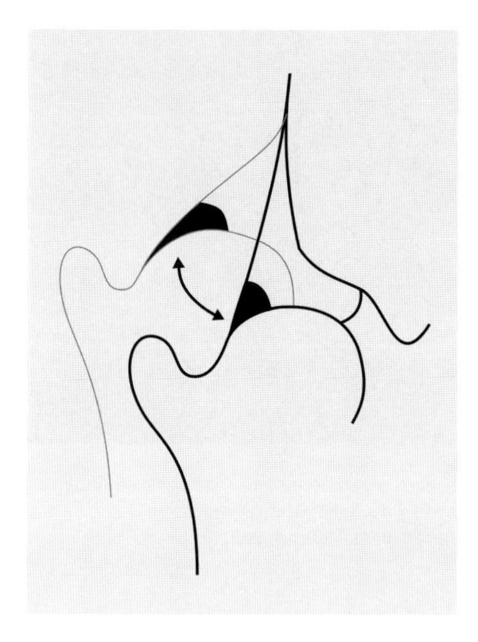

Abb. 9.1.1. Schematische Zeichnung einer Instabilität

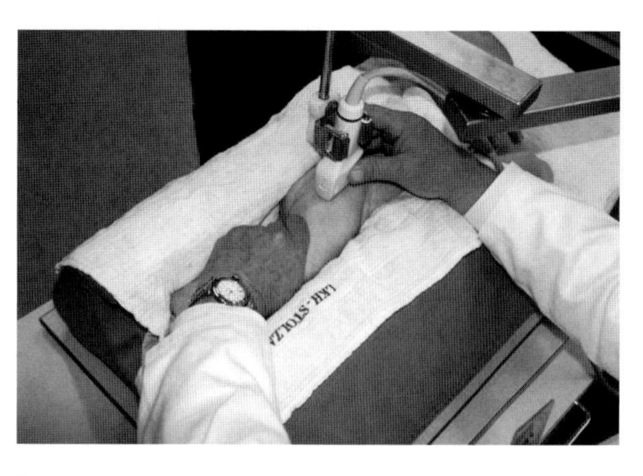

Abb. 9.1.2. Stressuntersuchung des rechten Hüftgelenkes. Die linke Hand des Untersuchers umfasst das linke Beinchen und kann das Hüftgelenk zur Stressuntersuchung unter Zug und Druck setzten

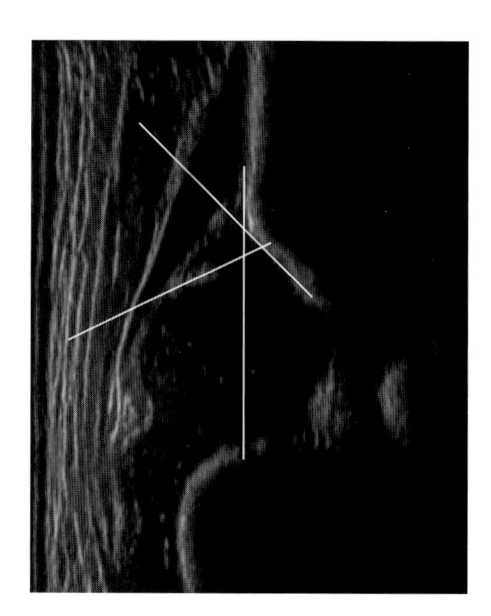

Abb. 9.1.3. 4 Wochen, linkes Hüftgelenk. Die knöcherne Formgebung ist hochgradig mangelhaft, die knöcherne Erkerform abgerundet bis flach, das knorpelige Pfannendach jedoch noch den Hüftkopf übergreifend (Labrum steht tiefer als der knöcherne Erker). Typ II. Winkel α: 48°, β: 74° = Typ IIc

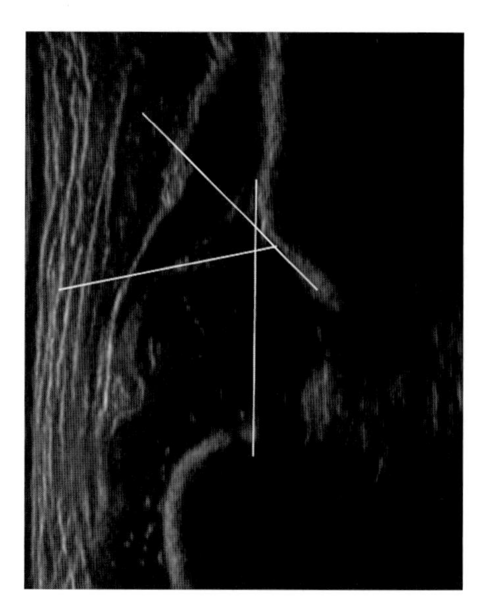

Abb. 9.1.4. Dasselbe Hüftgelenk wie in Abb. 9.1.3, Stressuntersuchung. Durch Druck auf das koxale Femurende in Luxationsrichtung tritt der Hüftkopf deutlich höher. α: 48°, β: 104°. Der Hüfttyp entspricht messtechnisch einem Typ D. *Finale Klassifikation:* Typ IIc – instabil

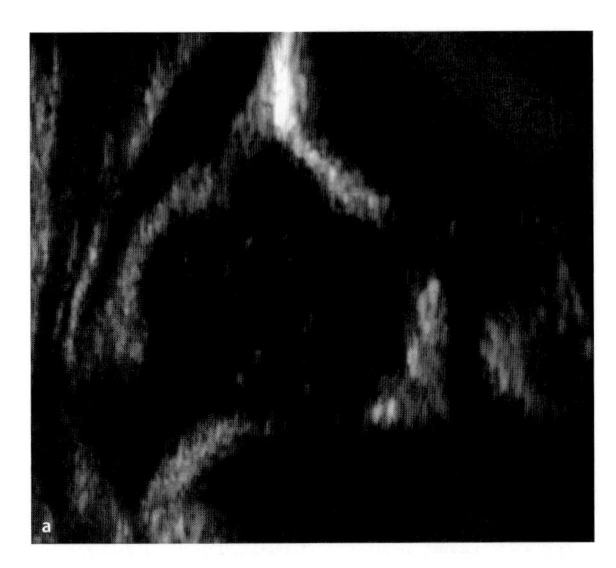

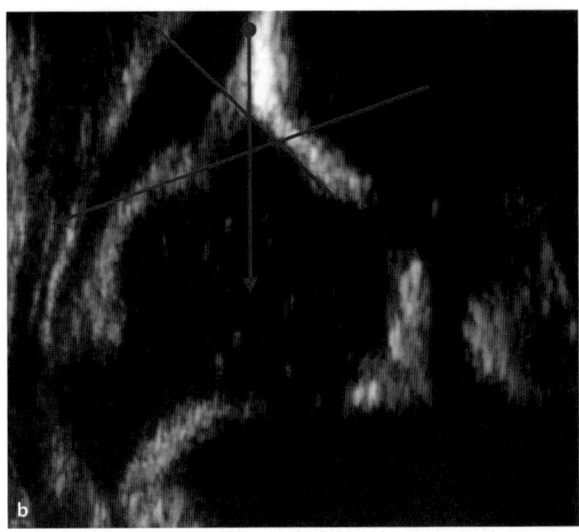

Abb. 9.1.5a bis 9.1.7b. 3 Wochen, rechtes Hüftgelenk

a Nativ: Die knöcherne Formgebung ist hochgradig mangelhaft, die knöcherne Erkerform stark abgerundet, das knorpelige Pfannendach noch übergreifend. Typ II, vom visuellen Eindruck eine schlechte II-er Hüfte, es könnte auch eine IIc-Hüfte sein. Für eine finale Klassifizierung ist es notwendig, das Sonogramm auszumessen

b Mit Messlinien: α: 47°, β: 73. Messtechnisch Typ IIc

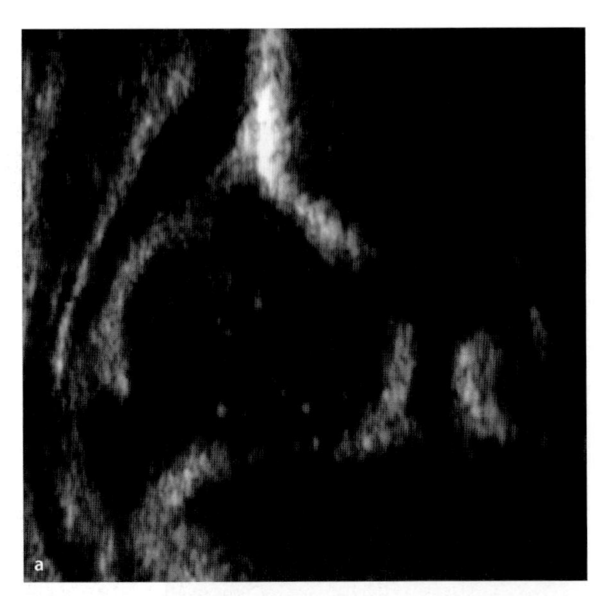

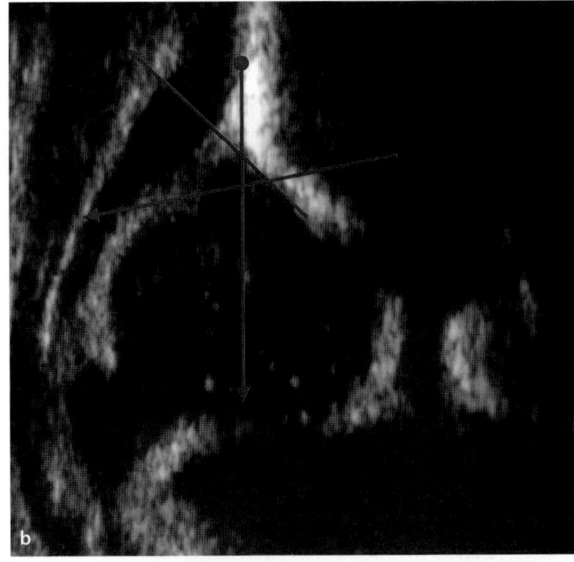

Abb. 9.1.6

a Bei der Untersuchung hat das Baby das Beinchen angezogen. Visuell scheint nun der Hüftkopf auch höher zu stehen als in Abb. 9.1.5a, b. Verdacht auf Instabilität

b mit Messlinien:Der visuelle Eindruck bestätigt sich, dass der Hüftkopf nun höher steht, α: 47°, β: 80°. Messtechnisch: Typ D

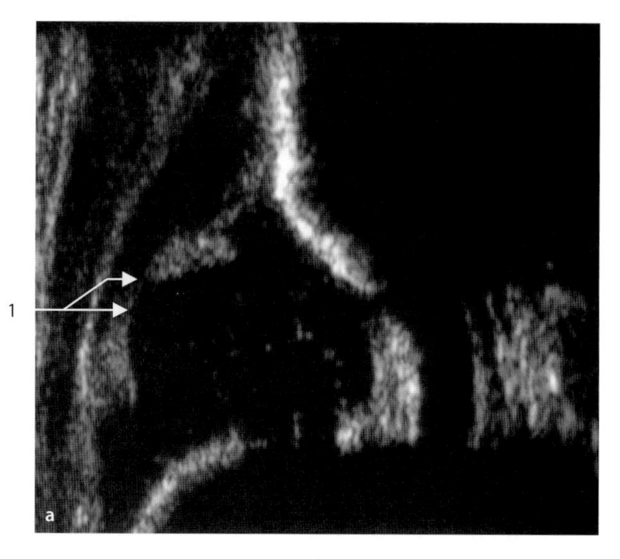

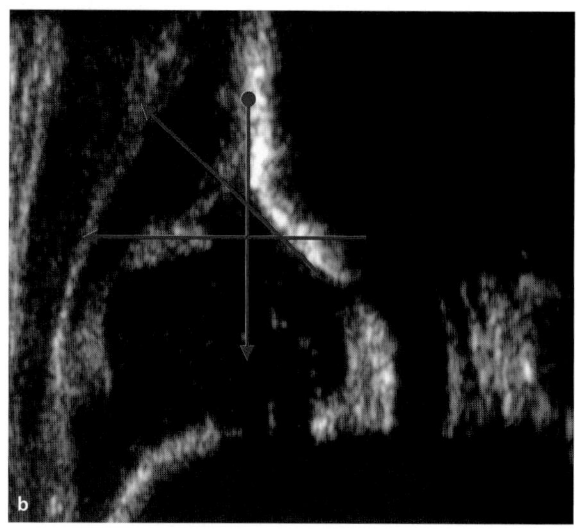

Abb. 9.1.7
a Stressuntersuchung. Der Hüftkopf tritt deutlich höher. Die Ausbuchtung der Gelenkkapsel (1) zeigt an, dass das knorpelige Pfannendach den Hüftkopf nicht mehr in der Pfanne halten kann

b Mit Messlinien: α: 47°, β: 90°. Messtechnisch Typ D
Finale Klassifikation: Typ IIc – instabil

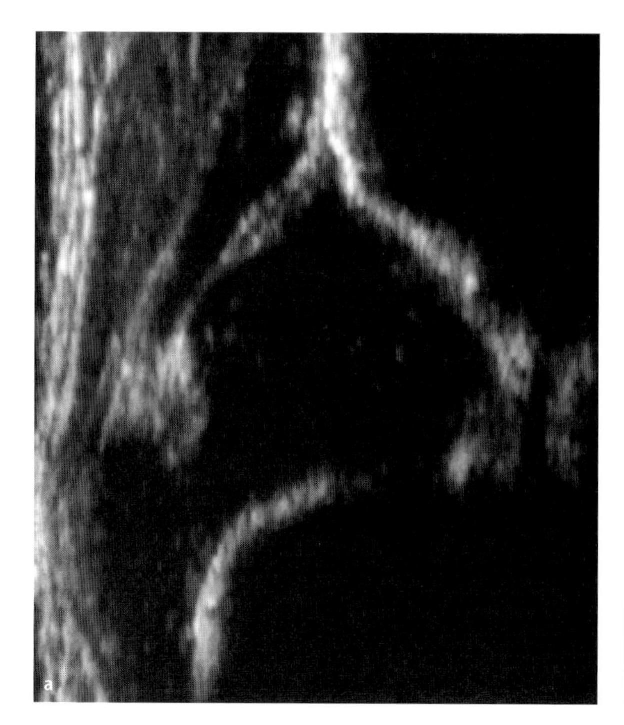

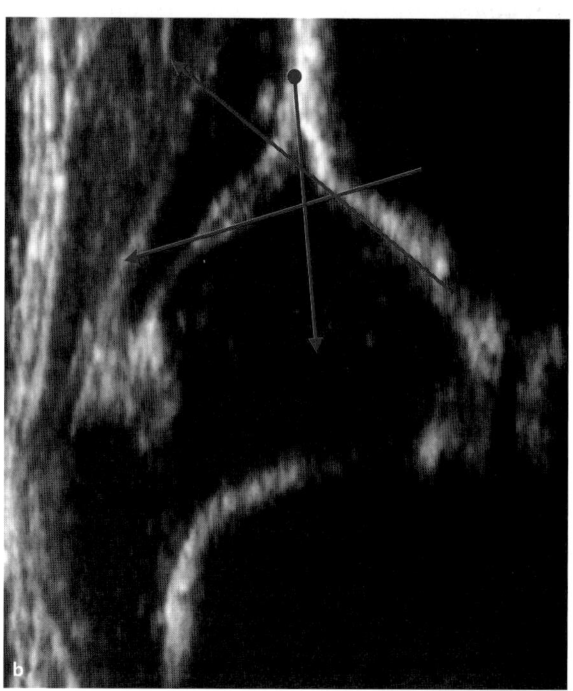

Abb. 9.1.8a bis 9.1.9c. 6 Wochen, linkes Hüftgelenk
a Nativ. Knöcherne Formbebung hochgradig mangelhaft, knöcherne Erkerform stark gerundet, das knorpelige Pfannendach noch übergreifend. Verdachtsdiagnose aufgrund der Beschreibung: Typ IIc

b α: 48°, β: 75°. Typ IIc (kongruente Befundung, Typ bestätigt)

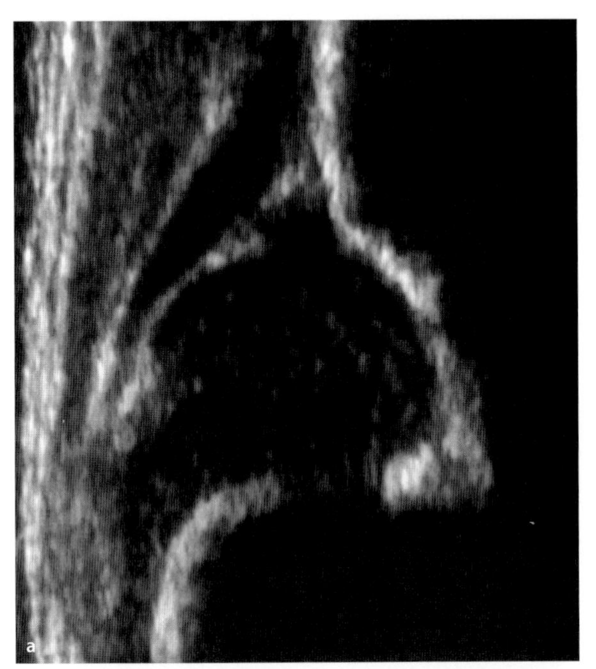

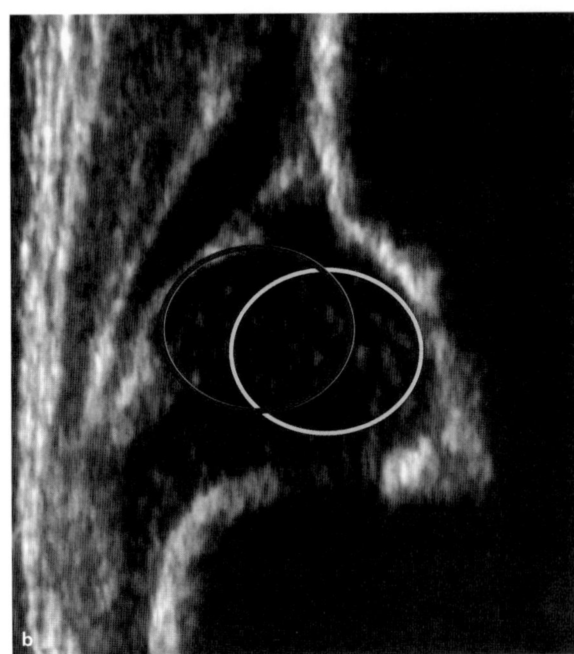

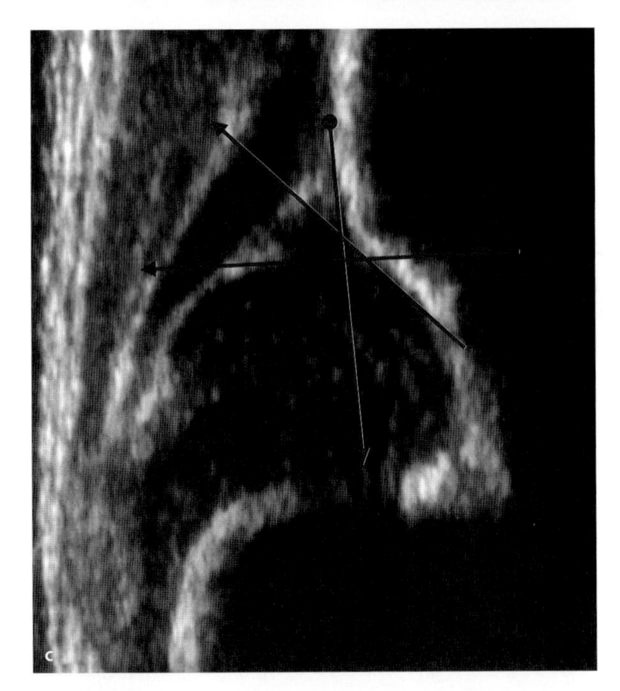

Abb. 9.1.9

a Stressuntersuchung. Unter Druck tritt der Hüftkopf deutlich nach lateral und kranial

b Das Höhertreten des Hüftkopfes ist mit Ellipsen schematisiert dargestellt

c α: 46°, β: 92°. Typ D

Finale Klassifikation: IIc – instabil

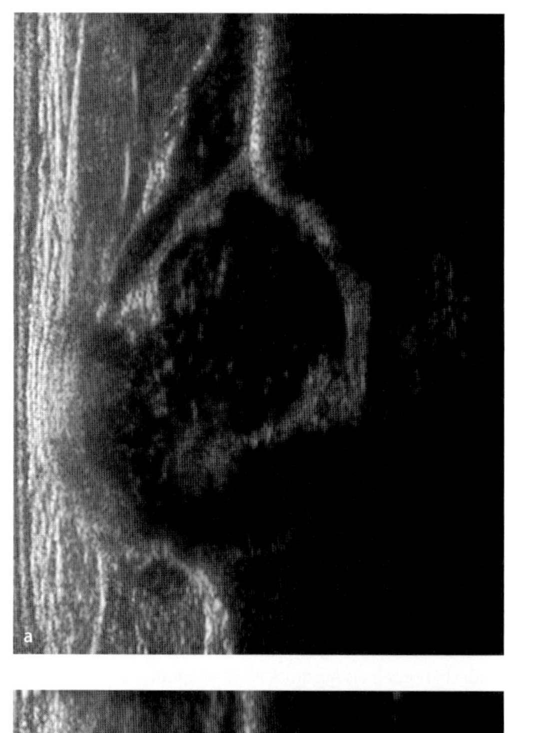

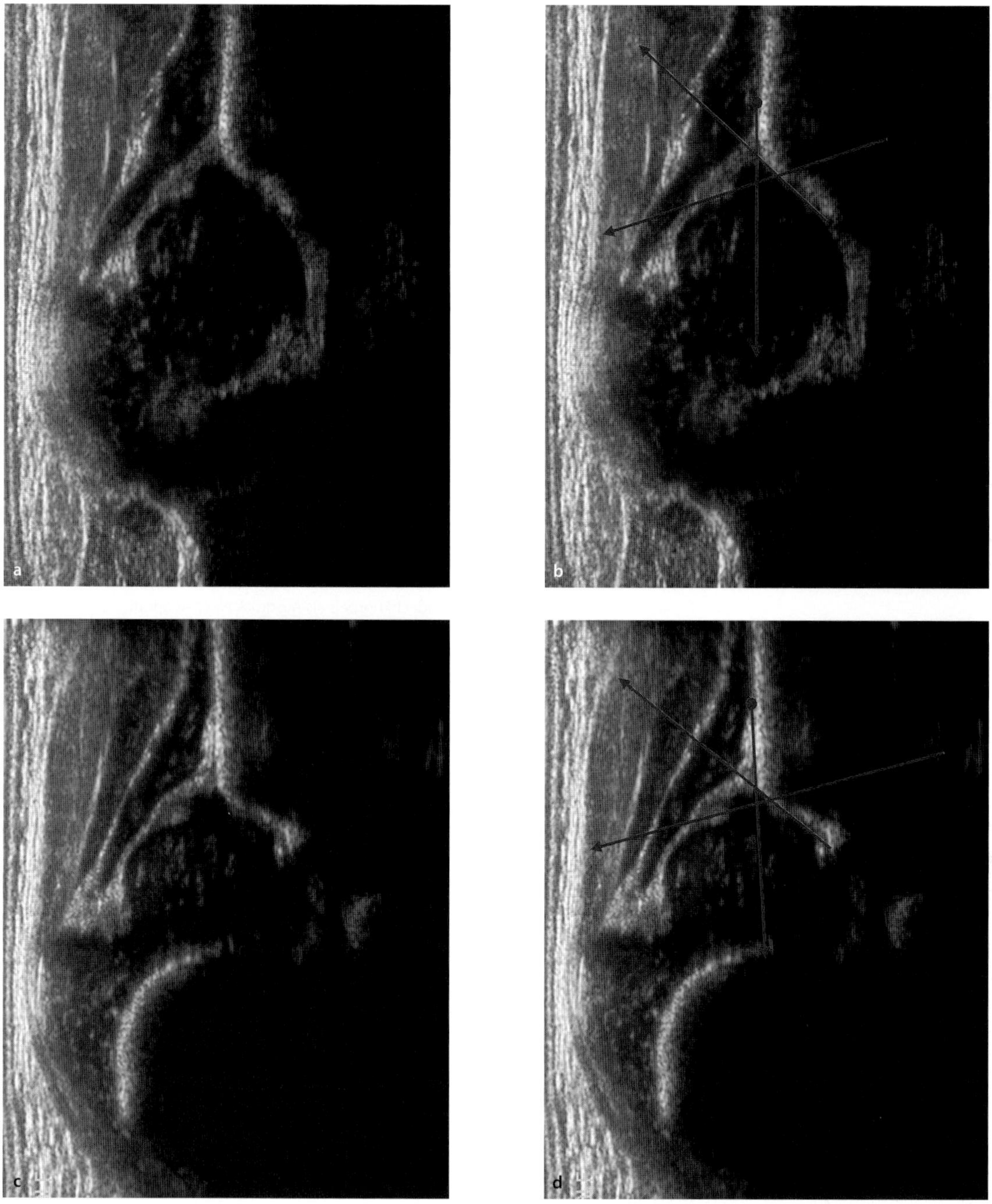

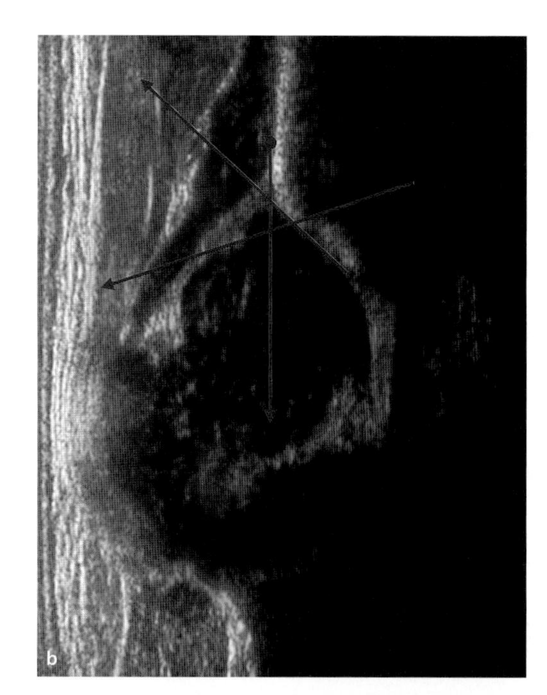

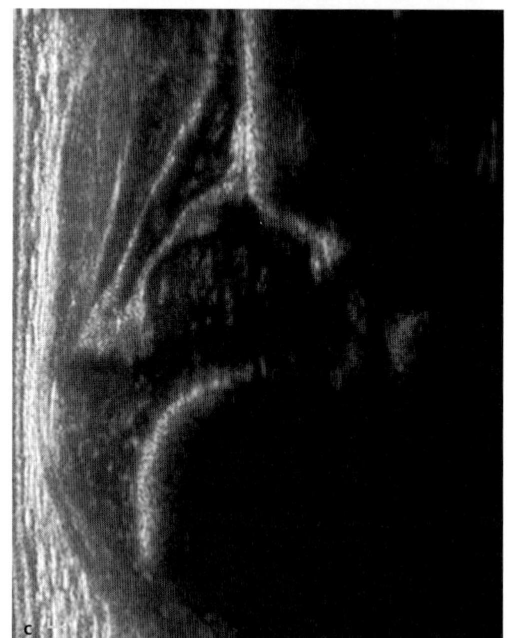

Abb. 9.1.10a–d. 12 Tage, rechtes Hüftgelenk

a Nativ. Die knöcherne Formgebung ist hochgradig mangelhaft, die knöcherne Erkerform stark gerundet, das knorpelige Pfannendach jedoch den Hüftkopf übergreifend. Typ II

b α: 48°, β: 72°. Typ IIc

c Stressuntersuchung. Durch den Druck auf das koxale Femurende kommt es im Bereich des proximalen Perichondriums zu einer Ausbuchtung (vgl. Nativbild), der Hüftkopf kann jedoch nicht aus der Pfanne geschoben werden. Visuell ist die Hüfte stabil

d α: 48°, β: 76°. Typ IIc

Finale Klassifikation: Typ IIc – stabil

9.2 Elastische Federung

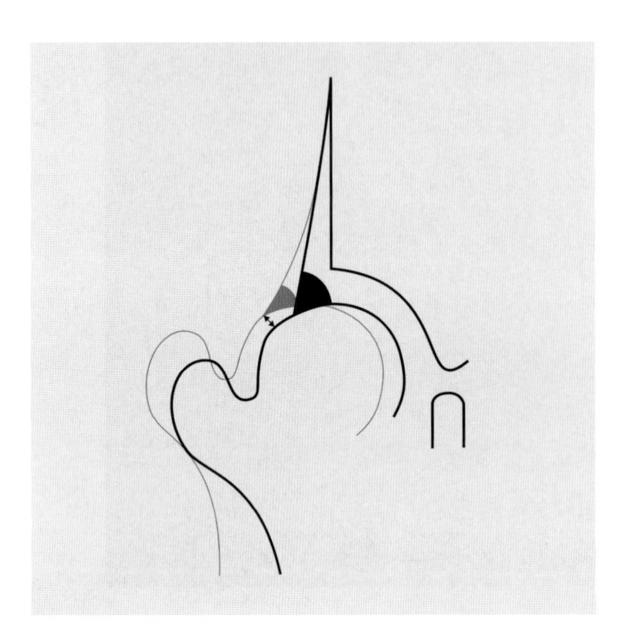

Abb. 9.2.1. Schematisches Beispiel für das Phänomen der elastischen Federung. Auch bei relativ gutem Knochensockel kann es unter Druck zur Verdrängung des knorpeligen Pfannendaches kommen. Solange der Winkel α jedoch über 50° ist, ist dies nicht als pathologisch zu werten (keine Instabilität). Auch bei Spontanbewegungen des Beinchens kann es durch die inkongruente Oberfläche des Hüftkopfes zum »Wippen« des Pfannendachknorpels als Ausdruck einer Adaptation kommen

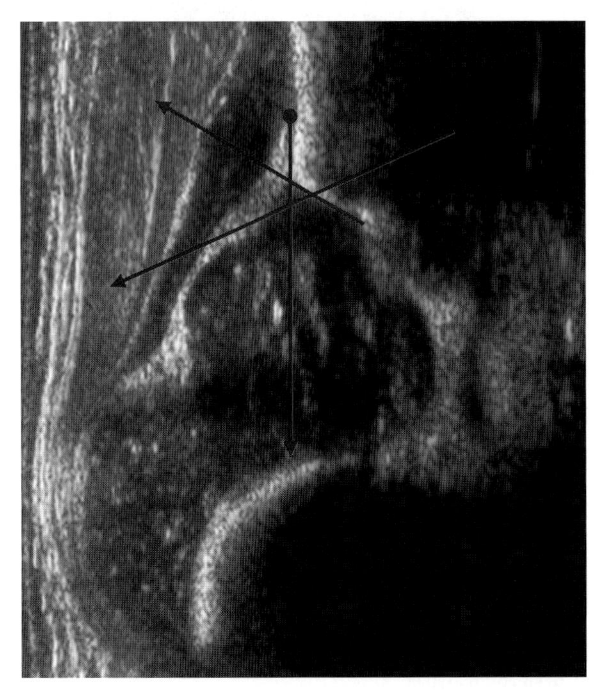

Abb. 9.2.2. 4 Tage, linkes Hüftgelenk. Knöcherne Formgebung ausreichend, knöcherner Erker rund, knorpeliges Pfannendach übergreifend. Typ IIa. α: 58°, β: 68°. Messtechnisch Typ IIa. *Finaler Typ*: IIa

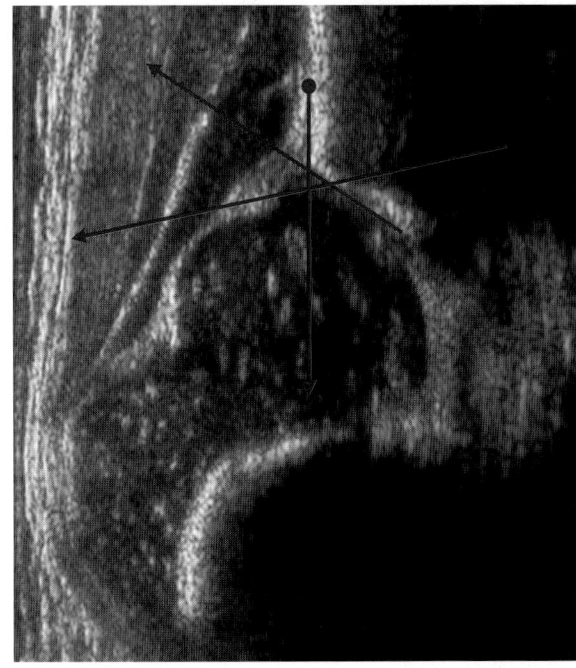

Abb. 9.2.3. Dasselbe Hüftgelenk wie in Abb. 9.2.2, Stressuntersuchung. Bei gleichbleibendem Knochenwinkel (α: 58°) kommt es zum Höhertreten des knorpeligen Pfannendaches mit dem Labrum acetabulare (β: 78°): elastische Federung

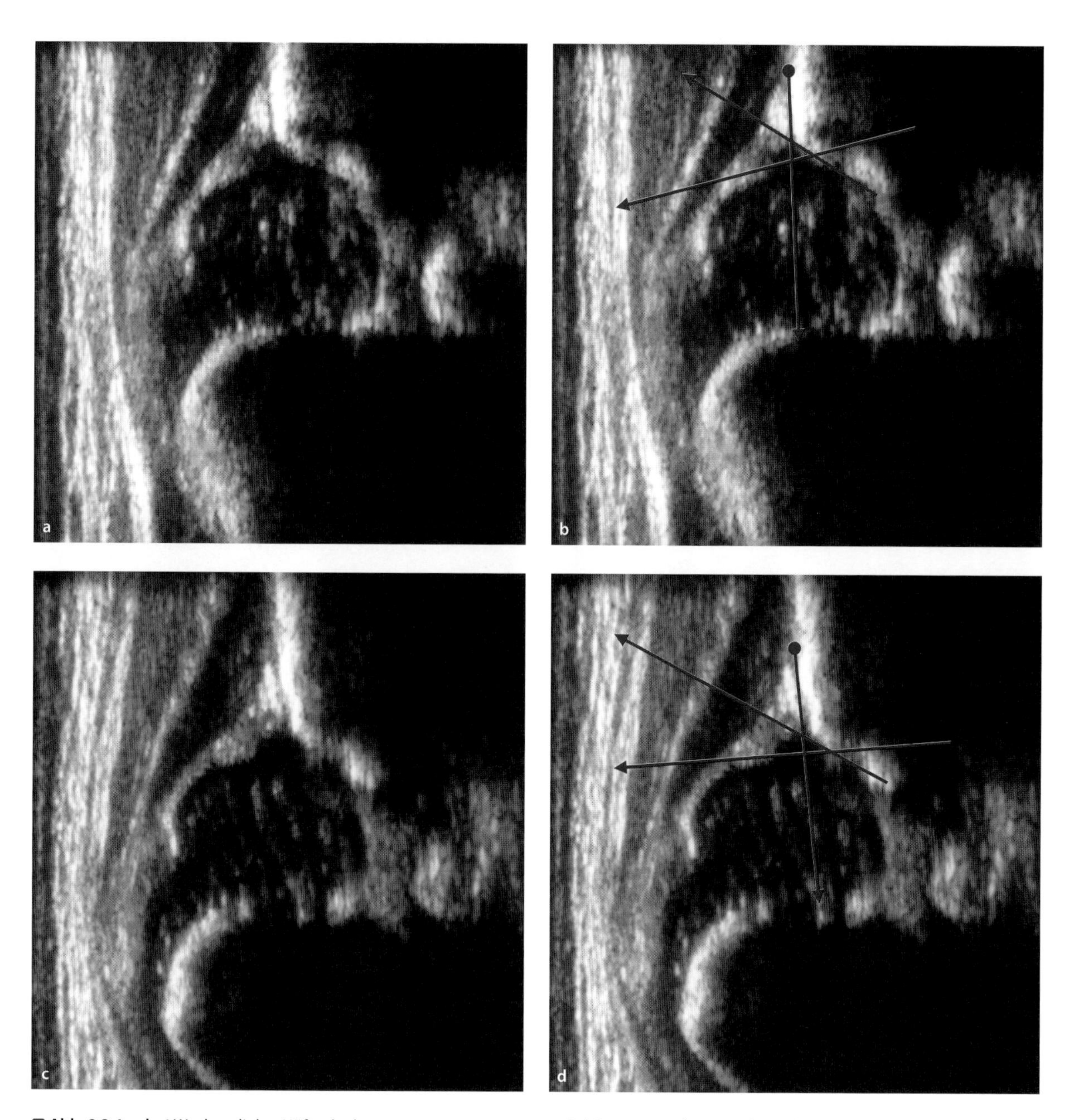

Abb. 9.2.4a–d. 4 Wochen, linkes Hüftgelenk.

a Nativ. Knöcherne Formgebung ausreichend, knöcherne Erkerform rund, knorpeliges Pfannendach übergreifend. Vorläufiger Typ: IIa

b α: 58°, β: 75°. Messtechnisch Typ IIa

c Bei Bewegung des Beinchens durch den Untersucher kommt es zu einem Höhertreten des knorpeligen Pfannendaches (elastische Federung)

d α: 57°, β: 92°. Messtechnisch nach wie vor Typ IIa

Finale Klassifikation: Typ IIa

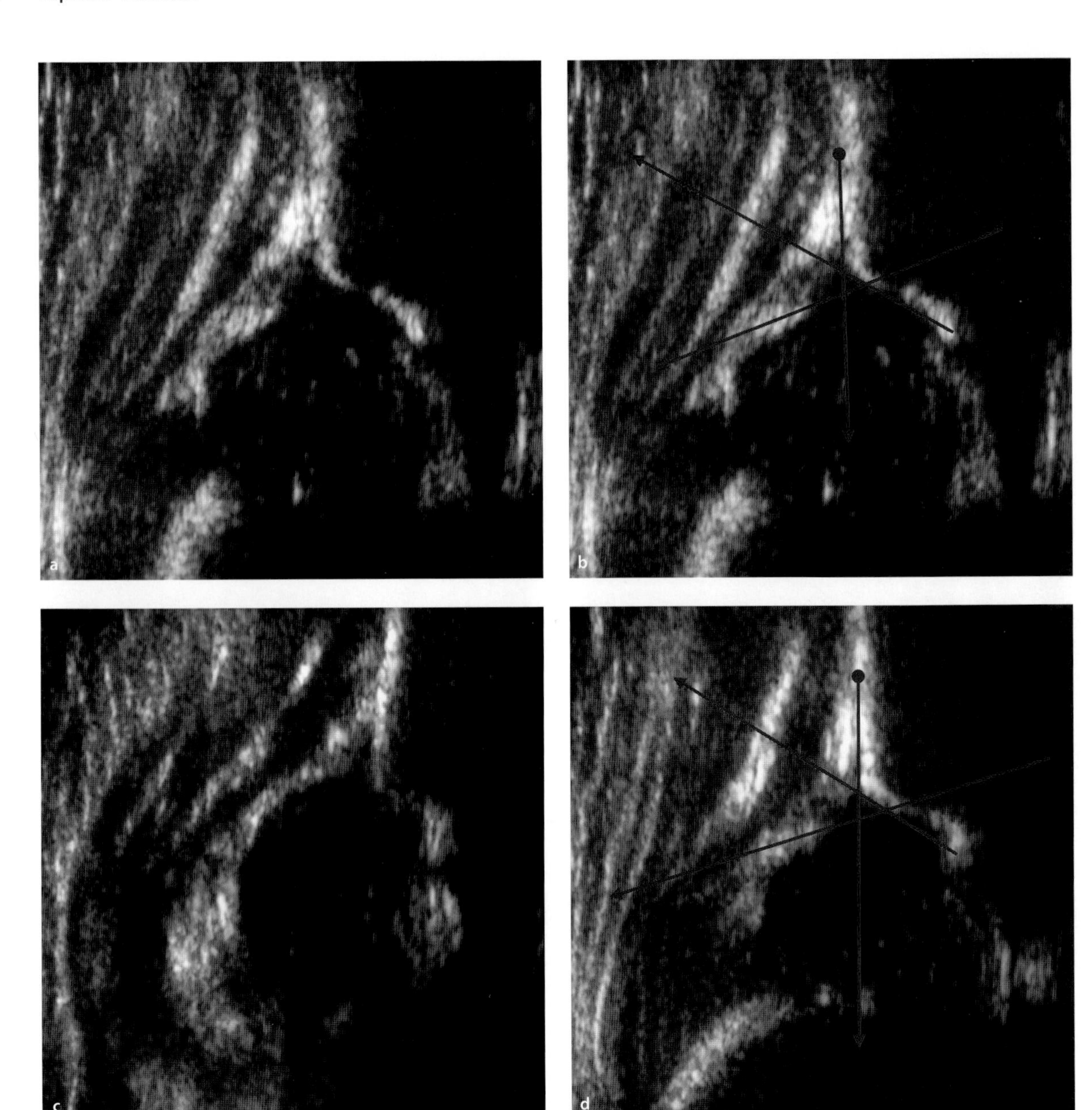

Abb. 9.2.5a–d. 13 Wochen, linkes Hüftgelenk

a Nativ – ohne Stress

b α: 58°, β: 70°. Typ IIb

c Wird die dynamische Untersuchung ohne Sonoguide durchgeführt, so kommt es sehr leicht zu einer Schallkopfverkippung (kaudokranial, scheinbar schwer pathologische Hüfte), da der Schallkopf nicht mit beiden Händen geführt werden kann. Resultat: scheinbar hoch pathologisches Gelenk

d Stressuntersuchung: Winkel α: 58°, β: 74°. Typ IIb

Therapeutische Konsequenzen und Verläufe

Ergebnisqualität (Resultat) = Diagnose + Therapie

1. Die Hüftsonographie ist verantwortlich für die Diagnose, allerdings gibt es kein gutes finales Resultat ohne sonographiegesteuerter Therapie.
2. Die Hüftsonographie ist vergleichbar einem Antibiogramm: Sie ermöglicht eine pathoanatomische Differenzierung (= Stadienzuordnung) und die Auswahl des jeweils besten (sichersten, einfachsten und wirksamsten, billigsten?) Behandlungsmittels.
3. Nützen Sie das bestmögliche therapeutische Zeitfenster der ersten 4 Wochen, spätestens bis zum Beginn der 6. Lebenswoche. Achten Sie auf die Compliance der Eltern (abnehmbare und verstellbare Orthesen sind besonders in der Retentionsphase gefährlich)!
4. Die vorliegenden Beispiele zeigen die Resultate von stadiengerechten Behandlungen. Zum Teil können Verläufe über 20 Jahre und länger demonstriert werden.
5. **Die Sonogrammqualität entspricht dem Standard der frühen 1980er-Jahre! Sie sollten heute eindeutig bessere Hüftsonogramme haben!**

10.1 Behandlungskonzept nach Graf

Tabelle 10.1.1. Übersicht über die Behandlungsphasen und die möglichen Behandlungsmitteln

Behandlungskonzept Phase	Typ	Behandlung (Graf)	Alternativ?	Bemerkung
1. Reposition (luxierte Gelenke)	III–IV Typ D	Overhead Durchführung Sonographie Manuelle Reposition	*Repositionsorthese* Pavlik, Hanausek, Düsseldorfer, Fettweis-Schiene etc. →	Compliance Eltern ? Kontrollmöglichkeiten ?
2. Retention (ehem. luxierte, reponierte, instabile Gelenke)	alle reponierten Gelenke instabile IIc (Ausnahme: instabile Neugeb. IIc)	Sitz-Hock-Gips (~ 4 Wochen)	*Retentionsorthese* Pavlik, Fettweis-Orthese, Düsseldorfer S. etc. →	
3. Nachreifung (stabile, »dysplastische« Gelenke)	alle retenierten Gelenke	Graf-Mittelmeier-Spreizhose	*Nachreifungsorthese* Schienen, Spreizhosen, Pavlik, Bernau etc.	
	instabile Neugeborene IIc stabile IIc IIa(-)/IIb	Graf-Mittelmeier → – " – Graf-Mittelmeier – " –	Fettweis, Hilgenreiner, Optimalschale, Aktivspreizhose etc.	Versuch 4 Wochen ↓ stabil – Fortsetzung → instabil – Retention im Sitz-Hock-Gips

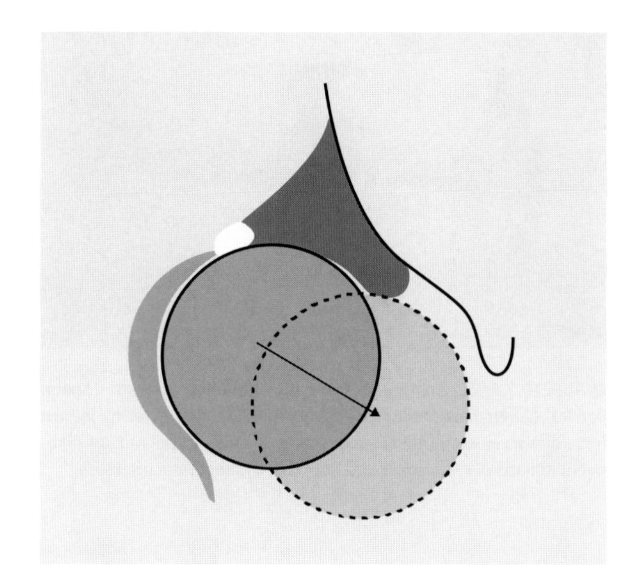

Abb. 10.1.2. *Repositionsphase.* Der Hüftkopf soll vor die Urpfanne (Minimalforderung) bzw. wenn möglich sofort tief in dieser platziert werden

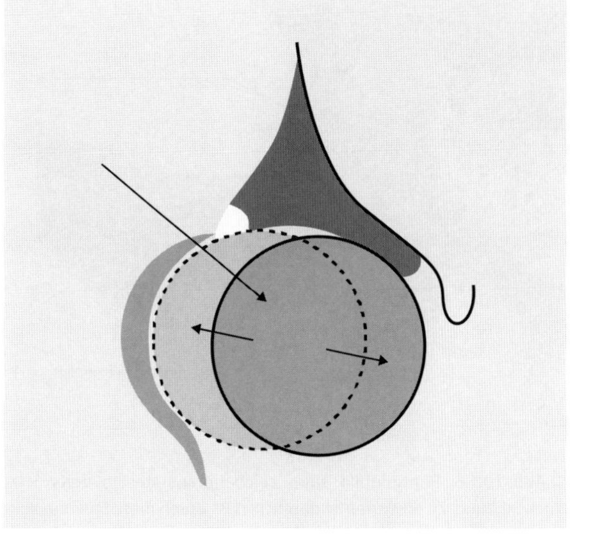

Abb. 10.1.3. *Retentionsphase.* Der Hüftkopf muss in reponierter Stellung gehalten werden (tendo, tendis, tendere = lat. festhalten). Nicht bewegen!
Kopftiefeinstellung! (Sitz-Hock-Stellung). Bewegung provoziert Reluxation!

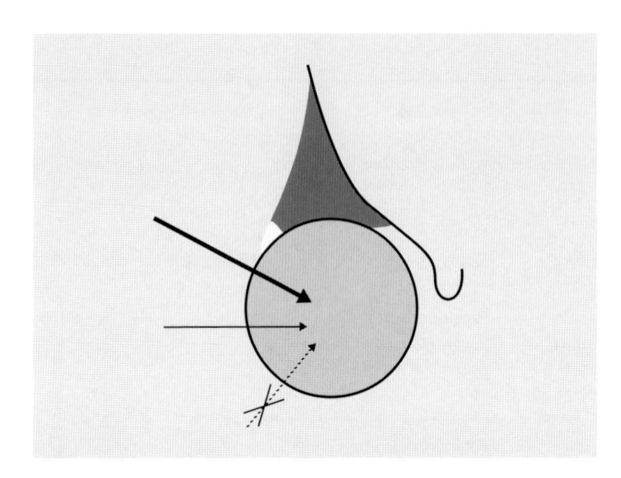

Abb. 10.1.4. *Nachreifungsphase.* Druck auf den Pfannendachbereich ist zu vermeiden, und die Kopftiefeinstellung soll forciert werden. Bewegungen im Hüftgelenk sind zulässig. Extensionsbewegungen und forcierte Abduktion ist zu vermeiden

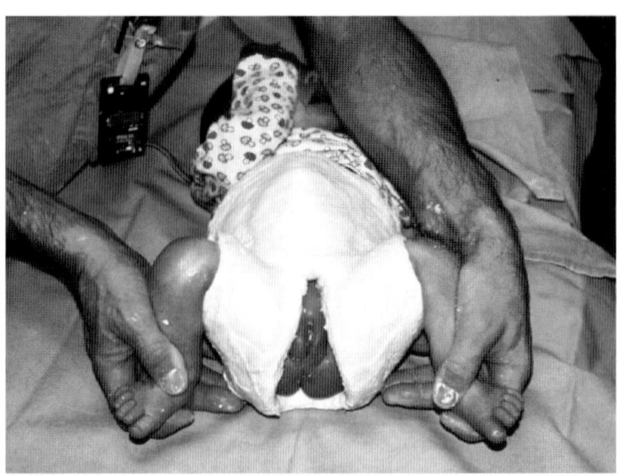

Abb. 10.1.5. Modifizierter Fettweis-Gips (Sitz-Hock-Stellung): Abduktion von 45–50°, Flexion von 100–110°. Die Kniegelenke sind frei (die Rotation im Hüftgelenk stellt sich dadurch spontan ein), der Gipsverband ist gepolstert, und dadurch sind Mikrobewegungen zur Knorpelernährung im Hüftgelenk möglich

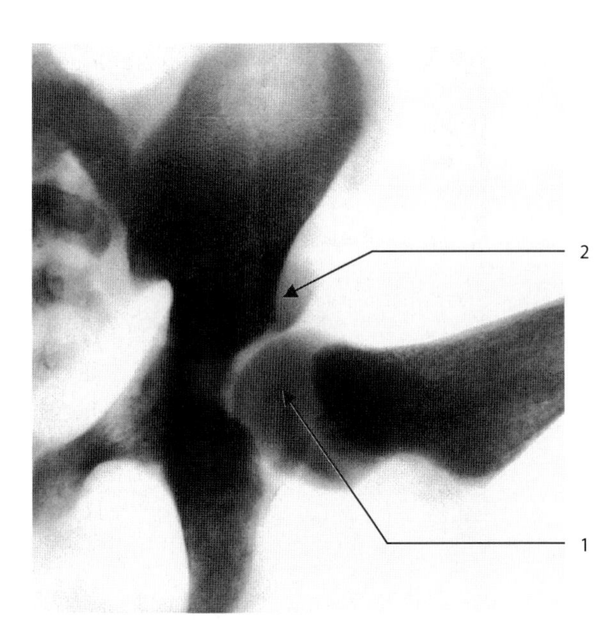

Abb. 10.1.6. Röntgenbild eines Leichenpräparates in tiefer Sitz-Hock-Stellung. Zu erkennen ist deutlich, dass durch diese Stellung kein Druck vom Hüftkopf (1) auf das knorpelige Pfannendach (2) ausgeübt wird. Ideales Repositionsergebnis

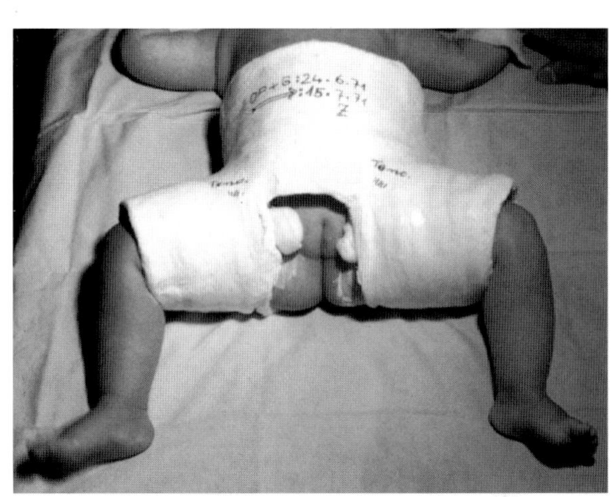

Abb. 10.1.7. Lorenz-Gips (historisch). Abduktion von 90°, Flexion von 90°. Durch diese Stellung wird eine hohe Stabilität erreicht, jedoch führt dies zu einem hohen Druck auf den Gelenkknorpel mit konsekutivem Kollaps der Sinusoide und Kopf- bzw. Pfannendachnekrose

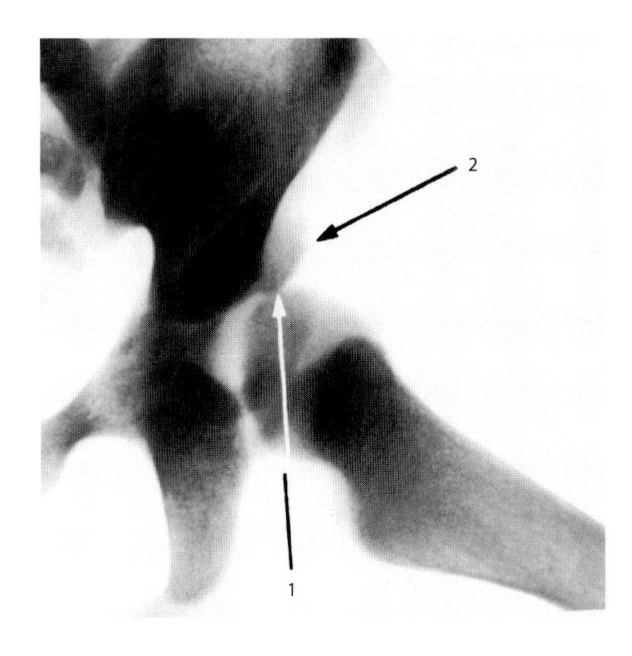

Abb. 10.1.8. Röntgenbild in Lorenz-Stellung. Der Druck (1) durch den Hüftkopf auf das deformierte knorpelige Pfannendach (2) ist gut nachvollziehbar. (Aus: Graf 1993)

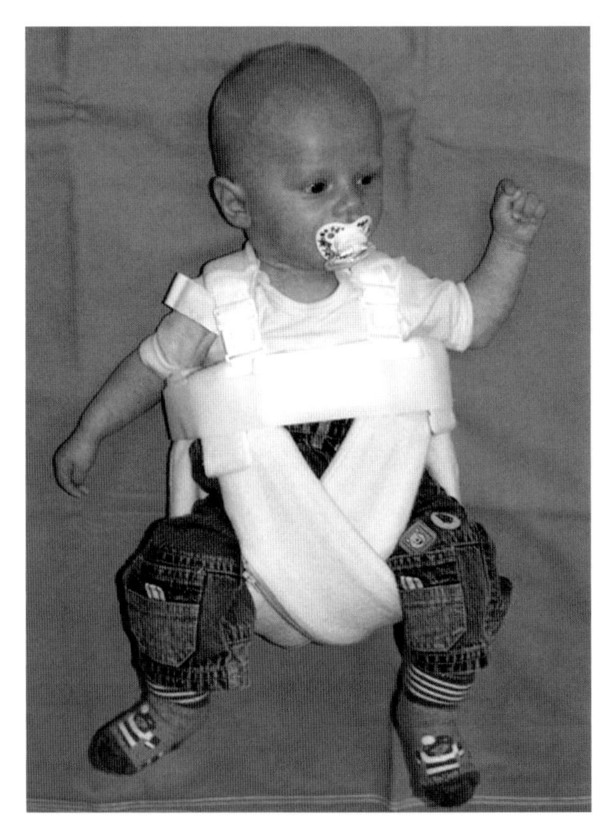

Abb. 10.1.9. Spreizhose nach Mittelmeier/Graf in gekreuzter Stellung (Nachreifungsorthese) vorwiegend bei Neugeborenen

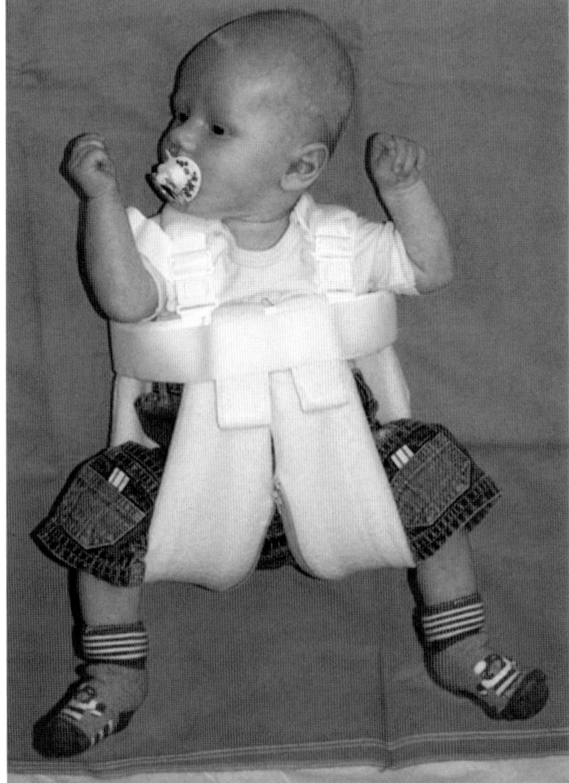

Abb. 10.1.10. Spreizhose nach Mittelmeier/Graf in ungekreuzter Stellung bei älteren Säuglingen

10.2 Verlauf G. T.

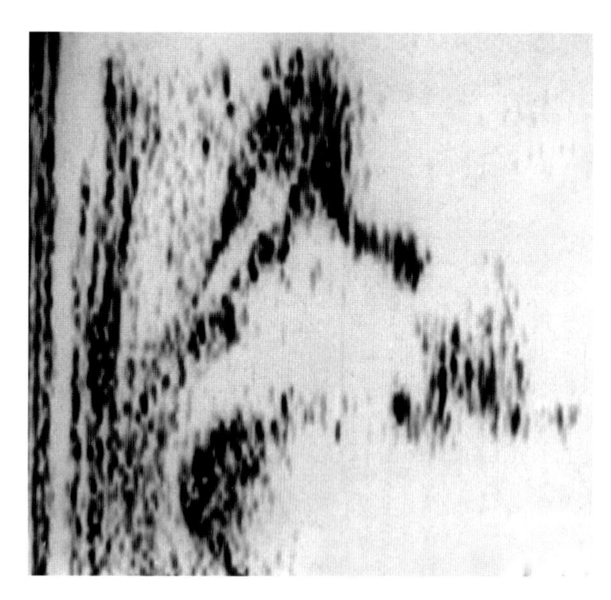

Abb. 10.2.1. Bildentstehung 1986, G. T., 6 Wochen, rechtes Hüftgelenk. Ausreichende knöcherne Formgebung, runde Erkerform und breit übergreifendes knorpeliges Pfannendach. Typ IIa (physiologisch unreifes Hüftgelenk)

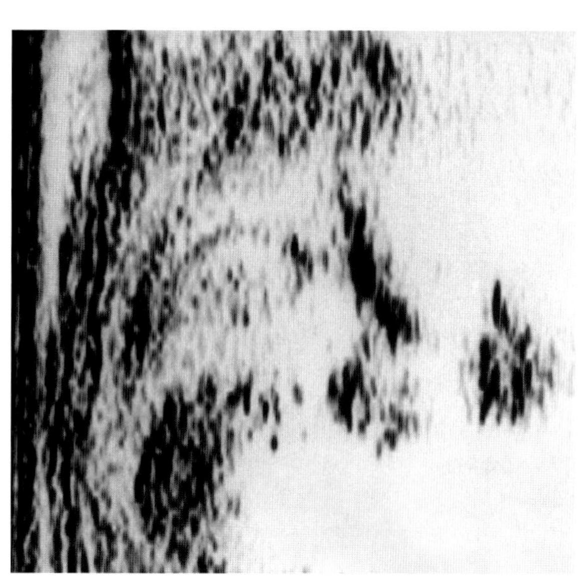

Abb. 10.2.2. G. T., 6 Wochen, linkes Hüftgelenk, Die knöcherne Formgebung ist schlecht, die knöcherne Erkerform flach, das knorpelige Pfannendach nach mediokaudal verdrängt. Typ IV

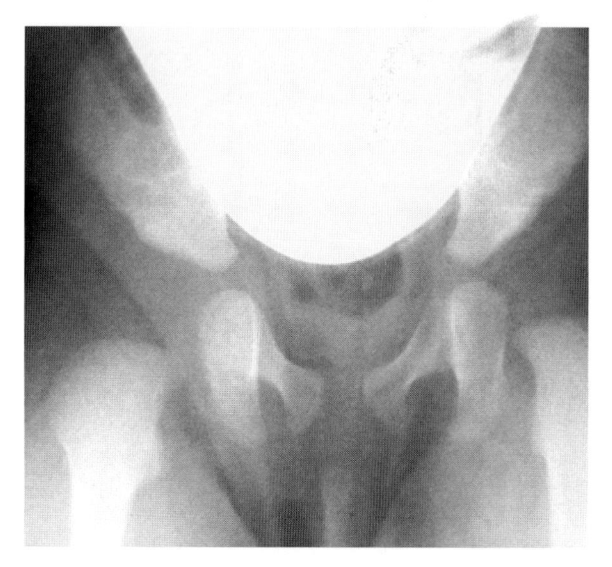

Abb. 10.2.3. G. T., 6 Wochen: Röntgenbild entsprechend den Sonogrammen in Abb. 10.2.1 und 10.2.2

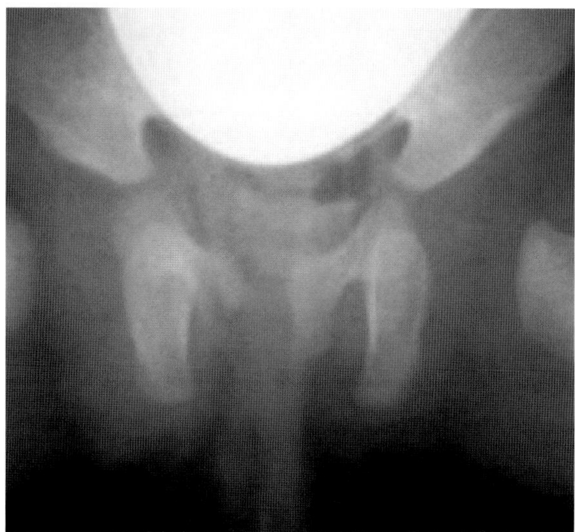

Abb. 10.2.4. G. T., 6 Wochen. Axiale Röntgenaufnahme

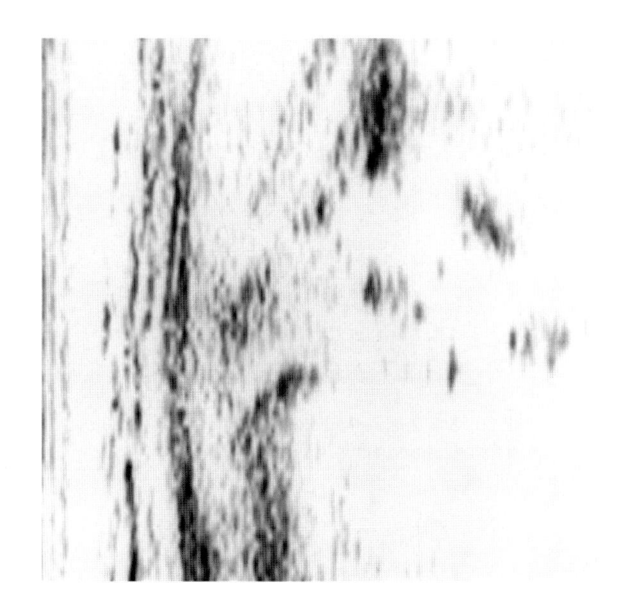

Abb. 10.2.5. G. T., 6,5 Monate, rechtes Hüftgelenk. Die knöcherne Formgebung ist gut, die knöcherne Erkerform eckig, das knorpelige Pfannendach übergreifend. Hüftkopfkern angelegt. Typ I (altersentsprechendes Hüftgelenk)

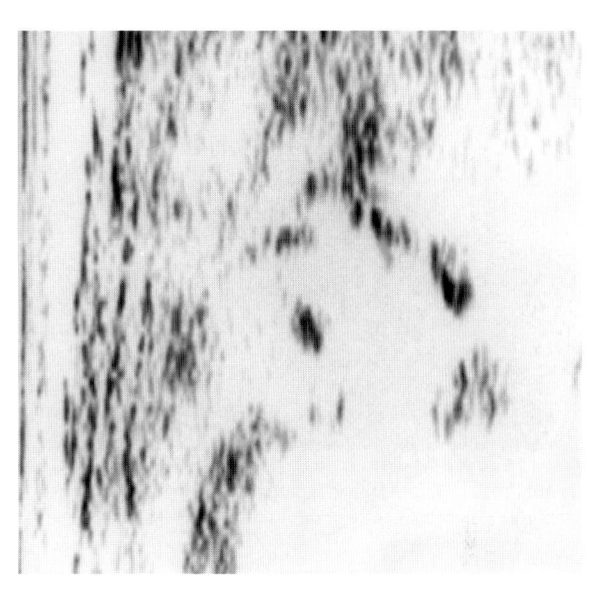

Abb. 10.2.6. G. T., 6,5 Monate, linkes Hüftgelenk. Zustand nach Fettweis-Gipsbehandlung und laufender Spreizhosentherapie. Es zeigt sich nun eine noch mangelhafte knöcherne Formgebung, die knöcherne Erkerform ist rund, das knorpelige Pfannendach breit dem Hüftkopf aufsitzend. Typ IIb im unteren Bereich

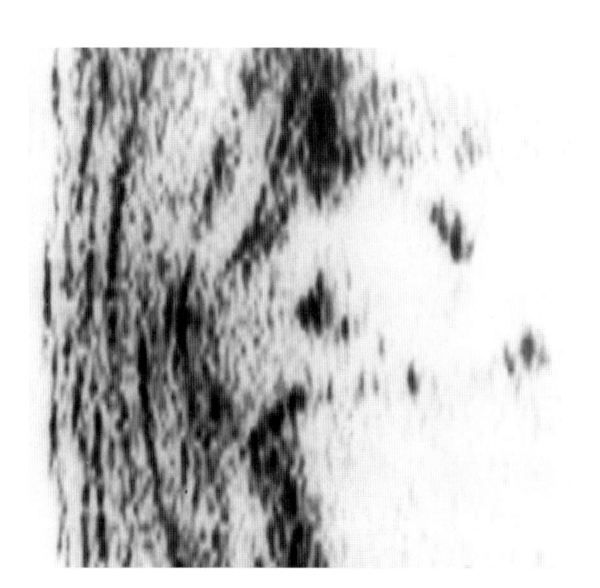

Abb. 10.2.7. G. T., 10 Monate, rechtes Hüftgelenk. Altersentsprechendes Hüftgelenk vom Typ I

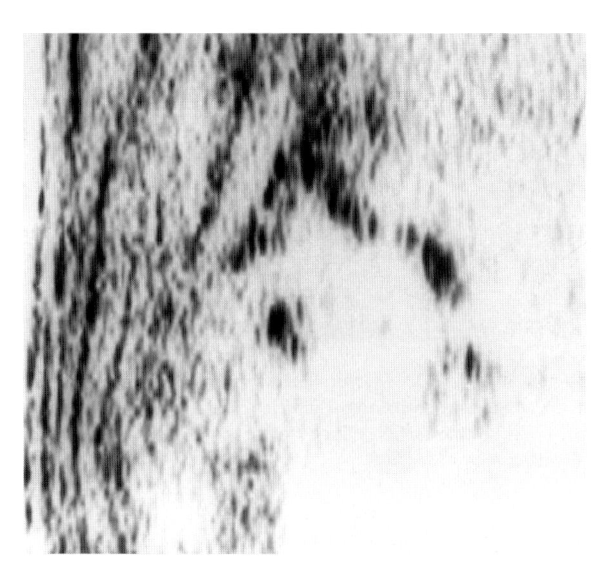

Abb. 10.2.8. G. T. 10 Monate, linkes Hüftgelenk. Das Hüftgelenk hat sich weiter erholt (vgl. dazu Abb. 10.2.6). Es zeigt sich aber nach wie vor eine mangelhafte knöcherne Formgebung bei bereits relativ gut konturierter knöcherner Erkerform, das knorpelige Pfannendach übergreifend. Nach wie vor Typ IIb, jedoch nun im oberen Bereich

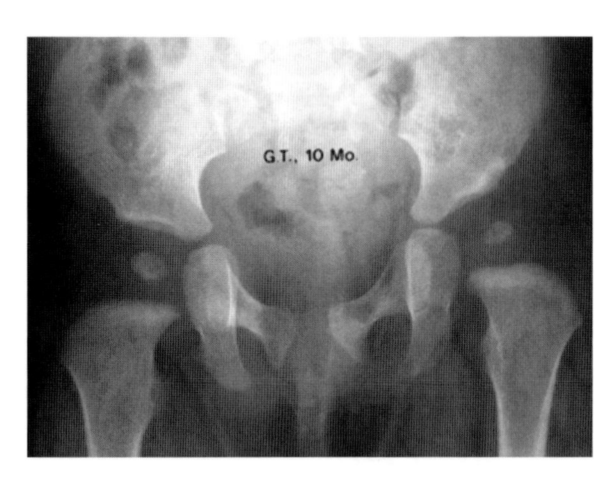

■ **Abb. 10.2.9.** G. T., 10 Monate. Röntgenbild zu den Sonogrammen in Abb. 10.2.7 und 10.2.8. Es zeigt sich radiologisch ein deutlicher Erkerdefekt auf der linken Seite

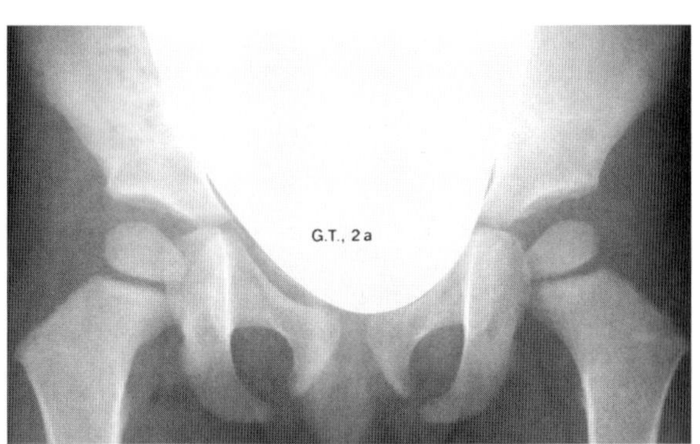

■ **Abb. 10.2.10.** G. T., 2 Jahre: Radiologisch konnte ein sehr zufriedenstellendes Behandlungsergebnis dokumentiert werden

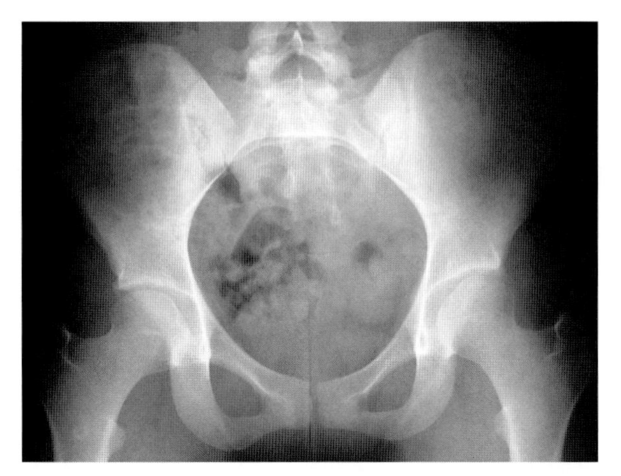

■ **Abb. 10.2.11.** G. T., *18 Jahre.* Spätkontrolle, Beckenübersicht im Stehen: altersentsprechendes Hüftgelenk beidseitig. Klinisch ist die Patientin beschwerdefrei, Hüften frei beweglich, keine Beinlängendifferenz

Kommentar

Frühdiagnose und konsequente, stadiengerechte Therapie führt zu exzellenten Spätergebnissen.

10.3 Verlauf I. R.

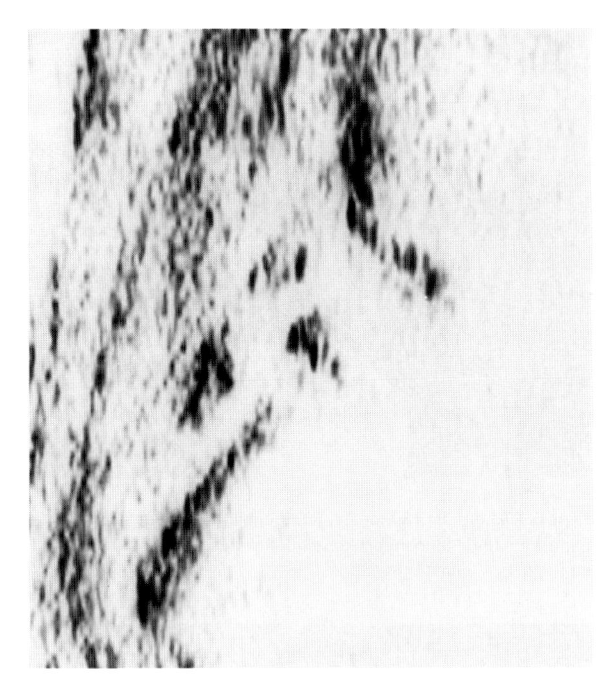

Abb. 10.3.1. Bildentstehung 1985, I. R., 9 Monate, rechtes Hüftgelenk. Sonographisch zeigt sich eine mangelhafte knöcherne Formgebung, die Erkerform ist stumpf und das knorpelige Pfannendach übergreifend. Typ IIb

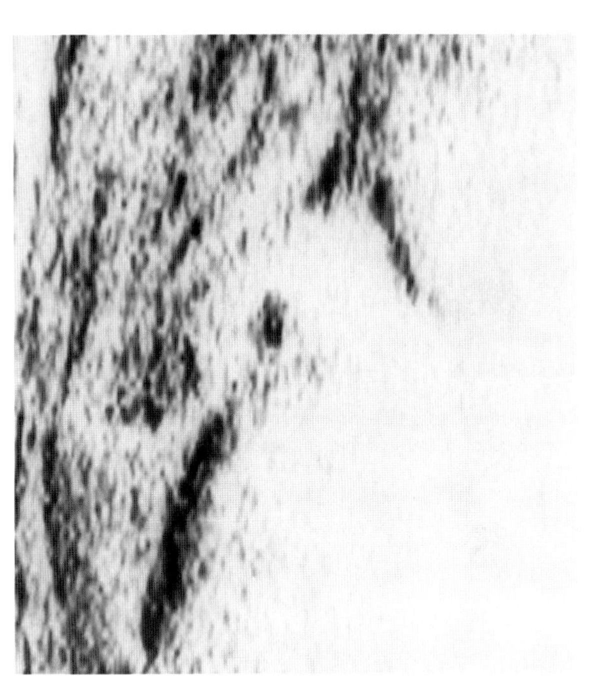

Abb. 10.3.2. I. R., 9 Monate, linkes Hüftgelenk. Die Hüfte ist dezentriert, das knorpelige Pfannendach nach oben verdrängt. Typ IIIa

❗ *Anmerkung:* Der Unterrand vom Os ilium ist wegen der Dezentrierung nicht dargestellt.

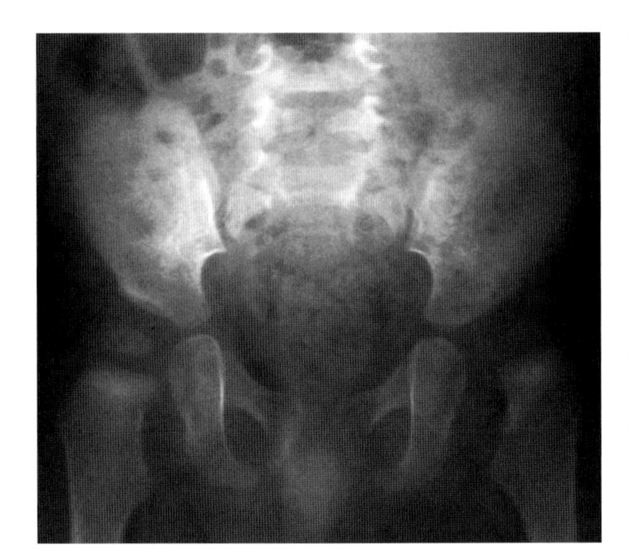

Abb. 10.3.3. I. R., 9 Monate, Röntgenbild zu den Sonogrammen in Abb. 10.3.1 und 10.3.2. Hüftluxation links und Erkerdysplasie rechts

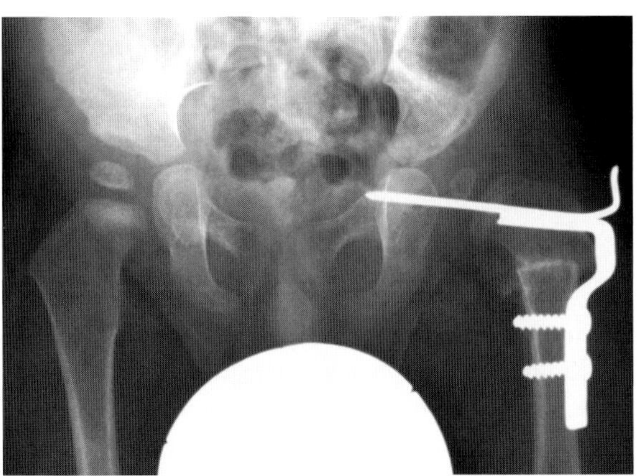

Abb. 10.3.4. I. R., 10. Monate. Da sich die Hüfte auf der linken Seite konservativ nicht einstellen ließ, wurde eine offene Einrichtung mit gleichzeitiger varisierender und derotierender Umstellung durchgeführt

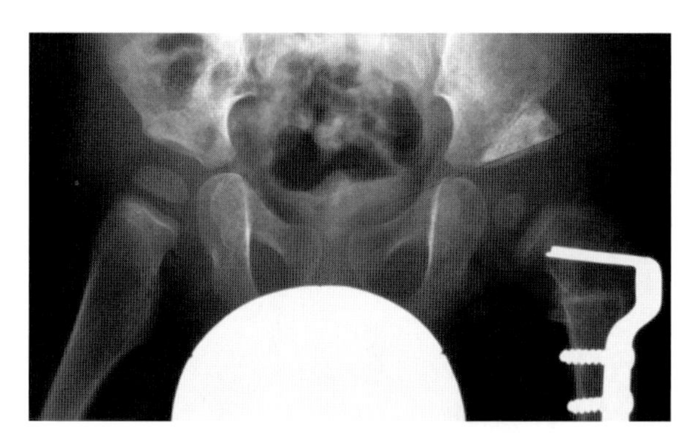

Abb. 10.3.5. I. R.: 4 Wochen nach offener Reposition und Pfannendachkorrektur nach Dega, mit sehr gutem Ergebnis

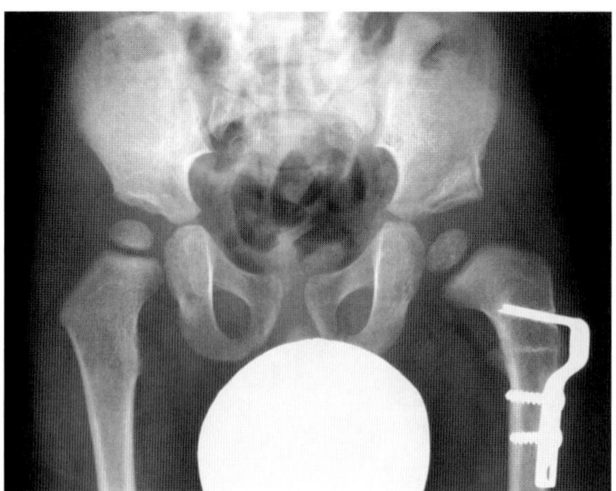

Abb. 10.3.6. I. R., 18 Monate. Röntgenbild bei Status nach offener Reposition und Pfannendachkorrektur links

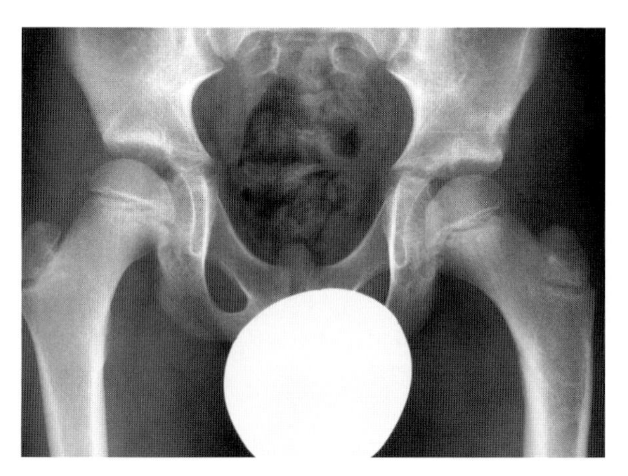

Abb. 10.3.7. I. R., 7 Jahre. Die Röntgenkontrolle zeigt ein ausgezeichnetes Ergebnis

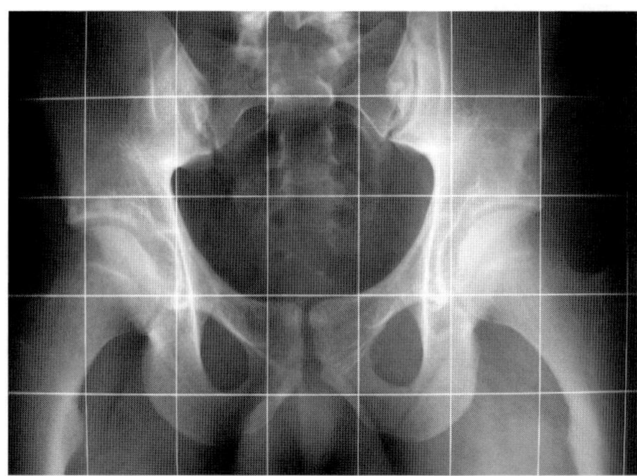

Abb. 10.3.8. I. R. 19 Jahre. Spätkontrolle bei Status nach offener Reposition und Pfannendachkorrektur links, sehr gutes Ergebnis

Kommentare

1.) Klinisch bei Neugeborenenuntersuchung »gesund«!
2.) Erstdiagnose vom heutigen Standpunkt mit 9 Monaten extrem spät. Daher konservative Behandlung frustran; offene Einstellung notwendig.
3.) Exzellentes Ergebnis nach offener Reposition und Pfannendachkorrektur, aber: Präarthrose nicht ausschließbar.

Fazit

- Klinische Untersuchung unzuverlässig,
- Hüftsonographie zu spät,
- Zeitverlust in der Therapie.

10.4 Verlauf K. T.

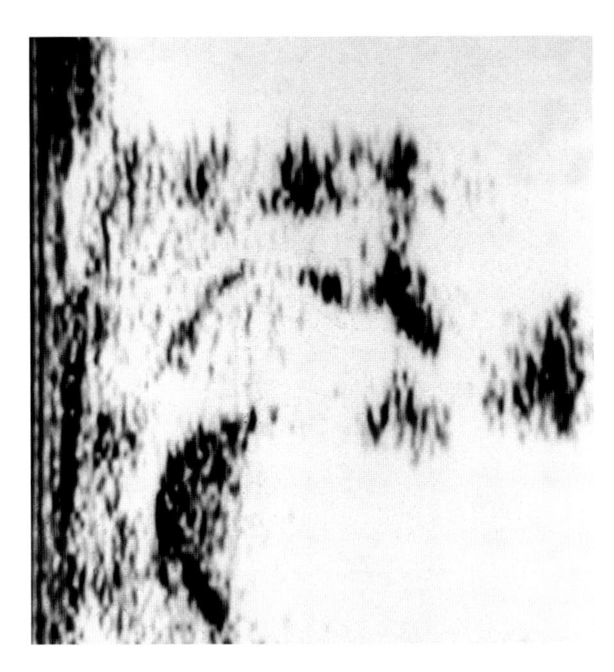

Abb. 10.4.1. Bildentstehung 1985, K. T., 1 Monat, rechtes Hüftgelenk. Schlechte knöcherne Formgebung, die Erkerform ist flach, das knorpelige Pfannendach nach mediokaudal verdrängt. Typ IV

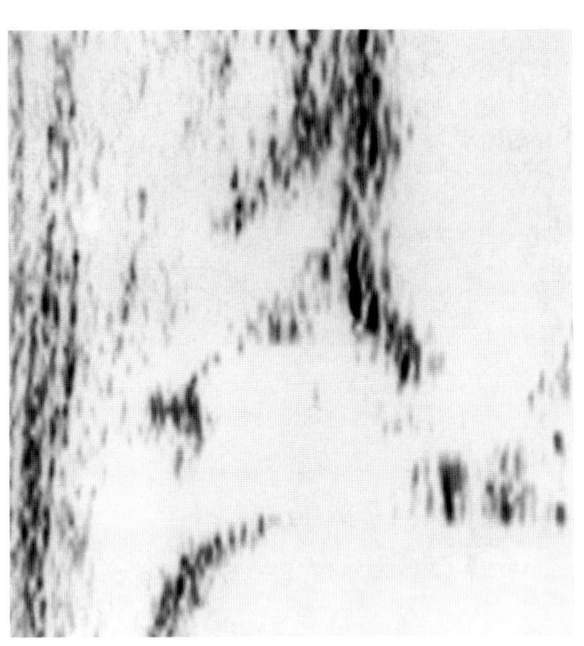

Abb. 10.4.2. K. T., 1 Monat, linkes Hüftgelenk. Das knöcherne Pfannendach ist hochgradig mangelhaft, der knöcherne Erker stark abgerundet, das knorpelige Pfannendach bereits nach oben verdrängt. Typ D (α: 45°, β: 92°)

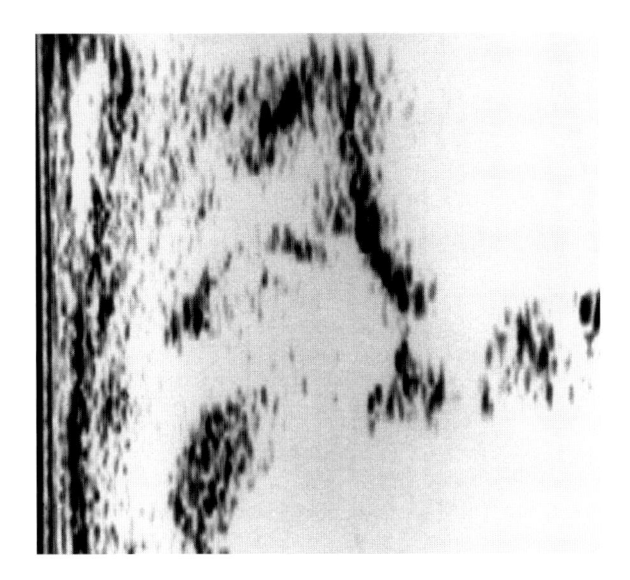

Abb. 10.4.3. K. T., 1 Monat, rechtes Hüftgelenk. Unter Zug lässt sich die Hüfte zwar nicht reponieren, zeigt jedoch, dass das knorpelige Pfannendach wieder über den Hüftkopf tritt und der Eindruck eines Gelenks vom Typ IIIa entsteht

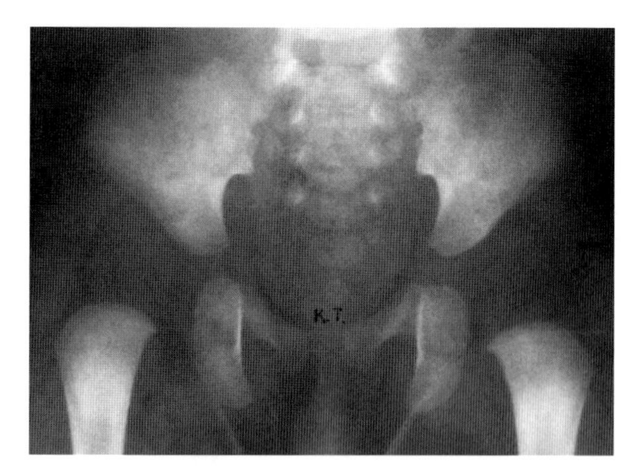

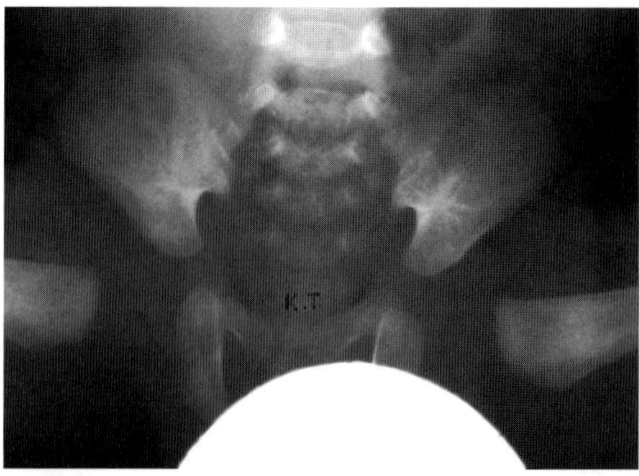

Abb. 10.4.4 und 10.4.5. K. T., 1 Monat, Röntgenbild a.-p. und axial zu den Abb. 10.4.1 und 10.4.2. Hüftluxation beidseits

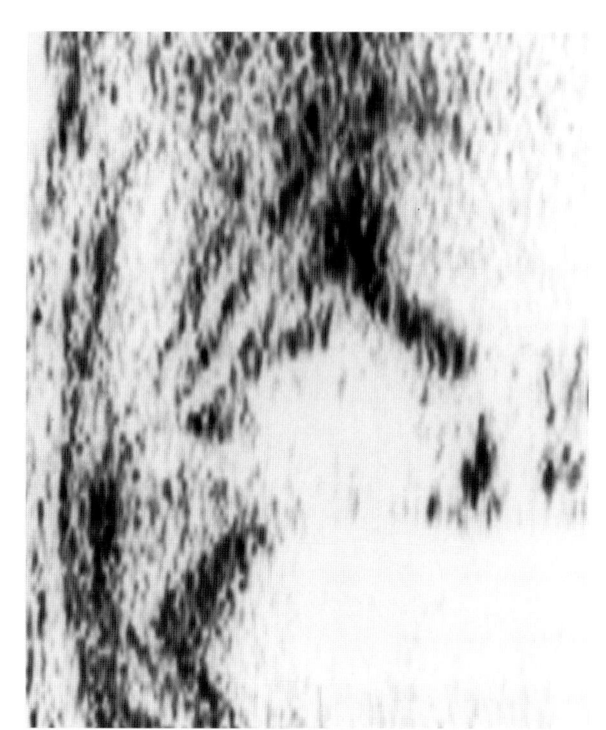

Abb. 10.4.6. K. T., 3,5 Monate, rechtes Hüftgelenk. Das Baby wurde für 4 Wochen mit einem Fettweis-Gips und danach für 6 Wochen mit einer Spreizhose behandelt. Es zeigt sich nun eine mangelhafte knöcherne Formgebung mit runder Erkerform und übergreifendem knorpeligem Pfannendach. Typ IIb

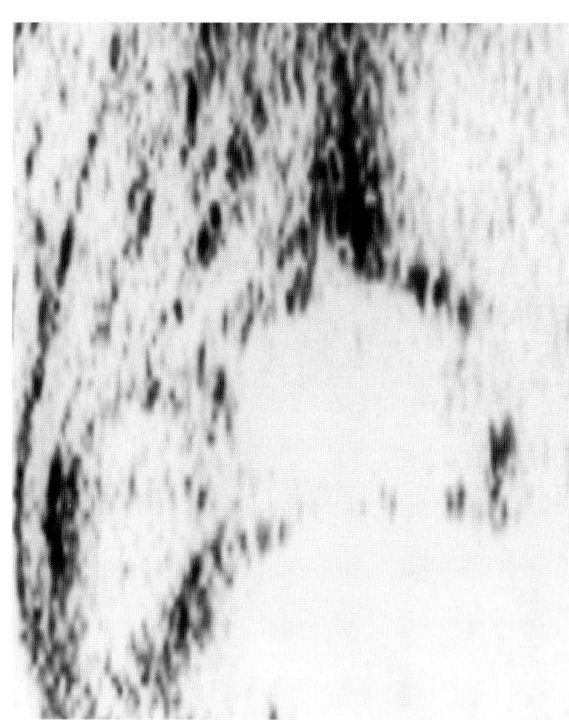

Abb. 10.4.7. K. T., 3,5 Monate, linkes Hüftgelenk. Normgrenzbefund

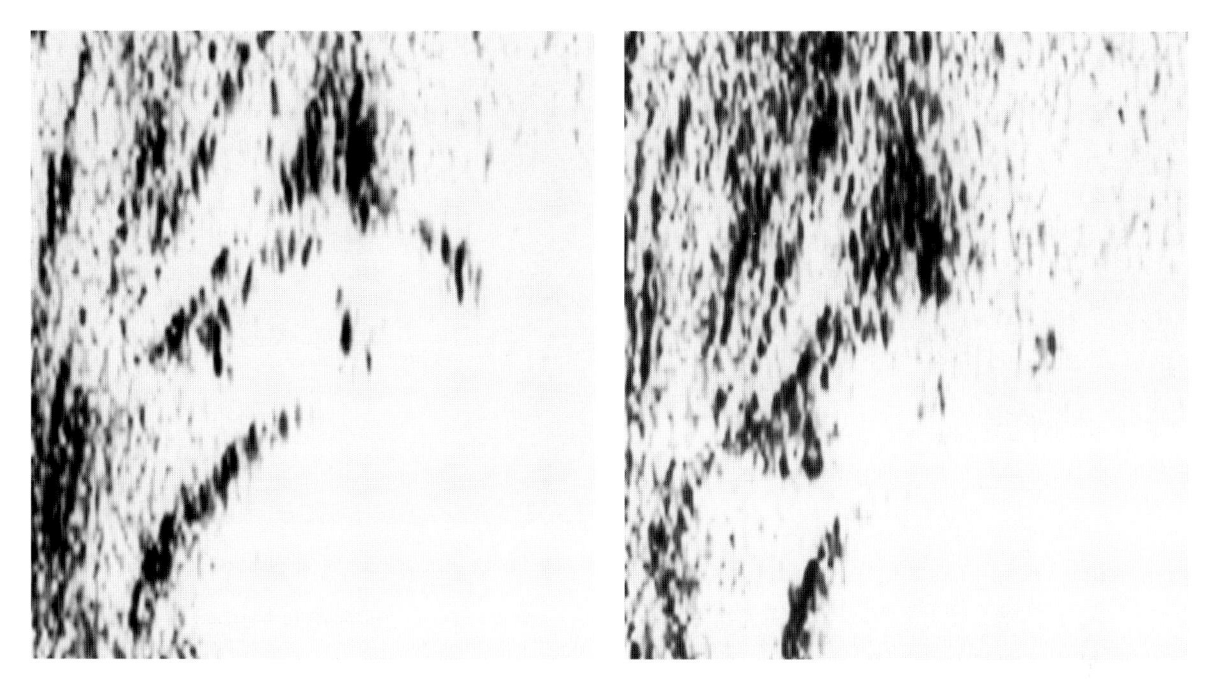

Abb. 10.4.8/9. K. T., 11 Monate. Bei der Kontrolle mit 11 Monaten zeigt sich beidseits ein altersentsprechendes Hüftgelenk vom Typ I

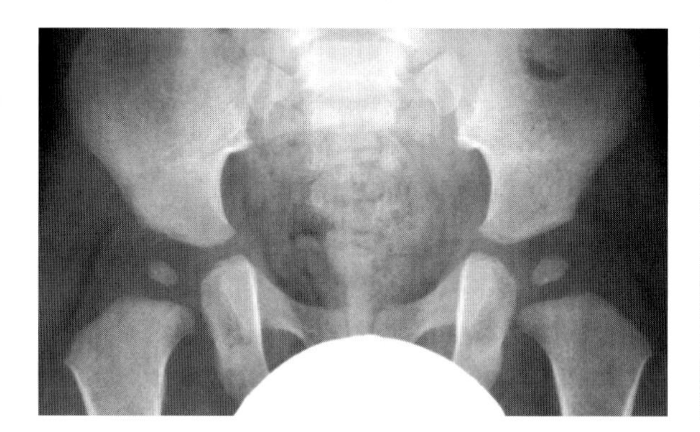

Abb. 10.4.10. K. T., 1 Jahr, Röntgenbild bei Status nach Fettweis-Gipsbehandlung und Spreizhosentherapie: Sehr gutes Behandlungsergebnis

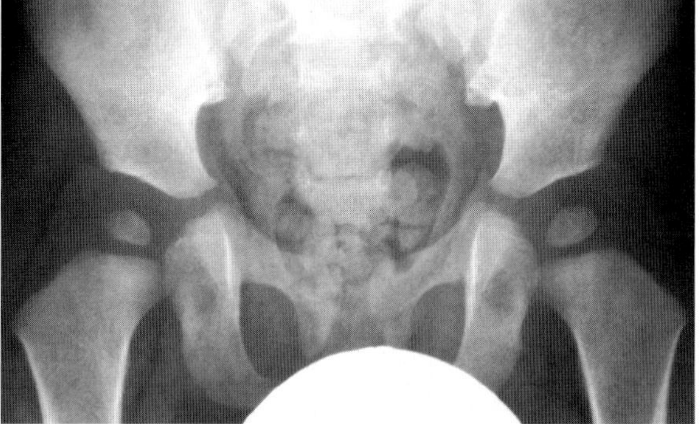

Abb. 10.4.11. K. T., 18 Monate. Radiologisch altersentsprechendes Hüftgelenk beidseits

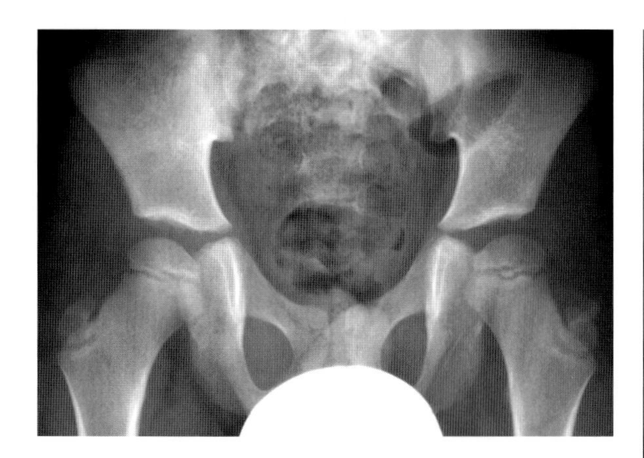

Abb. 10.4.12. K. T., 6 Jahre. Kontrolle vor Schulbeginn: Völlig unauffälliges Röntgenbild

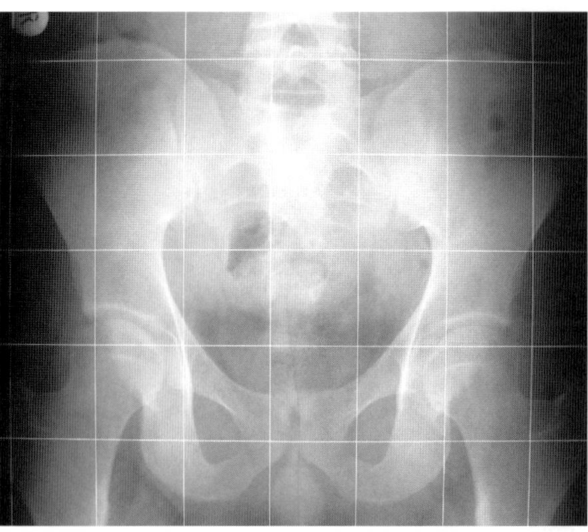

Abb. 10.4.13. K. T., *20 Jahre.* Verlaufskontrolle bei Status post Hüftluxation beidseits. Fettweisgips- und Spreizhosenbehandlung zeigt ein insgesamt zufriedenstellendes Ergebnis, obwohl rechts (ehemals Typ-IV-Gelenk) die Pfanne etwas kürzer ist als links. Klinisch ist der Patient beschwerdefrei und betreibt aktiv Sport

Kommentar

Die Frühestdiagnose kombiniert mit kompromissloser, stadiengerechter Therapie führt zu exzellenten Spätergebnissen.

10.5 Verlauf H. S.

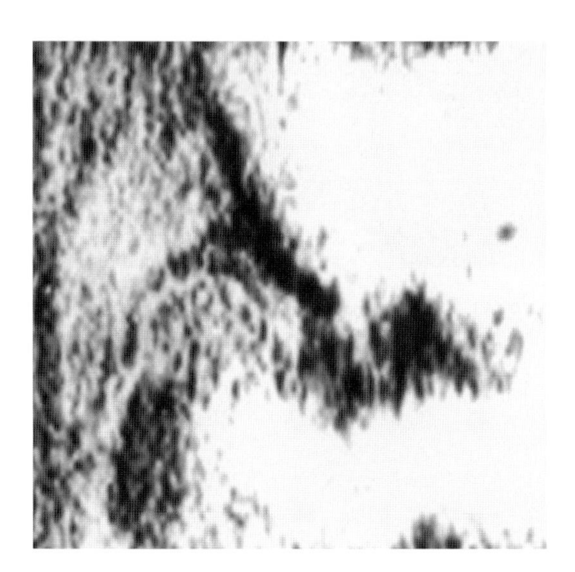

Abb. 10.5.1. Bildentstehung 1983, H. S., 9 Tage, rechtes Hüftgelenk. Die knöcherne Formgebung ist schlecht, die Erkerform flach, das knorpelige Pfannendach nach oben verdrängt. Typ IIIa. Nur scheinbar ventraler Schnitt: durch die Flachpfanne ist keine »vertikale« Darmbeinsilhouette einstellbar

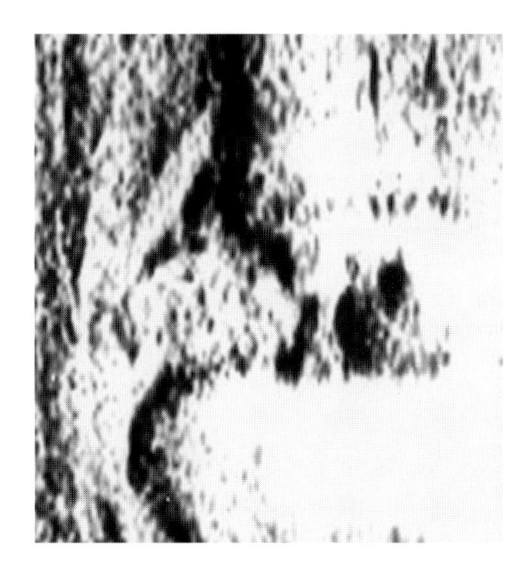

Abb. 10.5 2. H. S., 9 Tage, linkes Hüftgelenk. Die knöcherne Formgebung ist hochgradig mangelhaft, die Erkerform stark abgerundet, das knorpelige Pfannendach bereits nach oben verdrängt. Typ D (α: 48°, β: 85°)

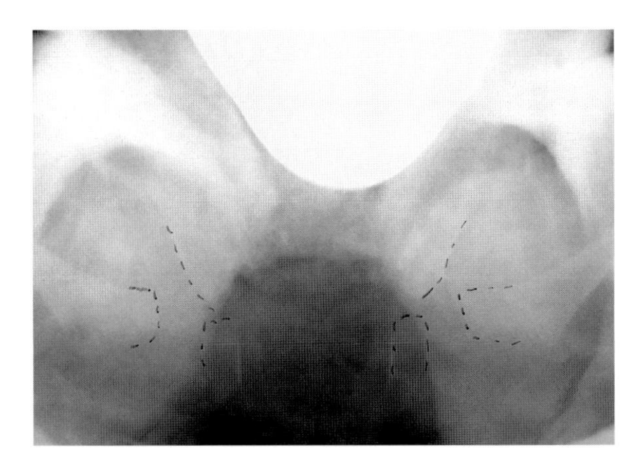

Abb. 10.5.3. H. S., 11 Tage. Die Röntgenaufnahme durch den Fettweis-Gips hindurch zeigt eine Zentrierung bei tiefer Kopfeinstellung

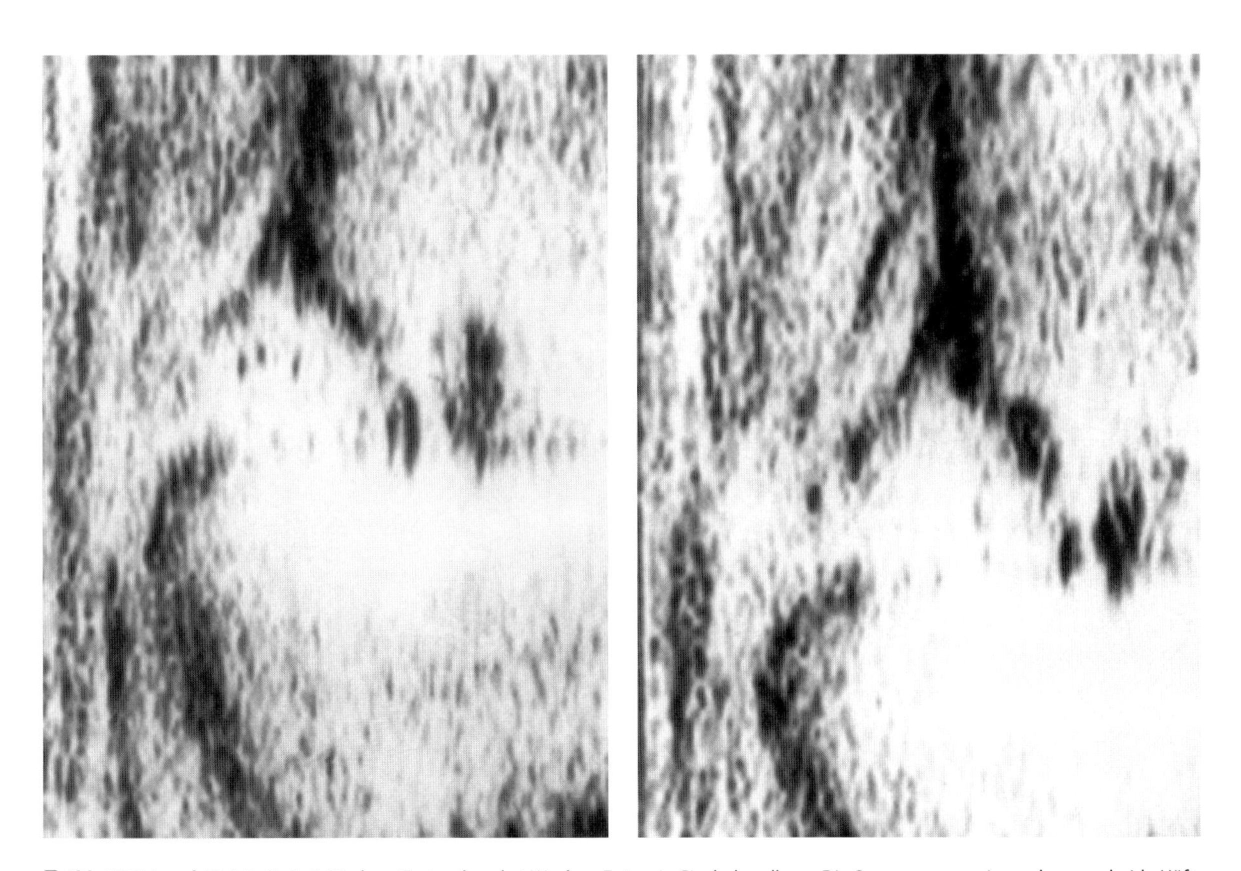

Abb. 10.5.4 und 10.5.5. H. S., 6 Wochen. Zustand nach 4 Wochen Fettweis-Gipsbehandlung: Die Sonogramme zeigen, dass nun beide Hüftgelenke zentriert sind

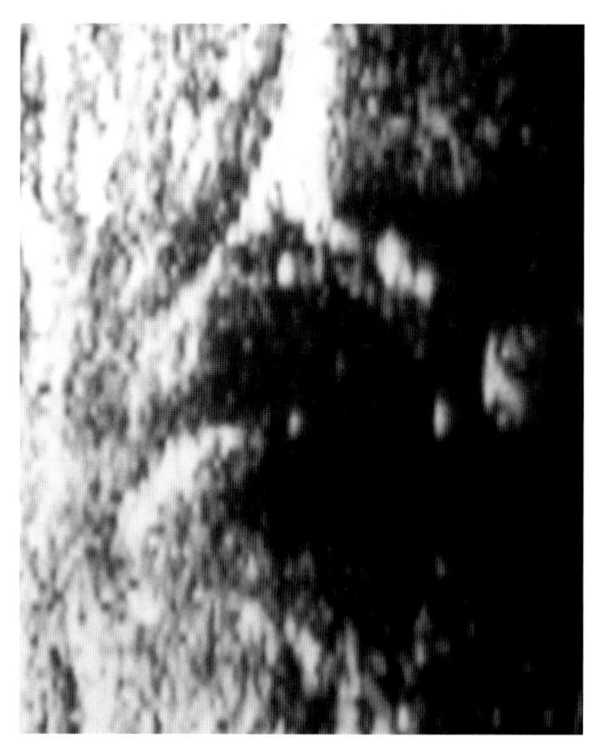

■ **Abb. 10.5.6.** H. S., 3 Monate, rechtes Hüftgelenk. Normgrenzhüfte mit leichtem Erkerdefekt. α: 60°, β: 70°

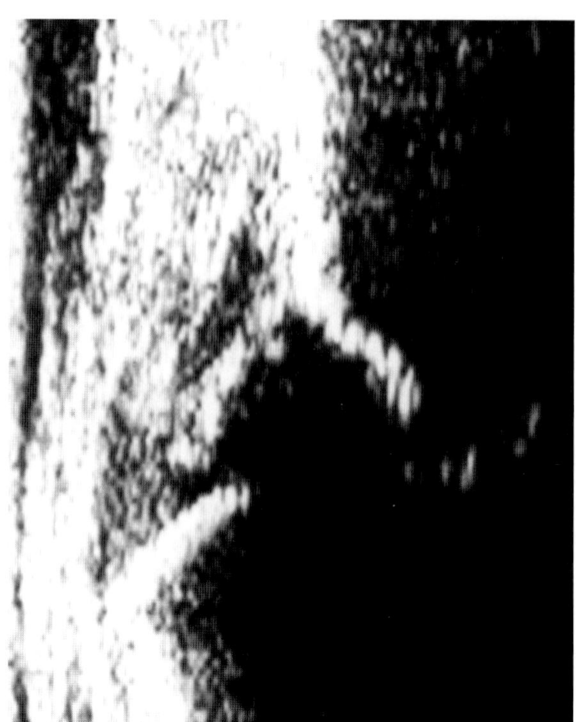

■ **Abb. 10.5.7.** H. S., 3 Monate, linkes Hüftgelenk. Die knöcherne Formgebung ist mangelhaft, die Erkerform rund, das knorpelige Pfannendach übergreifend. Typ IIb (α: 55°, β: 78°)

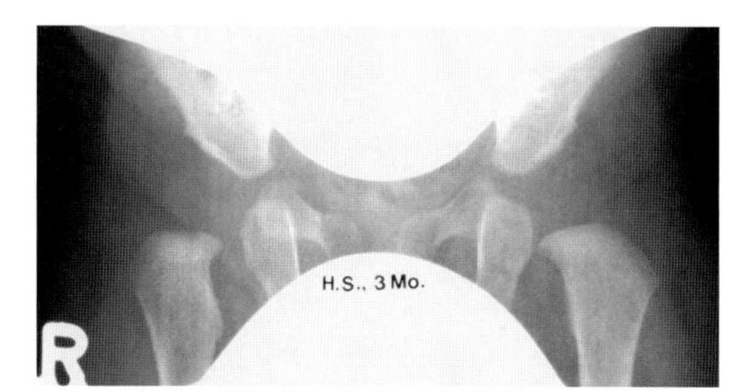

■ **Abb. 10.5.8.** H. S., 3 Monate. Röntgenbild entsprechend den Sonogrammen in Abb. 10.5.6 und 10.5.7

! *Anmerkung:* Das Röntgenbild hinkt dem Sonogramm um ca. 4–6 Wochen nach.

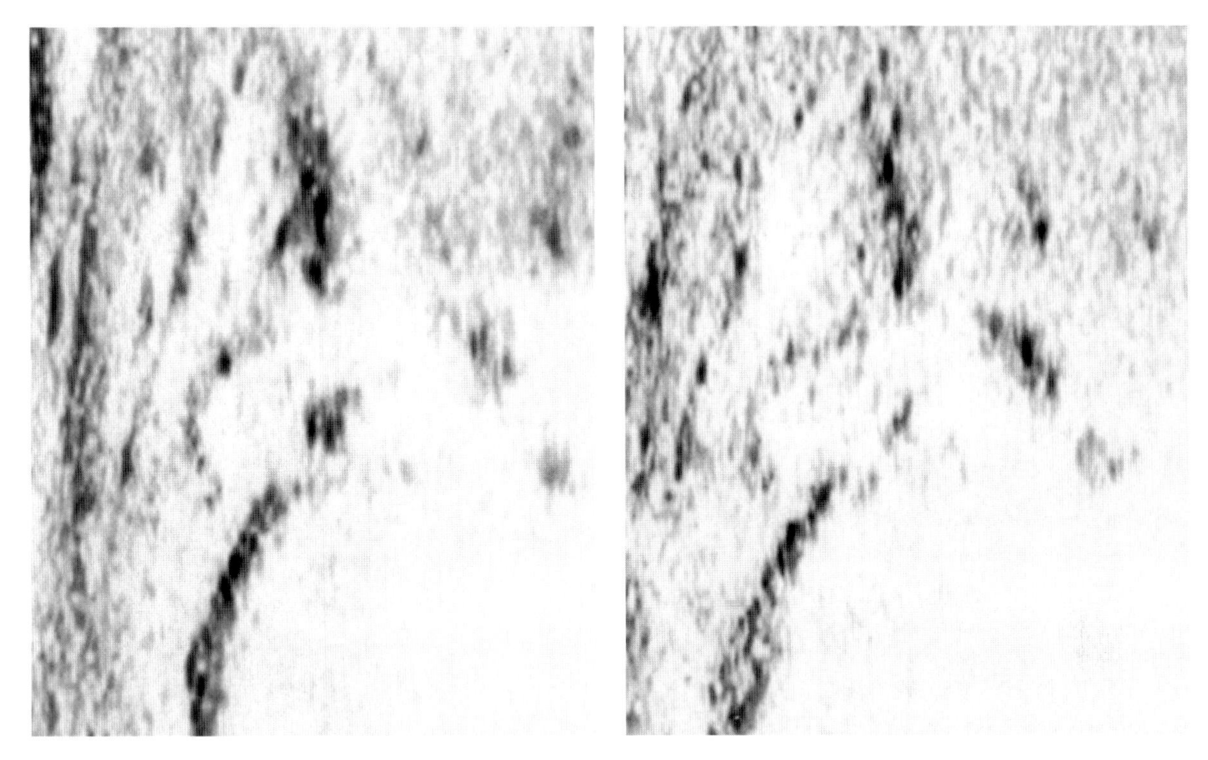

■ **Abb. 10.5.9 und 10.5.10.** H. S., 9 Monate. Die knöcherne Formgebung ist gut, die knöcherne Erkerform eckig, das knorpelige Pfannendach übergreifend. Hüftkopfkerne angelegt. Typ I beidseits

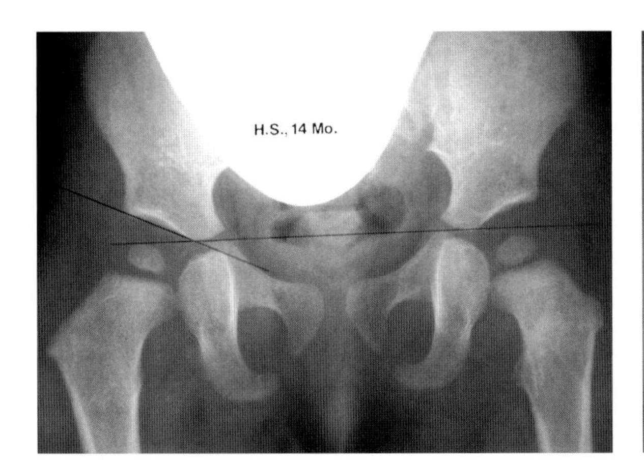

■ **Abb. 10.5.11.** H. S., 14 Monate. Kontrolle bei Laufbeginn: Zustand bei Hüftluxation beidseits. Radiologisch altersentsprechende Entwicklung

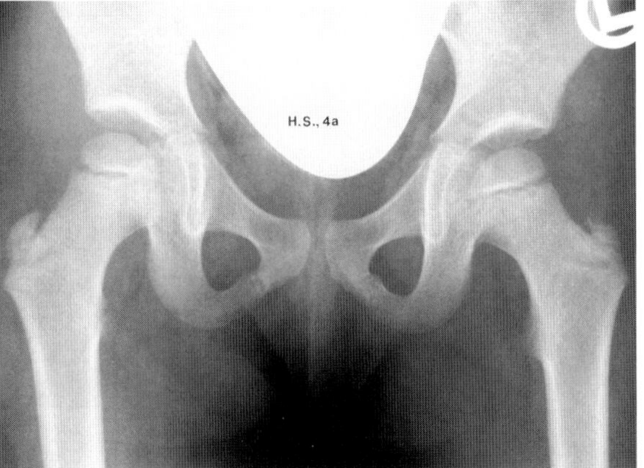

■ **Abb. 10.5.12.** H. S., 4 Jahre. Radiologisch sehr gutes Behandlungsergebnis

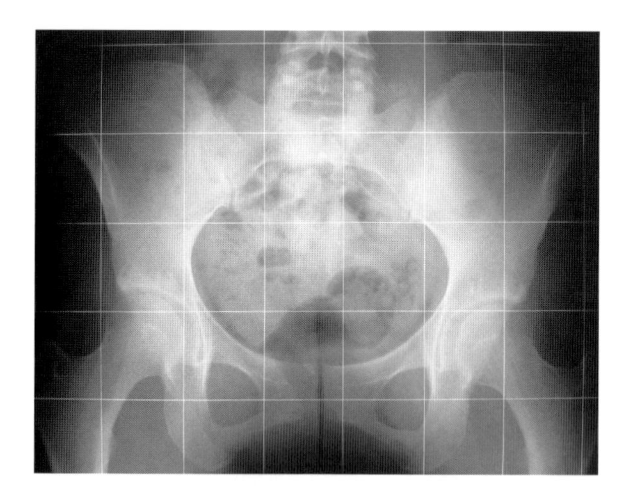

Abb. 10.5.13. H. S., *20 Jahre,* Spätkontrolle. Sehr gutes Behandlungsergebnis. Das rechte Pfannendach (ehemals Typ-IIIa-Gelenk) vielleicht eine Spur kürzer als links. Klinisch ist die Patientin völlig beschwerdefrei, keine Beinlängendifferenz

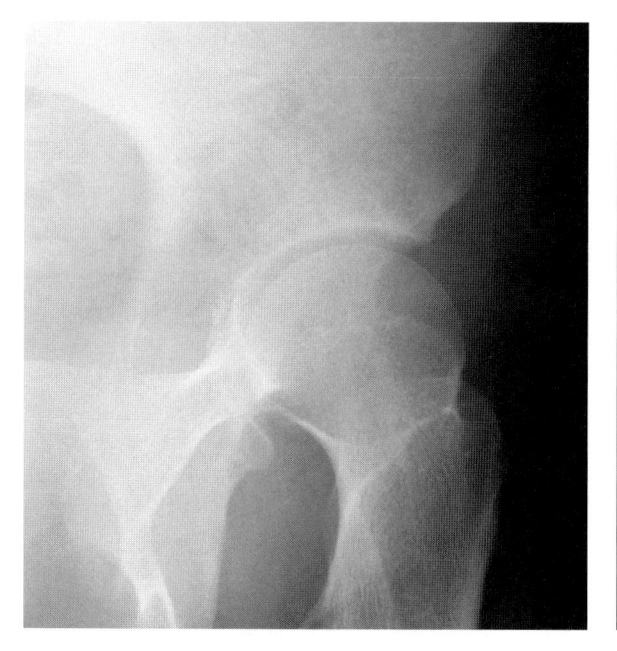

Abb. 10.5.15. H. S., 20 Jahre, linkes Hüftgelenk. Faux-Profilaufnahme im Stehen: Radiologisch altersentsprechender Befund

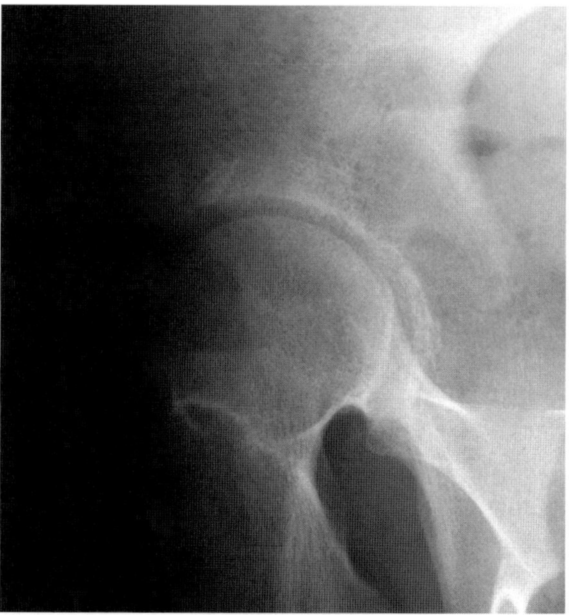

Abb. 10.5.14. H. S., *20 Jahre,* rechtes Hüftgelenk. Faux-Profilaufnahme im Stehen: Radiologisch leichter Erkerdefekt

Kommentar

Beachtenswert ist, dass die Sonogramme aus dem Jahr 1983 (!), also aus der Frühzeit der Hüftsonographie, stammen.

10.6 Verlauf B. E.

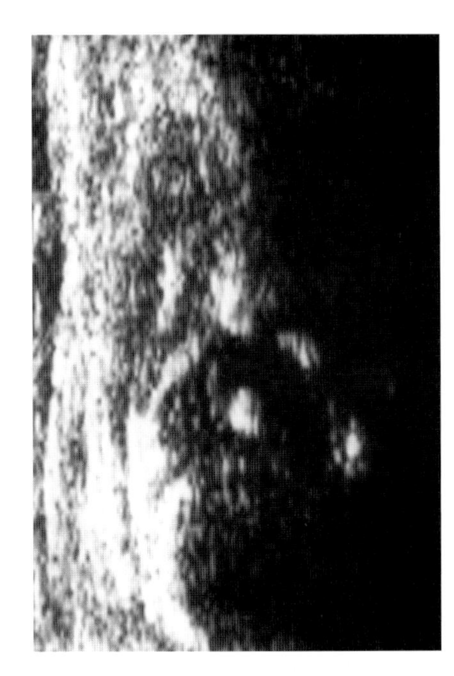

Abb. 10.6.1. Bildenstehung 1984(!), B. E., 6 Monate, rechtes Hüftgelenk. Die knöcherne Formgebung ist gut, die knöcherne Erkerform ist eckig, das knorpelige Pfannendach ist übergreifend. Hüftkopfkern angelegt. Altersentsprechendes Hüftgelenk vom Typ I

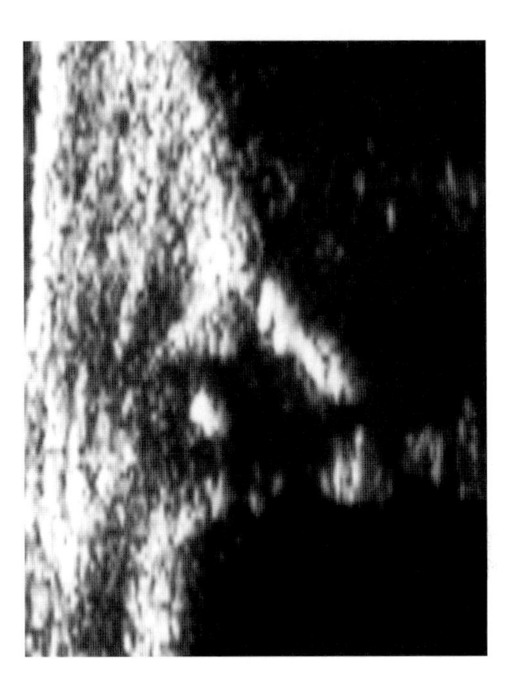

Abb. 10.6.2. B. E., 6 Monate, linkes Hüftgelenk. Die knöcherne Formgebung ist schlecht, die knöcherne Erkerform flach, das knorpelige Pfannendach nach oben verdrängt, ohne Strukturstörung. Typ IIIa (Die Schnittebene ist nach heutigem Wissensstand zu weit ventral).

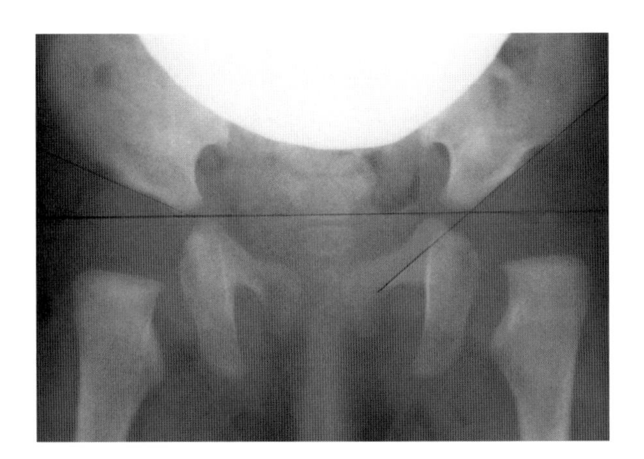

Abb. 10.6.3. B. E., 6 Monate. Röntgenbild entsprechend den Sonogrammen in den Abb. 10.6.1 und 10.6.2: Hüftluxation links

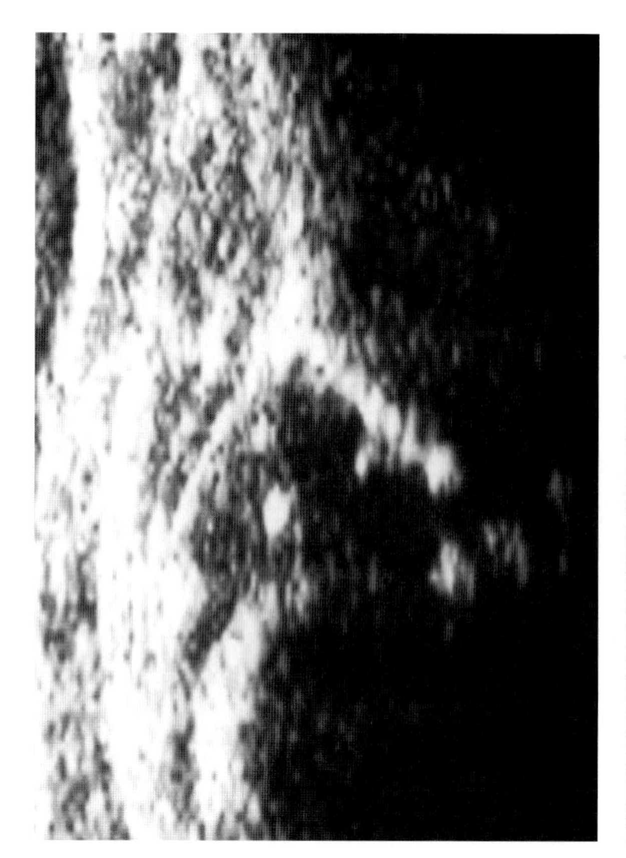

Abb. 10.6.4. B. E., 7 Monate, linkes Hüftgelenk. Nach 4 Wochen Fettweis-Gipsbehandlung zeigt sich nun ein zentriertes Gelenk, wobei die knöcherne Formgebung jedoch nach wie vor mangelhaft, die knöcherne Erkerform stark abgerundet und das knorpelige Pfannendach übergreifend ist. Typ IIb (im unteren Bereich). Weitere Behandlung mit Spreizhose nach Mittelmeier/Graf

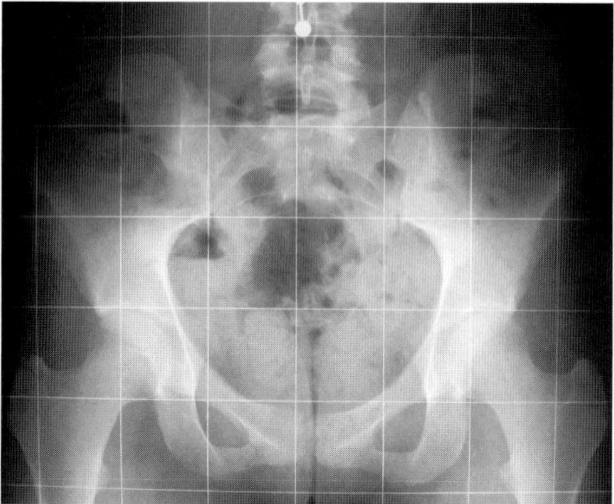

Abb. 10.6.5. B. E., *21 Jahre*. Spätkontrolle bei Status post Fettweis-Gipsbehandlung und Spreizhosentherapie: Radiologisch ausgezeichnetes Behandlungsergebnis

Kommentar

Sehr später sonographischer Diagnosezeitpunkt bei klinisch übersehener Hüftluxation links. Konsequente, stadiengerechte Therapie führt zu ausgezeichnetem Spätergebnis

Literatur

Castelein RM, Sauter AJM (1988) Ultrasound screening for congenital dysplasiea of the hip in newborns its value. J Pediatr Orthop 8:666–670

Caterall A (1994) The early diagnosis of congenital dislocation of the hip. J Bone Joint Surg B, 76-B: 515–516

Exner GU (1988) Ultrasound screening for hip dysplasie in neonates. J Pediatr Orthop 8: 656–660

Ganger R, Grill F, Leodolter S (1990) Ultrasound screening of the hip in newborns: results and experience. J Pediatr Orthop 1: 45–49

Graf R (1993) Sonographie der Säuglingshüfte und therapeutische Konsequenzen – ein Kompendium, Bd 43, 4. Aufl. Bücherei des Orthopäden, S 26

Graf R (2000) Sonographie der Säuglingshüfte und therapeutische Konsequenzen. Thieme, Stuttgart New York

Grill F, Müller D (1997) Ergebnisse des Hüftultraschallscreenings in Österreich. Orthop 26: 25–32

Harke HT (1994) Screening newborns for developmental dysplasia of the hip: the role of sonography. Am J Roentgenol 162: 399–400

Holen KH, Tegnaander A, Bredland T, Johansen OJ, Saether OD, Eik. Nes SH, Terjesen T (2002) Universal or selective screening of the neonatal hip using ultrasound. A prospective, randomised trial of 15529 newborn infants. J Bone Joint Surg Br 84-B: 886–890

Joller R, Waespe B (1993) Sonographie der Säuglingshüfte – erste Ergebnisse eines Screeningprogramms im Kanton Uri. In: Schilt M (Hrsg) Angeborene Hüftdysplasie und -luxation vom Neugeborenen zum Erwachsenen. SGUMB-SVUPP-Eigenverlag, Zürich. S 163–169

Katthagen BD, Mittelmeier H, Becker D (1988) Häufigkeit und stationärer Behandlungsbeginn kindlicher Hüftgelenksluxationen in der Bundesrepublik Deutschland. U Orthop 126: 475–483

Kries v R, Ihme N, Oberle D, Lorani A, Stark R, Altenhofen L, Niethard FU (2003) Universal ultrasound screening programme for developmental dysplasia of the hip in Germany: impact on the rate of first operative procedures. Lancet 362: 1883–1887

Lewis K, Jones DA, Powel N (1999) Ultrasound and neonatal hip screening: the five-year results of a prospective study in high risk babies. J Pediatr Orthop 19(6): 760–762

Meznik F, Slancar P (1971) Ursachen für den verspäteten Behandlungsbeginn bei angeborenen Hüftdysplasien. Österr Ärztez 26/4: 356–358

Ortolani M (1937) Un segno poco noto e sua importanza per la diagnosis precoce de prelussazione congenita dell'anca. Pediatri 45: 129–36

Wirth T, Hinrichs F, Stratmann L (2003) Verlaufsbeobachtungen der Inzidenz der Hüftdysplasie nach 14-jähriger Anwendung eines sonographischen Neugeborenenscreenings. In: Reichel H und Krauspe R (Hrsg) Langzeitergebnisse in der Kinderorthopädie. Steinkopff, Darmstadt, S 111–122

Lösung von Seite 48

Hereingefallen?

Nein sicher nicht, wenn Sie systematisch vorgegangen sind:

1.) Anatomische Identifizierung?

2.) Brauchbarkeitsprüfung?

3.) Kippfehler?

Wenn doch, so sollte es eine Lehre für Sie sein, nicht alles zu glauben. Es ist ja nicht alles Hüftgelenk was so aussieht, oder anders gesagt, es gibt wichtigere Dinge im Leben als die Hüftsonographie!

Hier ist es ein Ellbogen, der von radial geschallt wurde.

Printing and Binding: Stürtz GmbH, Würzburg